남산스님의 괄사 요법

남산 스님의 괄사요법

초판 1쇄 발행일 · 2008년 04월 30일
초판 2쇄 발행일 · 2014년 07월 30일

지은이 | 남산 스님
펴낸이 | 노정자
펴낸곳 | 도서출판 고요아침
주 간 | 이지엽
편집장 | 이세훈
책임편집 | 윤영철

출판 등록 2002년 8월 1일 제 1-3094호
120-814 서울시 서대문구 증가로29길 12-27 102호(북가좌동, 동화빌라)
전화 | 302-3194~5
팩스 | 302-3198
e-mail : goyoachim@hanmail.net

ISBN 978-89-6039-106-2(03810)

*책 가격은 뒤표지에 표시되어 있습니다.
*지은이와 협의에 의해 인지는 생략합니다.
*잘못된 책은 교환해 드립니다.

ⓒ 남산, 2008

남산스님의 괄사 요법

고요아침

■ 괄사요법을 펴내며

　요새 제 3의학에 대한 관심이 많다. 그리고 제 3의학으로 인해 많은 사람들이 큰 효과를 보고 있는 것도 사실이다. 저자는 중국 고녕성 중의약대학교에서 교수로 있기 때문에 자주 중국에 간다. 그런데 중국에는 괄사가 생활화 되어 있는 것을 많이 본다. 길가를 거닐다 보면 창문에 괄사라는 글이 걸려 있는 것을 자주 보게 된다. 그리고 괄사만 전문적으로 가르치는 대학도 수백 개나 된다.

　돈 안쓰기로 유명한 중국 사람들의 건강관리 비법 중에 하나가 괄사인 것이다. 저자는 처음엔 큰 관심을 두지 않았다. 그런데 한번은 기관지가 안 좋아서 기침을 많이 하게 되었는데 안마사(수법사)를 가르치는 옆 학교의 교수가 저자에게 소뿔로 목을 긁어 주는 것이었다. 그런데 심하게 긁다가 보니 멍이 들고 말았다. 그러나 그 교수는 아무 반응도 없이 낫는다고만 말하는 것이다. 우리나라 같으면 진단 2주가 나올 정도로 멍이 들었다. 그런데 10분도 채 지나지 않아서 기침이 멈추게 되었다. 이때부터 관심을 두어 연구한 것이 벌써 10년이 넘었다.

　우리 나라에도 이 괄사가 도입되어 협회가 만들어져 있고 많이 보급되고 있는 것을 보아왔다. 하지만 제대로 전달되어 오고 있지 않는 느낌이 들어 이 책을 내게 된 것이다.

간단한 괄사 방법을 마치 큰 기술인양 생각하고 고가의 강의료를 받는 일부 몰지각한 사람들이 많다. 그렇다고 해서 괄사를 너무 과소평가해서도 안 된다. 괄사는 너무나 간단하지만 그 효과는 엄청나다. 비용이 그리 들지 않고 누구나가 손쉽게 할 수 있으며 휴대가 간편하다.

시중에서 괄사 도구 한 개 구입하려고 하면 몇 만원을 지불하여야 한다. 독자 여러분들도 알다시피 이 책자와 함께 주는 괄사는 정말 물소뿔이다. 돌덩이로 때려도 깨어지지 않는다. 이것 하나만 사도 이 책 한권 값보다 비싸다. 그러나 널리 대중들에게 보급하고자 하는 고요아침 출판사의 협조로 이 책이 발간된 것을 기쁘게 생각한다. 저자는 많은 당뇨병 환자들을 만나 이 괄사로 온몸 전체를 긁어 주었다. 그러자 금방 당이 내려가는것을 보았다. 여러분들은 괄사가 당뇨에 효과가 있다고 하니까 우스운 일이라고 생각할지 모른다. 하지만 사실이다. 요사이 각 가정마다 당뇨병 환자들은 당뇨 수치를 재는 기계를 가지고 있다. 한번 시험해 보라. 괄사로 전신을 문지르고 바로 당뇨 수치를 재어 보면 금방 내려가는 것을 알 수 있다.

당뇨병이라는 것은 우리가 알기로 췌장에서 인슐린을 만들지 못해서 생긴 병이라고 생각하지만 사실은 그렇지 않다. 당뇨병은 혈액 중에 지방이 많아서 당뇨를 운반하지 못하기 때문에 생긴 병이다. 그러니까 혈액병인 것이다. 혈액만 깨끗해지면 이 병은 고쳐지게 된다. 괄사를 긁게 되면 혈액 속에 있는 노폐물이나 지방이 분해되고 혈관 벽이 깨끗해지기 때문에 자연히 당의 운반이 잘 되어서 낫게 되는 것이다. 당이 제고가 없기 때문에 자연히 췌장의 기능은 작동하게 된다. 저자는 이 괄사요법으로 당뇨병 환자들을 많이 좋아지게 했다. 그렇다고 돈이 많이 드는 것도 아니고 시간이 많이 드는 것도 아니다. 괄사를 습관적으로 매일 20분 정도만 해도 큰 효과가 있을 것이다.

괄사는 처음 하면 멍이 든다. 그 멍이 4~5일 지나면 완전히 없어진다. 없어지고 나서 다시 괄사를 하면 된다. 그러니까 처음에는 5일에 한 번 정도 하면 되지만 차차 간격을 좁혀간다. 그리고 처음엔 몸이 나른하고 피곤하다. 몸살이 나는 느낌이다. 하지만 익숙해지면 이러한 증상들은 없어진다. 너무 강하게 힘을 주어서 밀지 말고 약하게 하다가 몸이 어느 정도 적응이 되었다고 생각될 때 약간 강하게 하면 된다. 그리고 항상 손과 괄사기는 깨끗하고 청결하게 해야 한다.

괄사를 하는데 꼭 괄사유를 발라야 한다는 생각을 버려라. 깨끗한 물에 축이면서 괄사를 해도 된다. 항상 한 사람을 하고 난 후에 소독을 하고 딴 사람에게 해야 하며 한 방향으로만 밀어야 한다. 다시 말해서 왕복으로 올라갔다 내려갔다 하지 말고 위에서 아래로만 괄사를 해야 한다.

저자는 항상 호주머니에 괄사를 가지고 다닌다. 감기나 기침 비상용으로 괄사를 사용한다. 독자 여러분들도 저자가 간곡히 권하는 이 괄사요법을 익혀서 건강 관리에 도움이 되도록 권하고 싶다. 그리고 매일 얼굴에 괄사를 하면 3개월 후부터 잔주름이 하나도 없게 된다. 미용으로 얼굴을 예쁘게 하려고 하지 말고 이 괄사 하나만으로도 미용에 큰 효과가 있다는 것을 알아야 한다.

앞으로 더욱 더 이 괄사로서 좋은 기술을 개발하여 독자 여러분들에게 알려 줄것을 약속하며…….

2008, 2, 20
가야 불교 문화원에서
남산

차례

●●●●●●●●
제1부 괄사에 대하여

Ⅰ. 괄사란 무엇인가_15
Ⅱ. 괄사법이 인체에 미치는 영향_28
Ⅲ. 괄사의 치료 효과와 응용_43
Ⅳ. 괄사로 당뇨병을 고친다_55

●●●●●●●●
제2부 증상에 따른 치료법

01 소화기질환

1. 괴혈병_73
2. 구강염_74
3. 치통_75
4. 식도염_76
5. 식도 경련_77
6. 식도 마비_78
7. 식도 협착증_79
8. 급성 위염_80
9. 만성 위염_81
10. 위궤양_82
11. 위하수_83
12. 위아토니(위근 쇠약증)_84
13. 위 확장_85
14. 신경성 위장병_86
15. 급성 장염_87
16. 만성 장염_88
17. 상습성 변비_89
18. 설사_90
19. 신경성 장 질환_91
20. 장 경련_92
21. 장 신경통_93
22. 급성 간염_94
23. 유행성 간염_95
24. 만성 간염_96
25. 문맥성 간경변_97
26. 담낭염_98
27. 급성 췌장염_99
28. 만성 췌장염_100
29. 설사나 변비_101
30. 속이 매스껍고 트림이 날 경우_102
31. 혀가 굳어지는 경우_103
32. 배가 당기는 경우_104
33. 당뇨병·1_105
34. 당뇨병·2_106
35. 당뇨병·3_107

02 호흡기질환

36. 급성 비염_111
37. 만성 비염_112
38. 코피가 자주 나며 입이 마를 경우_113
39. 유행성 감기(인플루엔자)_114
40. 코피_115
41. 급성 인후염_116
42. 만성 인후염_117
43. 천도 비대증_118
44. 급성 후두염_119
45. 만성 후두염_120
46. 급성 기관지염_121
47. 만성 기관지염_122
48. 기관지 확장증_123
49. 기관지 천식_124
50. 폐결핵_125
51. 폐기종_126

03 순환기질환

52. 심부전증_129
53. 심 뇌막염_130
54. 심장 판막증_131
55. 협심증_132
56. 심근 경색증_133
57. 동맥 경화증_134
58. 고혈압_135
59. 저혈압_136
60. 빈혈_137
61. 뇌졸중_138
62. 뇌일혈_139
63. 뇌빈혈_140
64. 뇌충혈_141
65. 뇌출혈_142
66. 뇌혈전_143
67. 뇌동맥 경화증_144

04 신경계 · 근육계 질환

68. 류머티스_147
69. 만성 관절 류머티스_148
70. 연소성 류머티스 관절염_149
71. 장액성 관절염_150
72. 화농성 관절염_151
73. 임균성 관절염_152
74. 변형성 관절증 · 1_153
75. 변형성 관절증 · 2_154
76. 변형성 관절증 · 3_155
77. 신경병성 관절증_156
78. 관절 통풍_157
79. 관절 구축과 관절 강직_158
80. 관절 타박_159
81. 관절 염좌_160
82. 관절 탈구 · 1_161
83. 관절 탈구 · 2_162
84. 관절 탈구 · 3_163
85. 편파성 외상_164

86. 오십견_165
87. 결합 직염(근막증, 근육류머티스)_166
88. 근피하 손상_167
89. 견완 증후군_168
90. 경추 추간판 헤르니아_169
91. 사각근 증후군_170
92. 요통_171
93. 변형성 척추증_172
94. 요부 염좌_173
95. 자세성 요통_174
96. 반사성 요통_175
97. 사경 (염경)_176
98. 선천성 고관절 탈구_177
99. 내반슬_178
100. 외반슬_179
101. 편평족_180
102. 선천성 내반족_181
103. 첨족_182
104. 척추 측만증_183
105. 3차 신경통_184
106. 안 신경통_185
107. 후두 신경통_186
108. 완 신경통_187
109. 전흉 신경통_188
110. 요골 신경통_189
111. 정중 신경통_190
112. 척골 신경통_191
113. 늑간 신경통_192
114. 요 신경통_193
115. 요복 신경통_194
116. 대퇴 신경통_195

117. 외측 대퇴 신경통_196
118. 좌골 신경통_197
119. 단발성 신경염_198
120. 다발성 신경염_199
121. 알코올 신경염_200
122. 말초성 경련_201
123. 안면 신경 경련_202
124. 견갑근 경련_203
125. 횡경막 경련_204
126. 하지근 경련_205
127. 안근 마비_206
128. 안면 신경 마비_207
129. 성모근 마비_208
130. 흉쇄유돌근 마비_209
131. 견갑근 마비_210
132. 배근과 복근 마비_211
133. 횡경막 마비_212
134. 액와 신경과 근피 신경 마비_213
135. 요골 신경 마비_214
136. 척골 신경 마비_215
137. 대퇴 신경 마비_216
138. 좌골 신경 마비_217
139. 척수 연막염_218
140. 척수염_219
141. 압박성 척수 마비_220
142. 중증 근 무력증_221
143. 척수성 진행성 근 위축증_222
144. 어깨와 팔이 아플 경우_223
145. 장딴지의 통증_224
146. 팔과 손목이 저리고 아플 경우_225
147. 뒤통수가 아플 경우_226

05 비뇨생식기·부인과 질환

148. 급성 신염_229
149. 만성 신염_230
150. 신장 결석증_231
151. 방광염_232
152. 야뇨증_233
153. 방광 경련_234
154. 방광 마비_235
155. 고환염_236
156. 음위증_237
157. 유정증_238
158. 전립선 비대증_239
159. 월경 이상_240
160. 월경 불순_241
161. 대상성 월경_242
162. 자궁 내막염_243
163. 자궁 위치 이상(전굴증)_244
164. 자궁 위치 이상(후굴증)_245
165. 자궁 근종_246
166. 생리통_247
167. 자궁 경련_248
168. 난소염_249
169. 불임증_250
170. 갱년기 장애_251
171. 임신 구토_252
172. 유선염_253
173. 유즙 울체증_254
174. 유즙 분비 부전증_255

06 기타 질환

175. 비만증·1_259
176. 비만증·2_260
177. 비만증·3_261
178. 비타민 결핍증_262
179. 야맹증_263
180. 각막 건조증(안구 건조증)_264
181. 각기병_265
182. 유행성 이선염_266
183. 히스테리_267
184. 신경 쇠약_268
185. 잠이 오지 않을 경우_269
186. 이가 아프고 코가 잘 막힐 경우_270
187. 눈의 흰자위가 누르스름할 경우_271
188. 피부의 윤기가 없어지는 경우_272
189. 얼굴이 확확 달아오르는 경우_273

190. 팔이 저리거나 머리가 무거울 경우_274
191. 뺨이 붓고 목이 마를 경우_275
192. 귀가 잘 안 들릴 경우_276
193. 눈의 흰자위가 누런 빛을 띤 경우_277
194. 손바닥이 아플 경우_278
195. 눈이 충혈되고 목이 마를 경우_279
196. 새끼손가락 쪽으로 저리고 아플 경우_280
197. 발음이 똑똑하지 않을 경우_281
198. 입술이 자주 마르는 경우_282
199. 얼굴과 피부에 윤택이 없을 경우_283
200. 과로에서 오는 두통_284
201. 결단력이 부족하고 항상 초조할 경우_285
202. 시큼한 음식과 기름진 음식을 좋아하는 경우_286
203. 배꼽 아래가 단단할 경우_287
204. 명치 밑에서 배꼽까지 근육이 딱딱할 경우_288
205. 가슴이 뛰고 눈이 노란색이 될 경우_289
206. 가슴과 옆구리가 당길 경우_290
207. 입이 마르고 가슴이 답답할 경우_291
208. 가슴이 뛰고 숨이 찰 경우_292
209. 손바닥이 뜨거울 경우_293
210. 이마와 눈 언저리가 아플 경우_294
211. 명치 밑이나 위 언저리가 묵직할 경우_295
212. 다리가 냉해지면서 뻣뻣해지는 경우_296

제1부 괄사에 대하여

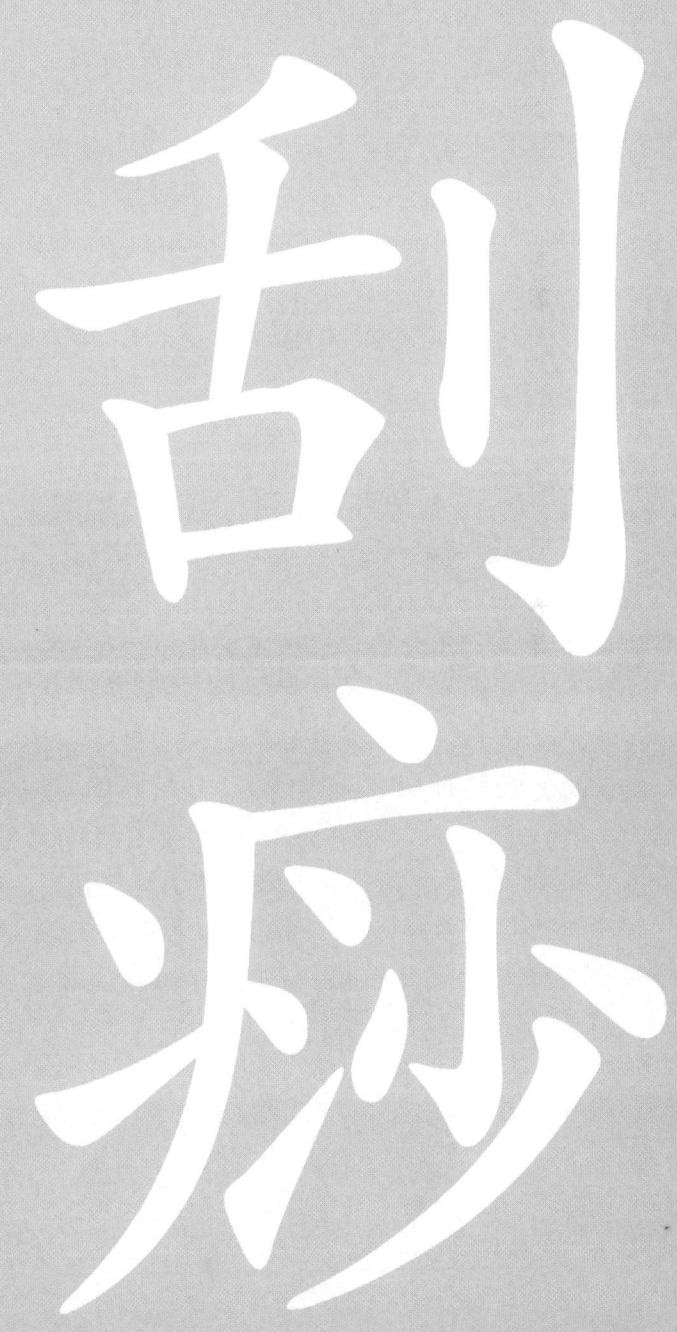

I. 괄사란 무엇인가

■ 괄사에 대한 정의

괄사라는 것은 기구를 사용해서 시술자의 손으로 환자의 체표의 어떤 역학적, 기계적 자극을 주어서 환자의 몸속에 나타나는 부조화나 불균형을 조절해서 건강을 유지하는 것을 말한다. 다시 말하자면 괄사란 도구를 이용해서 피부의 일정 부위를 계속적으로 반복 자극함으로써 피부가 자홍색을 띄게 되고 이로 인해 치료 효과를 거두는 일종의 민방의학이라고 할 수 있다. 우리가 예로부터 병과의 싸움에서 오랫동안 노력해오는 가운데 자연발생적으로 발전해 온 자연 치유법의 하나가 바로 괄사라고 할 수 있다.

우리는 몸이 약간 찌뿌듯하거나 또 아플 경우에 자신도 모르게 벽에 문댄다거나 자신의 손으로 긁는 그러한 외부적인 자극을 통해 본능적으로 치유하려는 행동을 한다. 몸을 비비고 긁고 문지르는 것, 이것이 바로 원시적인 형태의 괄사요법이라고 할 수 있다. 이것은 인간이든 짐승이든 동물이라면 다 가지고 있는 본능적인 치료방법이다.

괄사는 중국에서 체계화 되어 발생해온 중국의 의학이라고 할 수 있다. 문헌을 보면 중국뿐만 아니라 전 세계적으로 괄사에 대한 연구를 해 왔다고 할 수 있다. 하지만 중국에는 괄사만을 가르치는 대학도 몇 백개가 있다. 이로 미루어 봐서 괄사요법을 체계화 내지 조직화해서 완성시킨 나라가 중국이라고 할 수 있다.

우리나라에서도 얼마 전 대나무 축을 가지고 자기 자신의 아픈 부위를 두드리기도 하고, 또 몇 십년 전 한 스님이 환자를 위한 특별기도를 한다고 하면서 주문을 외우게 하고 자신도 모르게 아픈 부위를 손바닥으로 두들기게 하는 방법이라든지, 또 어떤 나라에서는 아픈 부위에 동전이나 돌 또는 쇠막대기 같은 것으로 긁는 그런 원시적인 방법도 행해져 왔다. 하지만 지금에 와서 우리가 인정할 것은 인정해야 하기 때문에 이 괄사 요법이라는 것은 중국의 민간 의술로 정의를 내려 주는 것이 바람직하다고 저자는 생각한다.

중국의 역사적인 의학서적인 내경에는 당나라 초기에 모시풀을 이용해서 괄사를 행하여 왔다고 전하고 있다. 또 청나라 초기에는 다양한 질병의 근원과 원인에 대해서 자세히 소개하면서 그 치료적 방법에 대해서 많이 사용했던 괄사요법을 잘 설명해주고 있다. 과거에는 엽전이나 사기, 숟가락 등을 괄사 도구로 사용했다는 것을 알 수 있다. 오천년 전부터 중국 의술의 명맥을 이어온 괄사는 황실의 건강 비법으로 유명했지만 일반인들에게도 널리 보급되어 왔던 것이다.

의학 정전에도 괄사를 이용해서 질병을 치료한 내용들이 기록되어 있다. 괄사의 방향 부위와 어떻게 시술하는가에 대한 방법도 고대 중국 문헌에는 상세히 기록 되어 있다. 그렇기 때문에 괄사는 중국인들에게 무척 일반적이고 대중적인 치료방법으로서 가정에서 수시로 시술하고 있는 방법이다. 그렇기 때문에 민중의술이라고 할 수 있다.

중국에 자주 가 본 사람은 알 수 있듯이 길거리에 보면 간판에 괄사요법이라고 써 있는 것을 흔히 볼 수 있다. 그만큼 중국에서는 이 괄사 요법이라는 것이 대중화 되어 있다고 할 수 있다. 서양의학을 하는 사람들이 괄사요법을 처음 접할 때는 무척 신기해하기도 하고 놀라기도 한다. 몸을 긁어서 붉고 축축하게 피멍 든 것을 보고 약간은 무서워하고 끔찍하다고 생각할지 모른다. 이것은 문화적 차이로 인한 것이다. 중국의 일반인들은 이것을 당연하게 받아들이고 있다.

그런데 이 괄사요법이 미국에서는 범죄로 취급될 수도 있다는 것을 알아야한다. 한 중국사람이 자기 손자가 아파서 이 괄사로 문질러서 그 병이 어느 정도 낫게 되었다. 다른 병으로 이 어린이가 병원에 가게 되었는데 그 병원의 의사가 어린아이의 몸 전체를 관찰하는 도중 피멍 든 것을 보고 경찰에 신고를 했다. 괄사를 해준 할아버지는 결국 아동학대죄로 체포된 일이 있었다. 이와 같은 사건을 봐도 괄사에 대한 문화적인 차이가 있다는 것을 알 수 있다.

■ 괄사의 치료원리

피부를 반복해서 자극을 주게 되면 피부 아래의 조직이 자연적으로 자극을 받게 된다. 괄사판을 이용해서 반복적으로 자극해 주다 보면 혈관과 신경세포, 임파선, 땀샘 등의 부위에 피하 출혈이 일어나게 된다.

그러기 때문에 혈관 속에 있던 어혈이 열이 나면서 풀리게 되고, 또 이렇게 피하출혈이 일어나게 되면 어혈은 풀리면서 사기邪氣가 빠져나가게 된다. 어혈과 관련이 있는 경혈자리를 자극하는 것이 원칙이지만 간혹 그렇지 않은 경우도 있다. 이렇게 자극을 주다 보면 혈액 순환 개선, 신진 대사 촉진이 이루어지고 면역성이 높아지면서 질병 치유효과가 생기는 것이다.

괄사에 담긴 뜻을 풀어본다면 도구를 이용해서 긁는다는 의미로 이때 홍색의 반점이 일어난다. 계속적으로 피부 자극을 주게 되면 나타나는 피하출혈을 바로 사기邪氣라고 한다. 이것이 모래 알갱이처럼 생겼다고 해서 원래는 모래 사沙자를 썼는데 최근에 와서는 질병의 일종이라는 뜻이기 때문에 귀통, 괴질, 홍역의 뜻으로 귀통 사痧자를 쓴다. 긁으면 밝은 흔적이나 자색, 암자색 등으로 피하 출혈이 생기는데 사람에 따라 다르기는 하지만 대략 3~7일이 지나게 되면 자연스럽게 없어진다. 타박상이나 자상을 입었을 때 나타나는 멍 자국과 비슷해 보이지만 실제로 멍이 들었을 때보다는 훨씬 빠른 속도로 출혈이 사라진다.

　이상이 있는 피부를 자세히 살펴보면 정상적인 피부보다도 약간 밖으로 돌출되어 있고 피부 위에 흩어져 있거나 모여 있는 것을 알 수 있다. 이의 분포 양상을 보고 그 질병이 어느 부위에 있는지, 어떤 상태이고 어떤 성질을 가지고 있는지, 또 심한지 가벼운지, 고칠 수 있을지 없을지까지도 알 수 있다. 색깔이 엷고 분포된 면적이 좁을수록 질병의 정도가 가벼운 것이고 자색이나 암자색으로 짙고 넓게 많이 올라온 경우에는 비교적 병이 깊은 상태라는 것을 알 수 있다.

　건강한 사람은 사沙가 나타나지 않는 경우도 있다. 그렇지만 괄사가 잘못된 경우에도 피멍이 들 수 있는데 이것은 사沙가 아니고 멍이 드는 것이다. 그렇기 때문에 괄사의 사沙와 멍에 대해서 잘 생각을 해봐야 한다.

■ 괄사와 괄사유

　괄사를 하려면 괄사판과 기름을 먼저 준비해야 한다. 과거에는 동전이나 숟가락, 대나무관 등을 이용하였고 기름은 피마자기름, 물, 술 등을 사용하기도 했다. 괄사는 사기를 뽑아내는 것만으로 효과가 있기 때문에 괄사유가 가지고 있는 약선 효과는 크게 상관이 없다.

　첫째, 괄사판. 옛날에는 짐승의 뼈, 명주 실타래, 은, 옥 숟가락, 물소뿔 등을 괄사판으로 많이 사용해 왔다. 다양한 모양과 재질의 괄사판이 무수히 많겠지만 어떤 것을 사용하더라도 큰 상관은 없다. 그러나 우리 인체에 아무런 해가 없는 재질로 만들었으면 한다. 일반적으로 많이 쓰이는 것이 세라믹 괄사판이나 물소뿔이다. 요즘 괄사가 많이 보급되면서 일부 몰지각한 사람들이 괄사판을 비싸게 받는 예가 있는데 주의할 필요가 있다.

　괄사판은 어느 부분이 곡선으로 처리되어 있다. 튀어나온 맨 앞부분은 무릎이나 어깨 관절 등 좁은 부위에 집중적으로 괄사할 때 사용되는 것으로서 보통은 중간과 아랫부분이 넓은 모서리로 괄사를 하는 것이다. 여러 분들에게도 책과 함께 괄사판을 하나씩 드리는데 이 괄사판은 물소뿔로 된 것이다. 그렇지 않으면 세라믹으로 된 것이 있는데 무기재료를 고온에서 가열해 나쁜 기를 제거한 것이라서 인체에는 아무런 해가 없다.

괄사판을 선택할 때는 인체에 독성을 주는 것인가 주지 않는 것인가를 잘 판단하는 것이 좋다. 또 금이 간 것이나 깨진 곳, 튀어나온 부분이 있을 때는 주의해야 한다. 괄사판을 구입할 때 신중하게 잘 살펴서 구해야 한다는 것을 강조하는 것이다.

괄사유는 괄사판으로 시술할 때 피부에 생기는 마찰자극을 줄이고 좀 더 부드럽게 할 수 있도록 도와주는 윤활제인 것이다. 꼭 괄사유를 선택하지 않고 아로마오일, 식용유, 생수 등을 사용하더라도 괜찮다.

천연 한약제로 만든 진통, 소염, 점열, 해독 작용이 있는 괄사유도 있다. 경제적 여유가 있을 경우에는 사용해도 무방하지만 그렇지 않을 경우에는 그냥 물이나 아로마오일 등을 사용해도 된다. 홍화씨로 만든 홍화유는 진통 소염효과가 있기 때문에 사용하는데, 소뿔 괄사판을 사용할 경우에는 사용하지 않는 것이 좋고 세라믹으로 사용할 경우에는 홍화유를 사용하는 것이 좋다. 홍화유는 알코올 성분이 있기 때문에 알코올 성분이 소뿔에 닿았을 경우 균열을 만들 수 있고 그렇게 되면 피부가 상처 날 수 있으므로 잘 살펴야 한다.

그러면 괄사판은 어떻게 잡을것인가? 괄사판은 악수하듯이 살짝 잡고 45도각도로 긁는 것이 좋다. 오른손으로 가볍게 괄사판을 잡고 어깨 힘을 뺀 상태에서 팔꿈치를 수평으로 해서 손목과 손가락에 뼈의 힘을 이용해서 환자에게 시술하면 된다.

괄사를 시술할 때에는 손동작을 일정하게 움직이되 좌우로 왕복하지 말고 위에서 아래쪽으로 한쪽방향으로 시술해야 한다. 해당 부위에 가능한 한 길게 긁어준다는 느낌으로 괄사를 해주는 것이 좋다.

괄사판으로 피부를 자극할 때 손의 기교를 수법手法이라고 하는데 이 수법에서 가장 중요한 것은 괄사판이 피부에 닿는 각도이다. 괄사판을 피부에 내리꽂듯이 직각으로 세워서 긁는 것이 아니라 피부와 45도각도를 유지하는 것이 가장 좋다.

두 번째, 방향이 중요한데 경혈이 흘러가는 방향과 피부결 근육결에 어긋나지 않는 방향으로 긁어야 한다.

세 번째 중요한 것은 괄사판의 사용위치 즉 괄사판이 피부에 닿는 위치이다. 10cm 길이의 괄사판을 모두 사용하는 것이 아니고 손에 쥐었을 때부터 1/3 부위가 닿도록 하는 것이 좋다.

일반적으로 자극하는 횟수는 25~30회가 적당하다. 어떤 사람들은 사가 나오지 않는다고 50회 이상 괄사하는데 이는 매우 위험한 일이다. 심하게 긁었을 경우에는 피부가 울긋불긋해지는데 이때 나오는 것은 사가 아니다. 이것은 피부손상에 의한 단순 출혈이다. 너무 무리하게 긁으면 피부조직이나 모세혈관이 파열되는 수가 있기 때문에 힘을 너무 주어서는 안 된다. 괄사판을 쥐는 방법은 처음부터 정확하게 익혀야하다. 그렇지 않을 경우 버릇이 잘못 들어 그 습관을 나중에는 고치기가 어렵다.

자극하는 방향은 위에서부터 아래, 즉 몸의 중심에서부터 말단 부분으로 행한다. 이를 원심성 또는 순괄사라고 하는데 특수한 경우를 제외하고는 순괄사를 해야 한다. 반대방향으로 하는 것을 구심성 또는 옆괄사라고 한다. 옆괄사는 아래서부터 위로 즉, 말단에서 중심으로 긁는 것을 말하는데 괄사판의 넓은 면이 아래에 오도록 하고 피부와 닿는 각도는 45도를 유지해야 한다. 이때는 힘을 주는 강도를 약하게 하는 것이 원칙이다.

만성질병이나 허약체질인 사람은 긁는 속도를 천천히 하는데 이를 보법補法이라고 한다. 급성질병이나 실증을 가진 사람은 사법瀉法을 쓰는데 이때는 문지르는 속도를 빠르게 하고 좀 더 힘을 가해야 한다. 여기서 보법과 사법을 이야기하는데 보법이라는 것은 허약하고 약한 기능을 가진 사람을 정상적으로 되돌아오게 해주는 방법을 보법이라고 한다.

보법은 모자라는 것을 채워주는 것을 말하는데 허약한 것을 채워준다. 실한 사람에게 보법을 해주면 병이 더 악화된다. 허할 때는 보해주고 상태가 호전되면 사해주는 보사법을 동시에 잘 익혀서 몸 기능의 평형을 유지한다는 그런 생각으로 해야 한다.

사법은 보법의 반대로서, 몸이 너무 실해 기능작용과 내분비들이 항진되었을 때 그것을 진정시키고 억제시켜서 정상적인 상태에 도달하도록 도와주는 방법이다. 허할때 사하면 더 약해져 극도로 병을 악화시키므로 주의해야 한다.

■ 괄사를 해서는 안 될 경우

괄사요법을 하는데 있어서 하지 말아야 할 지병이 있다. 대개의 경우 괄사요법은 부작용이 거의 없지만 그렇다 하더라도 시술자가 주의를 기울여서 환자의 상태를 살펴서 해야 한다. 사후 괄사를 할 수 없을 경우라면 가능한 한 시술하지 않는 것이 좋다.

1. 임신부

임신부는 아랫배에 절대 괄사를 해서는 안 된다. 월경중인 여성도 역시 하복부에 괄사를 하지 말아야 한다. 이때 괄사를 하면 태아에 이상이 있을 수 있고 또 자리의 이동도 생길 수 있으며, 괄사로 인한 무리한 자극이 가해짐으로써 피로가 누적되는 수도 있다는 것을 염두에 두어야한다.

또 피부병환자도 괄사를 하면 안된다. 환원성염증이라든지 물이 줄줄 나는 궤양 등의 피부, 습진, 옴, 대상포진 등에는 괄사를 하면 안 된다. 알레르기 피부가 있는 사람에게는 괄사요법을 짧게 해주는 것이 좋다.

2. 정맥류

심각한 경우에는 피하는 것이 좋고 증상이 약한 경우에는 아래에서 위로 해주는 것이 좋다. 앞에서 말한 바와 같이 심장부위에서 말초부위로 내려가는 것이 괄사의 기본원리라고 했는데, 정맥류에 있어서는 발끝에서 위로 즉, 반대방향으로 해주는 것이 바람직하다.

3. 말기암

발병부위에 직접괄사를 하면 안 된다. 원인불명의 종기라든지 악성 종양 부위에도 괄사를 금해야 한다. 암이나 악성종양에 괄사를 하면 더욱더 커지기 쉽다.

혈소판 감소로 일어나는 백혈병, 출혈성 궤양, 빈혈, 과민성 지반증 등에는 사법을 사용하지 말고 보법을 써야한다.

출혈이 있는 심한 환자의 경우에는 괄사요법을 해서는 안된다. 간혈이라든지 활동성이 있는 폐결핵, 전염병이 있는 환자에게는 괄사를 해서는 안되며 심장병, 악성 고혈압이라든지 자주 깜짝깜짝 놀라는 증세, 뼈가 골절된 관절염, 골절된 직후의 환자에게 괄사를 해서는 안 된다. 부러진 뼈가 붙은 후에 골괄사법을 시술할 수는 있으나 외과수술 후 봉합부위는 약 2개월 후에 괄사를 하는 것이 좋다.

악성종양 환자일 경우 수술 후 흉터부위를 괄사할 때 명심해야 한다. 머리 부분은 괄사를 하지 않는다. 특히 어린이에게는 목, 척추부위에 절대 괄사를 해서는 안 된다.

■ 괄사의 유의사항

흔히들 괄사를 하고 나서 더운물에 샤워를 하는 사람이 많은데 이것은 금해야 한다. 또 괄사 직후 찬물로 샤워하거나 찬물에 들어가는 것도 절대 안 된다. 꼭 목욕이 하고 싶다면 3시간정도 지난 후 따뜻한 물로 목욕하는 것이 좋다.

배가 심하게 고프거나 배가 부른상태에서 괄사를 해서는 안 된다. 식후 1시간 30분 이상 지났을 때가 괄사하기에 아주 적당한 시간이다. 피로가 심한 상태라든지, 극도로 과로한 상태, 혹은 술을 먹은 상태에서는 절대 괄사하면 안 된다.

너무 심하게 괄사한 경우는 쇼크를 일으킬수 있기 때문에 손에 힘을 너무 많이 힘을 주는 것도 위험하다. 종기, 수술흔적, 상처부위, 흉터, 사마귀 등에 대해서는 괄사를 피해야 하고 배꼽, 눈, 귀, 입, 성기, 유두 등에도 괄사를 해서는 안 된다.

괄사하고 난 후에 기름을 닦는 사람들이 많은데 닦지 말고 그대로 놓아두는 것이 좋다. 그리고 아무리 오래 괄사를 하더라도 50분 이상을 넘지 않도록 해야 한다.

괄사부위가 열곳이 넘는 경우에는 두 번으로 나누어서 하는 것이 좋다. 예를 들면 열세 군데를 괄사할 경우, 첫번째 시술에 먼저 일곱 부분을 임의로 선택해서 하고 그 다음에 처음에 하지 않은 부위를 해주는 것이 좋다. 괄사 후 어지럽다든지 할 때에는 즉시 침대에 눕혀 편안히 쉬도록 해주어야 한다.

몸에 조이는 벨트, 넥타이, 셔츠단추 등을 풀고, 혈액순환이 잘 되도록 손발을 주물러 주고, 미지근한 물에 설탕이나 차를 연하게 다려서 먹는 것도 좋다.

괄사 후에는 30분정도 편안한 자세로 누워서 휴식을 취해주는 것도 아주 좋은 방법이다. 괄사를 마친 후에 따뜻한 차를 200cc ~ 300cc 정도 마셔주면 좋다. 이때 마시는 따뜻한 물은 몸을 원활하게 해주고 청열, 해독작용을 해주기 때문에 위장의 운동을 원활하게 해주고 편안하게 해준다.

일반적으로 괄사를 해서 생긴 멍은 3~5일이 지나면 다 사라지는데, 병이 심한 환자일 경우 10일이 경과해도 사라지지 않는 경우가 있다. 이럴 때는 반드시 눈에 보이는 멍든 것이 완전히 사라져 피부 색깔이 정상적으로 회복될 때까지 기다리고 난 후에 두 번째 괄사를 시작해야 한다.

괄사를 하고 난 후에 그 색깔이 검고 붉은색에서 분홍색으로 변하거나, 또 암자색에서 빨간색을 거쳐 분홍색으로 변한다면 질병의 상태가 차차 좋아지고 있다는 것을 나타내는 것이다.

괄사를 하고 나면 몸의 기의 문이 열리고 습기가 체내에 들어갈 수 있기 때문에 괄사를 한 후 바로 목욕을 하면 안 된다는 것이다. 같은 이유로 괄사 후에는 감기가 걸리기 쉽기 때문에 찬바람을 조심해야 한다. 만약 부주의해서 괄사 후에 나쁜 기가 몸속에 들어가게 되면, 파의 뿌리 부분을 5cm 정도 넣고 생강 세 쪽을 갈아서 350cc 물에 15분간 끓인 후 마시는데, 하루 세 번 정도 마시면 완쾌된다.

술을 많이 먹은 사람이라든지 너무 과로한 사람은 괄사를 약하게 해야 한다. 강하게 했다가는 오히려 손해를 입을 수가 있고 쇼크가 생길수도 있기 때문에 조심을 해야한다. 쇼크가 일어났을 경우에는 당황하지 말고 침착하게 환자를 침대에 눕히고 몸을 조이고 있는 벨트나 넥타이, 단추를 풀어주고 여자일 경우에는 브래지어를 느슨하게 풀어준다. 가슴 주위에 손바닥을 대고 가볍게 힘을 주어 눌렀다 떼었다를 인공호흡 하듯이 반복해주는 것이 좋다.

참고로 중풍 후유증 환자나 체질이 허약한 사람, 또 나이가 많은 분들은 침대나 의자, 방바닥에 편안하게 눕히고 잠시 동안 안정을 취하게 한 후에 시술을 해주는 것이 좋다.

■ 괄사의 신기

　괄사를 하기 전에 환자를 눕히거나 엎드리거나 앉힌다. 가급적이면 괄사를 해야 할 부위의 살결을 드러내는 것이 좋다. 살결 위를 깨끗하게 수건으로 닦은 후에 괄사 기름을 바른다.
　괄사판은 가급적이면 오른손을 사용하지만 개인에 따라서 왼손을 사용할 수도 있다. 자신이 잘 사용하는 손으로 괄사판을 쥐고 피부와 괄사판 상단부분의 각도가 45°유지된 상태로 어깨나 팔꿈치에는 힘을 주지 않고 손목의 힘을 이용해서 빗질하듯이 문지르면 된다. 방향은 위에서 말한 바와 같이 위에서 아래 방향으로 즉 중심에서 바깥쪽으로 천천히 힘을 주면서 각 부위를 20~25회 정도 긁어주면 된다.
　일반적으로 목, 척추, 등, 가슴, 배, 팔, 다리 순으로 하는 것이 좋다. 괄사를 끝낸 후 따뜻한 물을 마시면 신진대사가 아주 원활하고 좋아지는 것을 알 수 있다.
　머리나 얼굴을 할 때에는 괄사기름을 바르지 않는 것이 좋다. 만성적 질병인 사람이나 허약체질, 나이가 많은 사람의 경우에는 괄사를 할 때 아주 천천히 약하게 해주는 것이 좋고 심한 통증을 느끼거나 급성으로 발전되는 병인 경우에는 빠른 속도로 강하게 괄사해주는 것도 좋다.
　괄사를 하는 도중 환자의 얼굴 표정이 창백해지거나 이상한 빛을 띄면 발바닥 한 가운데에 있는 용천혈이나 머리제일 꼭대기에 있는 백회, 인중과 같은 혈을 가볍게 만져주면 좋다.
　괄사를 행할 시, 20~25회의 횟수를 하라고 했는데 부위와 환자의 상태에 따라 그 강도는 다르게 할 수 있다. 사가 어느 정도 나온 후, 5~10회만 긁고 멈춰야 할 경우도 있을 수 있고, 천천히 살살 100회를 긁어주면 좋은 경우도 있다. 암홍색이 적게 나타날 경우에는 어느 정도 치료가 된 것이기 때문에 더 세게 많이 긁을 필요가 없다.

몸이 허약해진 상태의 환자나 중풍 환자, 부기가 심해서 빼기 위한 괄사는 10분 정도 통틀어서 100~200회 정도로 천천히 약하게 해주는 것이 좋다. 이럴 때 환자는 아프기보다는 살짝 간지러움을 느낄 수 있는 정도. 아픈 상태도 아니고 전혀 느낌이 없는 상태도 아닌 살짝 아팠다가 간지러웠다가 또 아팠다 간지럽다를 되풀이하면 점점 부기가 빠진다. 서서히 시간이 경과함에 따라 그 강도를 높여주면 아프지 않고 아주 좋은 결과를 나타낼 수 있다.

팔꿈치나 발목 같은 부위를 삐었거나 부었을 경우, 괄사를 빠르게 해주면 부기가 잘 빠지는 경우도 많다.

피부는 몸으로 침투하려고 호시탐탐 노리는 병균을 효과적으로 통제해준다. 피부에 상처가 생겼을 때 병균에 감염되는 것은 피부가 제대로 보호해주기 못하기 때문이다. 사람마다 피부결과 피부의 두께가 다르기 때문에 괄사를 할 때도 피부상태를 잘 고려해서 강하게 약하게 또 많이 하거나 적게 하는 등 횟수를 정해주는 것이 중요하다. 피부가 약한 사람일 경우 가볍게 여러 번 해주는 것이 좋고 피부가 두꺼운 사람은 조금 더 강하게 하되 그 횟수를 줄이는 것이 좋다. 괄사를 하는 도중에는 환부를 노출시켜야 하지만 괄사를 마친 후에는 시술부위를 따뜻하게 덮어주는 것이 좋다.

괄사 후에는 여러 가지 약재가 들어간 탕약을 마시는 것이 좋고 탕약이 없을 때에는 홍차, 생강차, 파뿌리나 귤껍질을 다린 물도 따뜻하게 마셔주면 좋다. 이럴 경우에는 혈액을 증가시키면서 올라온 사기가 소변으로 원활하게 빠져 나갈 수 있게 이뇨작용을 해준다. 또한 따뜻한 물을 마시게 되면 기혈과 혈액 순환이 더욱 좋아진다.

■ 괄사의 주기

괄사를 시작하면 그 순간부터 멍이 드는 것을 알 수 있다. 앞에서도 언급한바와 같이 멍이 드는 것은 '사기'라고 지칭한다.

괄사를 처음 하면 이 사기가 3일에서 일주일 정도 가게 되는데 사기가 다 빠지고 난 후에 다시 괄사를 하는 것이 좋다. 그런데 처음에 괄사를 하고 나면 상당히 피로감을 느끼고 몸이 무거워 지는 것을 알 수 있다.

저자는 안마사 자격을 가지고 있다. 안마를 수기요법이라 하는데 이 수기요법과 괄사를 비교해 보면 괄사요법이 수기요법보다 오래 간다는 것을 느낄 수 있었다.

안마는 하는 순간에 시원함을 느낀다. 그리고 지압을 하고 나서 시원함을 12~24시간 정도 느낄 수 있는 반면, 괄사요법은 그 효과가 5일 정도 간다는 것을 여러 실험을 통해서 저자는 경험한 바 있다. 이렇게 미루어 볼 때 이 괄사요법은 숙련되게 연습하고 나서 시술을 했을 경우 자신도 모르는 사이에 엄청난 효과가 나타난다는 것을 염두에 두어야 한다.

괄사요법은 자기 자신의 등이나 손이 닿을 수 없는 부위는 할 수 없지만 그 외의 다른 부분에 있어서는 얼마든지 할 수 있다. 자기 자신이 하루에 무리하게 오래 하지 말고 10~20분씩 주기적으로 행해준다면 아주 좋은 효과를 가져오게 된다.

얼굴에 괄사를 할 때는 항상 깨끗하게 세수를 하고 난 후에 해주는것이 좋고 또 괄사유를 바르지 않고 맨살에 해주는 것이 좋다. 다른 부위와 달리 얼굴은 아주 약하고 부드럽고 가볍게 해야 한다. 피멍이 들지 않는 범위에서 꾸준히 매일 했을 경우에 노화가 방지된다는 것을 알 수 있다.

저자는 『잔주름 없애고 군살 쏙 빼고』라는 책을 통해서 얼굴이 노화되지 않는 비결에 대해서 발표한 바 있다. 손바닥으로 자기 얼굴을100번씩 문질러도 잔주름이 다 없어지는데, 하루에 5~10분씩 얼굴 부위를 골고루 문질러 주면 아주 좋은 효과를 가져온다는 것도 알아주었으면 한다.

II. 괄사법이 인체에 미치는 영향

■ 괄사요법이 종류별로 인체에 미치는 영향

괄사요법은 압박법, 유현법, 경찰법, 이 세가지의 작용으로 우리 인체에 영향을 미친다고 생각하면 된다. 괄사를 우리 인체에 시술했을 경우, 각 기관 다시 말해서 골, 근육, 신경, 내장, 피부 등에 영향을 크게 미치게 되는 것은 자명한 사실이다. 괄사요법을 통한 각 기술이 우리 인체에 주는 생리적 작용과 각 기관에 미치는 영향에 대해서 언급하기로 한다.

앞장에서 밝힌바와 같이 괄사의 기술은 그 종류도 다양하고 그에 따라 미치는 영향도 각기 다르다. 여기에서는 괄사요법이 인체에 가해지는 순서 다시 말해서 압박법과 유연법과 안무법에 대해 설명하고자 한다.

1. 괄사의 압박법이 인체에 미치는 영향

괄사법으로서 압박법이 인체에 가해졌을 때 조직에 미치는 영향과 기능은 기능을 억제하는 것이다. 앞에서 말한바와 같이 강한 강도로 지속되는 시간과 장단에 따라서 인체에 미치는 작용이 여러가지다.

지속적인 압박은 근육과 신경의 기능을 억제하고 간헐적 압박은 압박과 이완을 서로 번갈아 적용하기 때문에 유연법과 비슷한 효과를 낼 수 있다. 팔 다리에 시술을 하는 간헐적 괄사 압박법은 정맥혈의 유통을 촉진시키고 그 뒤에 있는 노폐물이나 부종 등을 회복시킨다. 관절에 시술했을 경우 간헐적 압박은 관절을 둘러싸고 있는 막에 자극을 주어 관절 내 혈액 활동을 왕성하게 해 준다.

복부에 시술하는 간헐적 압박은 복내압으로 변화시켜서 위장을 좋게 하기 때문에 위하수증이나 위장의 기능 저하 등의 질병에 아주 밀접한 효과가 있다. 이에 반해 지속적 압박법은 신경통을 진정시키고 경혈을 완화시키는데 아주 좋은 효과가 있다. 짧은 시간의 압박은 신경을 흥분시키고 강하고 긴 시간의 압박은 신경을 진정시키는 작용을 하게 된다. 그러나 자주 강하게 압박을 했을 경우에는 신경을 마비시킬 수도 있기 때문에 고려하지 않으면 안 된다.

2. 괄사가 인체 기관에 미치는 영향

괄사로 인해 인체 각 기관에 미치는 외형적인 면을 지금까지는 언급했다. 여기서는 구체적으로 인체에 어떤 영향을 미치는가에 대해서 말하고자 한다.

원시시대에는 배가 아프다든지 어깨가 결릴 경우에 자신도 모르는 사이에 아픈 부위에 손을 대서 만지거나 두들기거나 비비거나 돌 같은 것을 따뜻하게 해서 배위에 얹는 등의 본능적인 행동을 해 왔다. 그러나 우리는 많은 역사를 통해서 새로운 것을 창조하게 되었고 과거의 것을 분석하고 연구하는 두뇌가 발달해서 오늘날에는 좀 더 과학적으로 접근하게 되었다.

이 괄사요법이란 학문 역시 위와 같은 과정을 통해 만들어진 것이다. 괄사 기술은 우리의 몸을 구성하고 있는 각 기관에 영향을 미쳐 그 기능의 변화를 일으킨다.

3. 세포조직에 미치는 영향

괄사를 시술했을 때 누르는 자극이 적정 수준에 도달하게 되면 우리 신체조직의 세포는 즉각 반응을 일으킨다. 다시 말해서 세포를 둘러싸고 있는 막이 순환이 잘 되어서 물질대사의 작용이 아주 높게 항진되고 흥분효과를 나타내든지 아니면 반대로 작용이 저하되어 진정효과를 나타내는 수가 있다.

조직세포는 일원에서 조직 전체로 퍼지고 더 나아가 그 반응이 총괄적으로 전신에 퍼지는 광범위한 영향을 미친다. 우리 몸의 기본 단위가 세포이고 세포가 결합해서 조직이 되면, 조직이 하나하나 모여서 우리 몸을 이루는 생명체가 만들어진다. 이것을 잘 이해하면 세포가 얼마나 중요한 것인가를 알 수 있을 것이다. 기계적 자극은 피부를 통해 체액성 또는 신경성으로 작용하여 몸 전체의 변화를 조절해 주기 때문에 치료 효과를 기대할 수 있다. 바로 피부신경, 하수체 모든 곳에서 발생학적으로 몸에 커다란 영향을 미치게 되는 것이다.

4. 피부에 미치는 영향

괄사요법을 시술할 때 피부가 제일 먼저 접촉하게 된다. 그러면 반사적으로 피부의 혈관이 확장되고 피부에 충혈이 발생하게 되고 피의 흐름도 증가하고 신진대사의 활동이 왕성해진다는 것은 규명한 사실이다. 따라서 피부 조직이 늘어남과 동시에 온도가 높이 올라가기 때문에 체온 조절이 가능해지고, 피부가 건강해지기 때문에 외부의 유해물질에 저항력이 강해지며 땀샘의 기능과 호흡이 아주 왕성해 진다. 직접적으로 피부에 괄사의 마찰이 전해져 오기 때문에 피부표면에 떨어져있는 세포 각질의 피지선 분비물의 혼합이 제거되어서 피부의 재생력이 강해지고 피부 감각도 예민해지는 것과 함께 상쾌함을 느낄 수가 있다.

5. 괄사가 근육에 미치는 영향

괄사를 시술되면 근육의 혈액과 임파액의 유통을 촉진시키게 되고 따라서 몸에서 나오는 노폐물 등의 나쁜 물질이 제거되며 새로운 혈액이 들어오게 된다. 그렇기 때문에 근육 내의 물질대사가 활발하게 되고 이로 인해 영양이 좋아지고 그 작용과 수축력이 증진되게 된다. 따라서 근육에 누적된 피로가 회복된다.

근육을 움직이지 않거나 신경이 마비될 경우, 근육을 수축시키는 충격이 없어지게 되면 근육이 위축되어서 움직이기가 힘들다. 이런 상황이 벌어졌을 때 괄사요법으로 근육에 적당한 자극을 주게 되면 아주 좋은 효과를 볼 수 있다. 따라서 근육 내에 체액 순환을 촉진시키게 되고 근 위축을 방지하고 근육의 힘을 강화시켜준다. 쓰다듬는 경우에는 근육의 혈액 특히 정맥의 흐름을 촉진시킨다. 괄사가 밀고 나가면 주무르는 듯한 감각이 근육에 미치게 되기 때문에 일종의 조련법으로 그 섬유의 수축성을 강하게 해서 근육을 튼튼하게 만들어 주는 것이다.

6. 괄사가 관절에 미치는 영향

관절에 괄사요법을 시행하게 되면 혈액이 원활해지게 되고 그로 인해서 신진대사의 활동이 왕성해 진다는 것은 기본이다. 혈액 분비가 촉진되고 또 힘이 있게 되면서 관절이 움직일 수 있게 된다. 이러한 효과는 괄사법에서 쓰다듬는 법을 시행했을 때에 더욱더 확실하게 나타난다. 관절 주위나 근육, 근인대 등이 유착 또는 강직 되었을 경우에도 이 괄사요법을 행하게 되면 떨어지거나 완화되는 경우가 있게 되고 병으로 인한 산출물이 관절 안이나 그 주위에 생겼을 때 이를 부수어서 흡수를 촉진시키게 된다. 그렇기 때문에 관절을 둘러싸고 있는 막에 변화가 생겼을 시에는 괄사법으로 관절의 움직임을 원활하게 하고 색을 회복시킬 수 있다.

7. 괄사가 소화기에 미치는 영향

괄사를 우리몸 전체에 시술하게 되면 몸 전체의 신진대사가 왕성해짐에 따라서 소화기능도 역시 좋아진다. 특히 허리, 등, 배에 시술하게 되면 직간접적으로 소화기에 많은 영향을 미치기 때문에 위장의 기능이 높아진다.

복부에 대한 괄사 시술은 소화기관에 아주 효과가 있게 되며 이것이 특히 위장에 직접적인 자극을 주어 위장 내에 있는 내용물들의 통과를 용이하게 해준다.

더 나아가 대변을 본다든지 소변을 볼 때에도 수월하게 된다. 그리고 대장에 괄사요법을 시술했을 경우 상습 변비환자에게 큰 도움을 줄 수 있다. 괄사요법을 복부와 같은 부위에 계속 반복하게 되면 담즙이 왕성해지고 그 담즙에는 평소보다 클레스테린과 담즙염이 많이 함유되어 있다. 이들의 분비는 괄사요법을 5분이상 시행하게 되면 아주 많아진다.

8. 괄사요법이 호흡기에 미치는 영향

괄사를 가슴에 시행하게 되면 호흡 근육이 아주 강하지고 호흡운동시에는 가슴 확장력이 증가되어서 폐활량이 아주 커지게 된다. 여기에 자동이나 타동 운동법을 시행하게 되면 가슴의 확장이 더욱 넓어져서 폐장의 운동이 강해진다. 괄사요법을 가슴에 시행할 때 허리와 등에 번갈아가면서 해주면, 2~3분이 지나서 심장 근육의 수축력이 좋아지고 동맥의 긴장과 맥박이 감소되어서 혈압이 높아지게 되는 것이다.

9. 괄사가 비뇨 및 생식기에 미치는 영향

괄사요법은 순환기에 영향을 미쳐 혈액순환을 촉진시키고 신진대사를 원활하게 해 준다는 것은 앞에서도 많이 언급한 바 있다. 이로 인해 대사산물이 많이 나오기 때문에 소변속 질소 대소량 역시 증가한다. 소변 분비 능력이 항진되었기 때문에 소변의 양이 아주 많아지는 것이다. 피로한 근육에 괄사요법을 하게 되면 배뇨작용이 아주 왕성하게 된다.

10. 괄사요법이 유방에 미치는 영향

유방에 괄사요법을 하게 되면 유방이 출혈되어서 유즙 분비가 왕성해진다. 유즙이 고여있을 때 괄사요법을 하게 되면 유즙의 배출이 아주 좋아지고 유방이 비워지게 되어서 유방의 기능이 약해지는 것을 방지할 수가 있다. 괄사요법의 자극은 유방과 유두의 부근에 분포되어 있는 지각을 통해서 뇌하수체에 영향을 미치고 호르몬의 분비가 왕성해져서 유즙의 분비가 아주 원활하게 되는 것이다.

11. 괄사요법이 순환기에 미치는 영향

괄사요법을 율동적으로 시술하게 되면 말초 순환기의 혈액을 좋게 하고 혈과 벽의 저항력을 감소시켜서 심장의 부담을 적게 해준다. 그렇기 때문에 심장의 활동 능력을 매우 증가시키게 된다. 따라서 심장 근육은 반사적으로 영향을 받아서 수축력을 높여주게 된다. 평소보다 괄사를 자주 시술하면 피부와 혈액은 현저하게 변화하지만 심장박동은 변하지 않는다. 특히 괄사요법의 누르는 법은 특정한 부근에 시행했을 경우 심장 기능의 변화를 나타낸다. 다시 말하면 경동맥 박동부에 괄사요법을 하게 되면 미주신경, 부교감신경이 자극을 받게 되어서 심장 박동이 느려지게 되고 혈압은 떨어지게 된다.

괄사요법은 혈관에 반사적인 영향을 미친다. 괄사요법을 시술하면 혈관 내에 압이 상승되어서 혈압이 올라간다. 이어서 혈관은 느슨해지기 때문에 동맥혈류가 촉진되고 국소성 충혈과 전신 혈액순환이 원활하게 된다.

피하정맥에 있어서는 정맥이 압박을 받아서 정맥 흐름을 촉진하게 되고 따라서 모세혈관까지 혈액이 왕성하게 된다. 염증성 산출물이나 울혈은 사라지게 되는 것이다. 모세혈관에 있어서도 율동적으로 압박을 가하게 되면 조직 사이로 스며 나온 조직에 모세혈관 내로 흘러 들어오게 되어서 혈액을 아주 좋게 촉진시키게 되는 것이다.

괄사요법을 시술하게 되면 혈액에 미치는 영향은 아주 크다. 시술하고 난 후에 그 부위를 잘 살펴보고 정맥혈을 검사해 보면 적혈구는 별로 증가하지 않았으나 백혈구는 많이 증가하는 것을 알 수 있다. 백혈구가 많이 증가하게 되면 자연적으로 외부 질병에 대한 저항력이 높아진다는 것은 초등학생들도 다 아는 사실이다.

복부에 괄사요법을 시술했을 경우 10분정도 지나면 백혈구가 많이 증가하게 되는데 때로는 20분 정도 지나서 증가하기도 한다. 이러한 현상은 우리 인체 혈관이 괄사로 쓰다듬는 방향과 쓰다듬는 곳에 따라 압박 또는 지압되기 때문에 혈관속의 혈액이 흡입 또는 촉진되는 결과라고 할수 있다. 이와 같이 괄사요법은 혈액을 조절하고 병에 대한 저항력을 높여준다.

12. 괄사요법이 신경과 뇌분비에 미치는 영향

괄사요법으로 가벼운 자극을 주게되면 상쾌함을 느끼게 되고 반사적으로 각종 기능을 촉진시키고 증진시킨다. 강하게 괄사를 했을 경우에 신경기능을 조절시키는데 직접적으로 받는 그 부분뿐만 아니라 신경이 분포되어 있는 부분까지 간접적으로 진정시키는 효과를 나타낸다.

따라서 신경과 신경 사이에 존재하는 부위에 괄사요법을 시술했을 경우에는 더욱 뚜렷한 효과가 있다. 또 신경이 흘러가는 경로에 따라 시술하게 되었을 경우에는 신경초 내의 혈액 순환이 촉진되기 때문에 신진대사가 높아지게 되고 신경초 내에 발생하는 모든 장애 다시 말해유착, 응혈, 병적 산출물 등이 완전히 제거된다. 따라서 신경기능이 변화하므로 건강은 자연적으로 회복된다.

이 괄사요법을 하게 되면 운동신경이 자극을 받아 그 신경이 관할하는 근육에 수축을 일으킨다. 자율신경에 미치는 영향은 그 신경에 지배를 받고 있는 내장의 병적인 변화가 나타나게 됨에 따라서 척추의 특정 부위에 지각이 감해진다. 특히 피부, 내장 반사의 긴장과 신경이 굳어져 이상이 발생하게 되는 것이다.

■ 압박법

괄사법을 인체에 행하면 어떠한 작용을 미치는가에 대해서 생각해 보기로 한다. 괄사법은 피부에 압박을 가하고 또 옆으로 밀고 하기 때문에 세 가지 작용이 인체에 미치게 된다.

첫째는 인체를 눌러주니까 압박의 작용이 있고 둘째는 옆으로 미니까 유연법의 작용이 될 수 있다. 세 번째는 훑어내리니까 이것은 경찰법, 다시 말해 안수법의 세 가지 작용이 인체에 영향을 미친다. 이들 세 가지 작용은 각각 고유의 특성이 있다. 또 수기요법과 달리 일정한 강도의 힘이 고르게 인체에 미치고 있기 때문에 세포나 조직, 각 기관이 이에 반응하는 영향은 참으로 여러가지 형태로 나타날 수 있다. 그렇기 때문에 이 괄사법의 방법에 따른 영향에 있어서 깊이 있게 생각해 봄으로써 앞으로 많은 시술자를 접했을 때 큰 도움이 될 수 있을 것이다.

시술자가 힘을 가하게 되면 이것이 적당하게 피부에 자극을 주게 된다. 앞에서도 기초적인 지식이 중요하다고 했듯이 누르는 힘의 강도도 미리 연습해두지 않으면 안 된다. 압박을 단지 누른다는 개념만으로 생각해서 마구 누르면 나중에는 이를 고치기가 상당히 어렵다. 압박법은 처음 배우는 습관이 아주 중요하다. 나중에 바르게 고쳐야겠다는 생각이 들었을 때는 이미 늦은 것이다. 자동차 운전이라든지, 집안에서 글을 쓰는 습관이라든지 연장 다루는 습관 등도 처음에 익힐 때가 중요한 것이지 나중에 자신이 잘못 되었다고 생각할 때는 이미 늦은 것이다.

그와 마찬가지로 괄사법도 처음부터 기초를 단단히 하지 않고서는 원하는 효과를 기대하기가 힘들다.

압박법의 네 가지 원칙에 익숙해지도록 노력을 해야 한다.

첫째, 시술자의 손과 괄사는 환자의 피부에 살짝 가져다 대어야 한다. 처음부터 무리하게 환자의 피부에 괄사를 가져다 댄다면 환자는 심리적으로 민감한 반응을 일으킬 수가 있다.

  둘째, 누르는 방법에 있어서도 고무풍선의 바람을 서서히 뺀다는 마음으로 점차적으로 압박을 가하는 것이 중요하다. 그렇지 않고 단지 빨래를 빨 듯이 급격하게 힘을 가한다면 오히려 환자의 상태를 악화시키는 결과를 만들 수가 있다.

  세 번째, 적당한 힘을 가했을 경우에는 그 힘이 그대로 지속되도록 훑어내리는 데에도 똑 같은 힘이 가야한다는 것이다. 그 상태가 지속되어야만 하지, 눌렀다가 다른 부위로 이동하는데 힘을 뺀다든지 손을 떼어서는 안 된다. 환자에게 적당한 힘을 가했다면 그 상태로 계속 훑어내려 갈 때까지 유지되어야 한다.

  넷째, 일정한 힘의 강도를 유지하다가 마지막에 힘을 뺄 때도 갑자기 빼서는 안 된다. 서서히 빼는 듯 마는 듯하면서 서서히 압력을 풀어야 한다.

  이상에서 밝힌 네 가지 원칙을 염두에 두면서 신중을 기해야하는 것은 물론, 괄사 끝이 피부에 닿는 순간 시술자가 자신이 손가락으로 피부에 닿는 느낌을 받아야 한다는 것이다. 이처럼 우리가 괄사를 하는데 있어서 마구잡이로 환자의 피부에 적당한 힘을 주어 훑어 내린다는 생각을 버리고, 괄사 끝과 시술자의 손끝이 완전히 일치가 되어서 감각을 충분히 익힐 수 있도록 평소에 꾸준한 연마가 필요하다. 괄사의 부위에 따라서 인체에 압박하는 방법도 다른 것이다.

  괄사판은 네 귀퉁이가 있고 한 쪽 면이 옴폭하게 들어가 있다. 또 긴 양쪽과 한 쪽은 두껍고 한 쪽은 얇게 되어 있다. 이것은 인체의 각 부분을 시술하기 적합하게 만든 것이다.

  먼저 괄사판 네 기둥을 피부에 닿았을 때 인체에 압박하는 방법인데 주로 척추나 뼈 등을 시술할 때 사용하는 부위이다.

  이 압박법에서 힘을 줄때에 팔꿈치나 어깨에서는 힘을 주지 말고 손목에 힘을 적당하게 가볍게 주어야 한다.

괄사를 하는데 있어서 시술자의 손이 힘을 어느 부분에 주느냐에 따라서 효과가 현저하게 달라진다. 시술자 자신이 빨리 피로해질 수도 있기 때문이다. 이점을 독자 여러분들도 고려해야한다. 어깨나 팔꿈치에 괄사할 때 힘을 주게 되면 환자에게 아주 강한 자극이 가기 때문에 괄사의 효과를 크게 기대하기가 힘들다. 어느 정도 괄사를 하게 되면 피부의 이상 반응, 다시 말해서 멍든 상태가 나타난다고 미리 염두에 두어서는 안 된다. 일류가 되기 위해서는 그 멍든 것이 약하게 시작되어야 된다.

저자는 많은 사람들이 부황을 하는 것을 보았다. 부황을 하는데 있어서 멍이 들어야 효과가 있다는 식으로 마구잡이로 공기를 압축해서 10분, 20분 해서 그 멍이 상당히 오래가는 것을 보아왔다. 괄사요법도 이와 마찬가지로 피부가 멍이 들어야 된다는 고정관념을 가지고서 시술해서는 안 되는 것이다.

다음은 양쪽 면, 다시 말해서 넓은 부분의 끝으로 압박하는 기술로서 주로 배를 시술할 때 많이 사용하고 피부가 넓고 깊은 부위에 많이 사용을 하는 방법이다.

그리고 오목하게 들어간 부분으로 괄사를 하는 방법. 앞에서도 밝힌 바와 같이 괄사를 하는데 있어서는 피부와 괄사 끝의 각도는 45°로 균형을 잡아야 된다는 것을 독자 여러분들은 익히 알고 있다. 그러면 오목하게 들어간 부분은 손끝이나 손목이라든지 좁은 부분의 옴폭 들어간 부위를 밀 때 사용하는 것이다.

괄사를 피부에 45°각도로 대고 눌러야한다는 것을 수차례 밝혔다. 그렇지 않고 힘이 옆으로 기울어지게 되면 압박의 목적에서 벗어나게 되는 것이다. 모든 괄사법이 그러하지만 혼자서 배우기에는 조금 힘들다. 자신의 그릇된 동작을 자기 자신이 알기는 어렵기 때문에 나중에 교정하고자할 때에는 늦은 경우가 있다. 그렇기 때문에 저자가 밝히는 원칙대로 기초를 단단하게 다져놓아야 한다. 그렇지 않으면 시술의 효과를 100% 발휘하지 못함은 물론이고 잘못된 습관으로 인해 쓸데없는 힘을 낭비하고 오히려 자신이 피로를 느끼게 되어서 어려움에 처하게 된다. 괄사법은 괄사만으로 단독 사용하거나 또 다른 기술 등으로 변형할 수 있기 때문에 모든 괄사법의 기초라 해도 과언이 아니다. 그렇기 때문에 독자 여러분들도 이 괄사요법으로 많은 사람들에게 시술하고자 하는 경우에는 전문가의 도움을 받아 익혀두는 것이 좋다.

저자는 여러분들에게 항상 문을 열어놓고 있기 때문에 여러분들이 언제든지 괄사요법에 대하여 문의한다면 여러분들의 방문을 허락할 것이다.

■ 안무법

이것은 경찰법이라고도 하고 마찰요법이라고 부르는데 괄사를 시술해주는 사람의 손과 괄사를 환자의 몸에 밀착시켜서 힘을 적당히 주면서 쓸어내려가는 기술을 말한다. 그런데 이 안무법의 효과는 독자여러분들도 자신도 모르는 사이에 느끼고 있는 것이다. 우리가 언뜻 생각하기에 쓰다듬는 것이 인체에 어떤 효과가 있을까 하고 의심하기 쉽다. 하지만 피곤했을 때 목욕탕에 가서 때를 밀면 상쾌해진다. 이것이 안무법이다. 여러분들은 일상생활에서 자신도 모르는 사이에 이 괄사요법을 사용하고 있는 것이다. 목욕탕에서 때밀이로 때를 민다든지 아니면 수건을 가지고 몸을 밀어주는 것이 옛날부터 자연적으로 이 괄사요법을 인체에 해 왔다는 것이다.

저자가 쓴 『잔주름 확 펴고 군살 쏙 빼고』라는 책에서 밝힌 바와 같이 잔주름을 펼 때 얼굴에 100번씩 골고루 손바닥으로 꾸준히 쓰다듬는다면 잔주름이 없어진다고 밝혔다. 이것이 바로 괄사요법의 밀고 쓰다듬는 방법과 같다고 생각하면 되는 것이다.

괄사로서 피부를 쓰다듬는 방법이기 때문에 우리 인체에 미치는 영향은 이 기술을 시술할 때 힘의 강약에 따라 시간의 장단에 따라 피부와 근육, 내장, 순환기 등 여러 기관에 영향을 미치게 되는 것은 사실이다.

1. 피부에 미치는 영향

　피부에 괄사를 시행했을 경우 피부 노폐물이 제거되고 피부 감수성을 조절해 준다. 이와 더불어 피지선, 한선 등의 기능을 아주 왕성하게 해 주기 때문에 체온이 조절되며 모발에 광택이 나게 되고 피부 호흡이 활발하게 된다. 따라서 피하정맥을 촉진시키는데 크게 기여하게 되고 반사적으로는 피와 혈관을 확장시켜 충혈시키고 피부온도를 올려주며 영양상태를 아주 좋게 해 주는 것이다. 약하게 피부를 쓰다듬을 경우에는 지각 신경의 기능을 높여주고, 계속적으로 쓰다듬을 경우에는 지각신경의 기능을 감퇴시키고, 적당한 힘으로 쓰다듬었을 때에는 상쾌감을 느끼게 해 주는 것이다. 우리가 목욕탕에서 때를 밀 때 힘을 주어서 밀 경우에는 피부가 빨갛게 충혈이 되듯이 알 수 있다. 이것이 바로 앞에서 말한 강하게 쓰다듬는 원리를 말하는 것이다.

2. 근육에 미치는 영향

　강하게 힘을 주어 쓰다듬을 경우에는 피의 흐름을 촉진시키고 신진대사를 왕성하게 하며 골고루 근육에 전달되어서 근력을 증장시키는데 크게 기여하게 된다. 그렇기 때문에 피로한 상태의 근육을 쓰다듬어 줌으로써 그 순환이 촉진되어 피로가 빨리 회복되게 되는 것이다. 이 쓰다듬는 기술은 근육에 나타난 액체의 흡수를 촉진시키기도 한다.

3. 복부에 미치는 영향

　괄사를 약하게 배에 쓰다듬었을 경우 복부 속에 있는 여러 장기의 기능을 활발하게 하고 음식물의 소화 흡수를 촉진시키기도 하며 소변과 대변이 잘 나오게 된다. 저자의 책『잔주름 확 펴고 군살 쏙 빼고』에서 밝힌 얼굴에 있는 잔주름을 없애는 것도 괄사로 할 수 있다. 하루에 자신이 편안한 시간대를 골라 손으로는 100회를 밀었지만 괄사로는 30, 40회 뺨을 위에서 아래쪽으로 밀면 잔주름이 완전히 없어지고 윤택하게 된다. 이 방법을 대수롭지 않게 생각할지 모르나 저자가 많은 사람들에게 시술한 결과 놀랄 정도의 효과를 거두었다는 것을 말해둔다.

■ 유연법

앞에서 밝힌 괄사법의 안무법과 마찬가지로 피부, 근육, 내장 및 그밖의 여러 조직에 미치는 영향은 대개 비슷하다.

1. 피부에 미치는 영향

유연법은 괄사를 옆으로 밀었을 경우에 혈액순환을 활발하게 하고 영양 공급을 원활하게 해서, 감각기능을 조절하고 피부내의 지방 흡수를 촉진시키는 작용을 한다.

2. 근육에 미치는 영향

옆으로 비비는 기술이 인체에 가해지기 때문에 근육의 혈액을 촉진시키고 신진대사가 왕성해지며 근육의 운동 범위를 증대시키는 작용을 한다.

3. 복부에 미치는 영향

복부에 유연법이 자율적으로 가해졌을 경우 위와 장의 기능을 왕성히 해주고 소화 및 배설물을 촉진시켜 준다. 괄사의 양쪽 네 귀퉁이로 인체에 시술을 했을 때에 유연법의 효과가 나타나기 때문에 병으로 인해 생긴 덩어리를 잘게 부수고 주위에 흩어지게 해서 흡수시키고 관절에 유착된 조직을 부서 움직이지 않는 조직을 움직일 수 있도록 회복시키는데 주된 작용을 한다.

각 신경 및 근육, 관절 등의 조직이 유착된다든지 병으로 인해서 노폐물이 적체되면 그 부분에 혈액순환 장애가 발생하게 되는 것이다. 이때 인위적으로 괄사로 압박하게 되면 건강한 부위와 병이 일어나는 부위 사이에 압박이 되어 주위에서 혈액이 유입되거나 환부에 고여 있던 찌꺼기들이 주위로 흩어지고 흡수된다. 이때 유연법이 작용을 하게 돼서 노폐물들이 잘게 부쉬지고 주위로 흩어지면서 그곳의 혈관을 통해서 흡수되는 것이다. 상태가 악화되어서 잘 움직일 수없는 조직이 정상적으로 회복됨으로써 유착이 완화되고 건강이 회복되는 것이다.

■ 주무르는 원리

괄사로서 압박을 먼저하고 옆으로 옮기는 것은 강찰법도 경찰법도 되지만 비비는 방법이 된다. 이 비비는 방법을 해줄 때에 시술자의 손과 괄사가 환자 몸에 밀착시켜서 누르거나 비비는 방법을 취하는 것이다. (방향은 대개 좌우로) 괄사는 같은 방향으로 훑어가는 것이기 때문에 여기서 알아야 할 것은 괄사의 훑어가는 동작에 따라 힘이 달라져서는 결코 안 된다는 것이다.

앞서 압박법에서 언급했듯이 같은 힘이 시작할 때나 끝마치기 직전까지 골고루 미쳐야한다는 것이다. 옆으로 밀고 갈 때에는 항상 밥풀을 비비면서 부순다든지 몸속에 있는 딱딱한 덩어리를 부숴 없앤다는 생각으로 해야 한다. 그러기 때문에 비비면서 밀고 나가는 방법에 대해서 생각해 본다면 시술자의 손과 괄사가 환자의 몸에 밀착시키고 누르면서 상하방향으로 밀고 나가는 것이다.

괄사의 양끝 네 귀퉁이에 끝부분으로 환자의 몸에 밀고 나갈 때에는 이 끝이 피부에 닿게 해서 훑어 나가는 방법인데 주로 어깨, 척추, 양쪽 하퇴 등 신체 여러 부분을 시술할 때 사용한다.

신체부위가 좁은 부분을 강하게 문지를 때나 또 손가락 끝이나 발가락 끝 부분을 시술할 때, 관절 부위에 오목하게 들어간 좁은 부위에 사용할 때에 이 양끝을 사용한다는 것을 밝혔다. 앞에서도 언급했듯이 밥풀을 비빈다든지 몸에 딱딱한 부분을 아낌없이 찾아서 파괴시킨다는 마음으로 시술해야 한다.

III. 괄사의 치료 효과와 응용

■ 괄사의 효과

괄사요법이 신경과 근육의 흥분성을 높여 기능을 왕성하게 하고, 진정작용으로 병적 긴장을 없애 주기도 한다는 것은 앞에서 언급한 바가 있다. 괄사요법의 이러한 흥분작용과 진정작용은 기계적 자극의 정도와 환자 개개인 건강 상태에 따라서 다르게 나타난다.

환자에게 괄사를 시술할 때 그 기술의 종류와 가해지는 힘의 정도 및 시술시간의 장단에 따라 자극의 강도가 달라진다. 자극의 강도와 신경 근육의 흥분성과는 서로 밀접한 관계를 가지고 있다. 중간 정도의 힘을 주어서 괄사를 했을 경우 신경기능을 항진하게 되며, 강한 자극은 신경을 억제하게 된다. 괄사를 하면 비정상적인 신경은 정상적인 신경과 달리 자극을 받거나 반응을 보이게 되는 것이다. 괄사의 요법은 온몸 전체가 정상화 되도록 회복시키기 위해서 흥분, 진정, 반사, 유도, 교정 등의 작용을 인체에 가하게 된다.

■ 괄사의 치료효과

동양의학적인 견지에서는 음양의 조화와 균형이 무너진 상태를 질병이라고 한다. 병으로 인해 모든 조직의 기능이 떨어져 있을 때 괄사요법으로 흥분성을 일으켜 그 기능을 높여줌으로써 건강을 회복하는데 큰 작용을 하는 것이다. 이러한 효과를 얻기 위해서는 강한자극을 주지 말고 약한 자극을 주어야 한다. 손과 괄사의 기술로서 쓰다듬거나 한쪽으로 힘을 주는 것 등은 괄사요법에서 아주 유효 적절하다.

특히 근육 및 신경 등에 민감한 반응을 나타내는 지점이 있는데 이를 한방에서는 경혈이라고 한다. 경혈이라고 해서 무조건 자극을 줄 수는 없지만, 대개 경혈점에 압박을 가했을 경우 민감한 반응을 일으킨다. 경혈 부위를 가볍게 짧은 시간동안 괄사를 행할 경우 아주 좋은 효과를 거둘 수가 있다. 괄사요법이 신경이나 근육의 마비 또는 지각신경의 둔화 등에 더욱더 효과가 있는 것은 바로 홍분작용을 하기 때문이다.

■ 진정작용

병이 일어나서 그 부위의 기능이 강하게 항진되어 있는 근육이나 신경에 괄사요법을 했을 경우, 홍분되어 있는 상태를 감소시켜 줌으로써 조직 기능을 진정시켜 병의 회복에 도움이 된다.

이런 목적을 달성하기 위해서는 비교적 강하게 자극을 주는 것이 좋다고 생각할 수 있지만 그렇지 않다. 병으로 인해 이상 홍분성이 높아져 있는 신경이나 근육조직 등은 신경이 아주 예민하기 때문에 강한 자극을 주지 않아도 된다.

홍분상태가 깊을수록 약한 자극을 주어야한다. 대개 이런 경우 약하게 쓰다듬거나 약하게 압박을 가하는 기술을 지속적으로 환자에게 행하면 효과가 크다. 더욱이 신경 상태가 심한 통증을 느끼는 점이 있는데 여기에 압박을 하거나 약간 비비는 기술을 하면 홍분효과가 진정되게 된다. 또한 신경통에도 신경을 진정시키는데 아주 좋은 효과가 있다. 괄사요법은 신경통이나 지각신경의 과민한 통증 등에도 큰 효과가 있다. 그 원리가 바로 이 진정작용에 있는 것이다.

■ 반사작용

 병이 생긴 부분과 증상이 나타나는 부분이 전혀 다른 경우도 있다. 병이 생긴 곳에서 멀리 떨어진 곳에 괄사요법을 해도 신경, 근육, 내장 등에 여러 가지 작용을 일으키기도 한다. 이 원리가 바로 반사작용이다.
 흥분효과와 진정효과가 바로 이 반사작용에 의한 것이라고 할 수 있는데, 남녀가 처음 만났을 때 자신도 모르게 보는 것만으로 두근거리는 상태가 되는 것, 이것이 반사작용인 것이다.
 위장에 이상이 생기게 되면 그와 관련되어 있는 피부표면이 단단해지고 과민해진다. 흉추 9번이라든지 흉추 11번 등 대개 흉추 사이에서 나타나는데 이러한 현상이 나타난 피부에 괄사를 하면 그 괄사작용이 위장에 미치게 되어 위장병이 낫는 것이다.
 우리 몸의 육장육부에 어떤 병이 생겼을 때는 반드시 장기와 관련된 경혈 부위에 반응이 나타난다. 이 반응 부위가 장기가 나쁘다는 것을 알 수 있는 진찰점이 됨과 동시에 바로 그곳이 치료점이 되는 것이다.
 동양의학에서 경혈로 볼 때는 진찰점이 곧 치료점이다. 그래서 침이나 뜸이나 수기요법을 하는 사람들이 만져서 아프거나 과민하거나 함몰하는 부위에 계속적으로 자극을 주게 되면 낫는다는 원리가 여기에 성립되는 것이다.
 대개 증상을 보게 되면 과민증, 고결증, 단단한 압통증, 함몰증이 나타나는데 우리 몸의 육장육부에 병적 변화가 오게 되면 그와 관련된 피부에 네 가지의 증상이 나타나게 된다. 증상이 나타난 피부에 중점적으로 괄사요법을 행하면 병적 기운이 서서히 제거되는데, 이로 인해 증상이 가벼워지고 질병이 낫게 되는 것이다. 이러한 현상은 괄사요법이 반사경로를 통해서 내장의 이상에 효과적으로 영향을 주기 때문이다.
 여러 가지 괄사요법의 자극은 지각신경을 통해 반사작용을 하여서 혈관 운동과 신경에 영향을 미친다. 시술하는 힘의 정도에 따라 혈관을 확장시켜 충혈을 일으키기도 하고 이와 반대로 혈관을 수축시켜 빈혈을 일으키기도 한다. 혈관의 긴장에 미치는 기술의 효과도 대다수 직접적인 강한 힘에 의해서 나타나지만 반사적으로 나타는 것 또한 적지 않다. 그렇기 때문에 평소에 기술의 장단, 강약을 포함한 여러 가지 시술의 경험을 열심히 연습해야 한다.

■ 유도작용

치료를 하는데 있어서 유도요법이라는 말이 자주 나오게 된다. 이 유도요법은 끌어당긴다는 것이다. 질병이 발생한 곳에 종창이나 염증, 통증 등이 심해서 출혈이나 충혈이 생겨서 직접 환부에 시술하기가 힘들 경우가 있다. 이때에는 아픈 부위보다 더 중심부위에 괄사요법을 하여 병이 나타나는 부분의 출혈이나 병적 산출물을 유도하는 작용을 말한다.

예를 들면 뇌출혈로 인해 목의 관절에 염증이나 좌상이 발생했을 때 그보다 더 중심 부위인 어깨나 등을 괄사요법으로 압박하거나 쓰다듬는 기술을 적절히 사용하는 것이다.

이 유도요법은 대개 타박이나 염좌, 울혈, 충혈, 부종, 장액성 창출물 등을 없애는데 많이 사용된다. 처음부터 그 부위에 바로 치료하는 것이 아니라, 유도요법을 시행하고 난 후 아픈 부위에 치료하는 방법을 말한다.

■ 소변 이뇨작용

괄사를 시술하게 되면 병이 발생한 환자 주위의 병적 산출물이 자연적으로 생기게 된다. 이를 잘게 부숴 흡수를 촉진시키고 주위에 굳어있는 근육, 근인대 등에 붙어있는 것들을 떨어지게 하고 그 주변 조직을 긴장시키는 작용을 말하는 것이다. 교정에 있어서 기계를 사용하지 않고 이 괄사요법으로 하는 것도 좋다. 교정법을 시행하기 전에는 미리 준비 시술을 하고 난 후에 시행하는 것이 좋다.

준비 시술은 괄사판의 양 모퉁이의 뾰족한 부분을 세워서 비비는 방법이 가장 많이 사용되고 그 다음으로 넓은 부분으로 쓰다듬는 방법을 사용한다.

■ 괄사를 해서는 안 되는 경우

1장에서도 언급했지만 모든 병에 괄사요법이 효과가 있는 것은 아니다. 오히려 괄사요법으로 인해 병을 악화시키거나 아무런 도움이 되지 않는 경우도 있다는 것을 알아야 한다. 이 괄사요법만으로 병적 회복과 건강 유지하는데 최선의 길이라고 잘못 생각하고 있는 경우도 많다. 그러나 모든 약이 그렇고 모든 치료가 그렇듯이 괄사도 만병통치가 될 수는 없다.

그러기에 이러한 부분을 세심하게 관찰해서 시간적 경제적 손실을 줄여야 한다. 절대적 금기점과 상대적 금기점으로 나누어 설명하고자 한다.

1. 절대 금기

괄사를 함으로써 오히려 앓고 있는 병이 악화되는 경우를 말한다. 따라서 절대로 괄사요법을 시술해서는 안 된다. 시술을 절대로 하지 말아야할 질병은 다음과 같다.

① 중독성 질환—뱀에 물렸거나 독이 있는 벌레에 물렸을 경우
② 정맥혈전—정맥염 동맥류
③ 여러 기관에서 발생하는 급성 염증—맹장염, 복막염 등
④ 매독, 임질, 결핵 세균성 질병

⑤ 환원성 질병
⑥ 악성종양
⑦ 위장, 소장, 대장의 궤양
⑧ 폐장, 신장 등 주요 기관의 중증 질환
⑨ 절대 안정을 취해야 하는 열성 질환—법정 전염병(콜레라, 장티푸스)
⑩ 기타 열성질병

2. 상대성 금기점

절대적으로 금기시하지는 않지만 시술을 시작할 시기와 정도를 세밀하게 관찰해서 시술을 해야 하는 질병이다.

① 아주 심한 동맥경화증
② 급성 내출혈
③ 혈우증
④ 골절, 탈구
⑤ 피부가 손상되었거나 피부발진
⑥ 혈관이 폐색되어 순환장애를 일으키는 경우
⑦ 임신을 했을 경우

이상에서 말한 질병에 대해서는 세밀하게 관찰해서 부작용이 없도록 주의해야 한다.

■ 괄사 시술시의 태도와 장소

괄사를 다른 사람에게 시술하려면 먼저 그에 대한 충분한 지식과 자질이 구비되어 있어야 한다. 괄사를 할 수 있는 좋은 시술실을 준비해야 하는 등

갖춰야 할 것들이 많다. 요즘 괄사를 시술하는 곳이 많은데 많은 문제점을 일으킨다. 그래서 저자는 이단원에서 상기의 문제점을 짚고 넘어가는 것이다.

1. 시술자

괄사요법은 의료분야에서 한 축을 이루고 있는 것은 아니다. 그렇기 때문에 훌륭한 시술자가 되려는 노력이 부족한 것이다. 그런데 요사이에는 괄사 기술 한 가지만 가르쳐 주는 협회가 생겨서 많은 금액을 받고 가르치는 것을 보고 있다. 단순히 괄사요법 하는 것을 가르치는 것이 중요한 것이 아니다. 괄사요법 이전에 인체의 병적 상태라든지 이에 대한 많은 지식을 축적하고 이에 대한 자질을 향상시켜야 되는 것이다.

요즘 사회적 물의를 일으키고 있는 발 마사지나 활법 등 수기요법의 기술을 제대로 배우지 못하고 한두 달만 익혀서 협회에서 주는 자격증을 놓고 시술하는 것을 많이 보아왔다. 이것은 아주 잘못된 것이다. 우리나라는 도지사나 보건복지부 장관이 주는 면허증이나 자격증 없이 의료행위를 하면 무면허 의료 행위로 간주하는 것이다. 그렇기 때문에 함부로 한두 달 협회나 사회단체에서 기술을 습득해서 이것이 마치 정당한 자격증을 가지고 있는 것처럼 시술하는 사람들이 많기 때문에 사회적 물의를 일으키고 있는 것이다.

괄사요법을 하기 위해서는 먼저 이 분야에 관련되어 있는 인체 부위 즉 세포, 조직, 근, 관절, 순환계, 신경계, 내분비 소화기, 피부, 호흡기, 비뇨기, 생식기 등에 대해서 잘 이해하고 있어야 하는 것이다. 각종 괄사 기술의 순서를 잘 익히고 그 기술이 우리 인체에 미치는 영향 및 작용을 파악하여야 한다. 각 기술의 응용범위와 방법, 비슷한 기술의 요법 및 해서는 안 되는 금기 등에 대해서도 잘 알고 있어야 한다.

지금까지 저자가 앞에서 말한 모든 분야를 잘 숙지해주기 바란다.

우리나라에는 괄사요법이 아주 생소하다. 중국에서는 괄사요법이 대중화되어 있지만 우리나라에서는 생소하기 때문에 그만큼 주의도 더 기울여야 한다.

2. 기능

괄사요법은 누구나가 5분, 10분 만에 그 기술을 익혔다고 생각해서는 안 된다. 보기에는 단순해 보이지만 이것은 아주 긴 시간으로 숙련이 되어야 한다. 그래서 각종 힘의 강약, 괄사의 장단, 길이, 시간 등에 대해서 머리 속에 가지고 있는 이론적 지식만으로 환자에게 시술할 수는 없는 것이다. 괄사 기술에 따라 정확히 사용할 수 있어야 하는 것은 물론이다.

괄사 기술을 사용하려면 먼저 기술을 배우는데 그것이 단시일 만에 숙달되는 것은 아니다. 이 괄사 기술의 숙달 정도는 기본 기술에 머물지 않도록 끊임없이 노력하고 환자의 상태에 따라 시술할 수 있도록 숙달되어야 한다. 환자의 상태가 똑같지 않기 때문에 병의 상태, 체질, 환경 등을 고려해서 매 상황마다 잘 활용할 수 있도록 평소에 기능을 연마해야 한다.

3. 태도

괄사를 하는 시술자는 환자에게 도움을 주는 사람이 되어야 한다. 환자에게 도움을 주기 위해서는 괄사의 기술로서 무엇이든지 다 고칠 수 있다는 교만한 생각을 먼저 버려야 한다. 괄사 기술로 내가 어떤 병을 고쳤다고 자만한다든가 허무맹랑한 소리로 환자에게 거짓된 기대감을 주어서는 안 된다. 그렇기 때문에 괄사기술로 도움을 줄 수 있는 경우라 하더라도 시술자 자신의 기술로 감당하기 어렵다고 생각될 경우에는 다른 전문의에게 의뢰해야 한다. 또한 교만한 태도와 불순한 행동으로 환자가 불쾌감을 받도록 해서는 안 된다.

환자가 괄사 시술자에 대해서 불쾌한 감정을 가지게 되면 불신감을 낳게 된다. 그렇기 때문에 환자를 대할 때는 친절한 말과 행동으로 자연스럽고 편안하게 대해 주어야 한다. 불쾌한 말을 하더라도 자기 방어적인 태도를 해서는 안 된다. 환자에게 신뢰감과 안도감을 줄 수 있도록 하여 치료의 효과를 극대화시켜야 한다.

4. 청결

괄사를 그저 원시적인 것으로만 생각해서는 안 된다. 괄사 시술자는 환자에게 불결하게 보여서는 안 된다. 시술자는 언제나 몸을 단정하게 해야 한다. 먼저 손을 깨끗이 하고 괄사기를 소독하고 난 후 환자를 맞이해야 한다. 그렇기 때문에 환자가 불쾌감을 갖지 않도록 각별히 신경을 써야 하고 복장도 밝고 깨끗한 위생복으로 단정하게 입도록 해야 한다. 그리고 환자에게 시술시 몸을 많이 움직이기 때문에 움직이기 편안한 옷을 입어야 한다.

환자를 시술하는 장소가 위생적이고 깨끗하지 않으면 안 된다. 또 시술하는 장소는 위치, 면적, 설비 등을 고려해야 한다. 우리나라에서는 아직 확실한 시술 장소에 대한 규정이 없다. 그러나 여기에서 서울특별시나 각 시에서 침 시술소, 접골시술소, 안마시술소에 관하여 언급한 부분을 잠깐 소개한다.

괄사요법을 시술하고자하는 장소는 다른 수기요법이나, 접골, 침구요법과 같이 12평방미터 넓이에 설치하되 건물의 연건평 중에 6미터 도로가 인접해 있어야 한다. 따라서 시술소의 위치는 이 규정에 따라야 하지만 시술실을 설치할 때에는 소음이나 사람의 왕래를 고려해야 한다. 소음이 많거나 사람의 왕래가 많은 곳에서는 환자의 마음을 편안하게 하지 못하기 때문에 올바른 치료가 될 수가 없다. 그렇기 때문에 조용하고 채광이 좋고, 통풍이 잘 되는 곳을 시술 장소로 선택하는 것이 좋다.

5. 설비

손과 괄사의 기구를 사용하는 기술이기 때문에 시술실 내부에는 많은 설비가 필요하지 않다. 필요한 설비는 침대, 소독장, 세면대가 있어야 한다. 침대는 딱딱한 나무 침대가 좋다. 침대의 크기는 가로 60cm, 세로 180cm, 높이 55~60cm가 적당한데 잠을 잘 수 있을 정도가 좋다. 그러나 괄사 시술소에 설치하는 침대는 세로가 이것보다 좀 더 긴 2미터가 좋을 수가 있다. 찾아오는 환자들 중에는 키가 큰 사람도 있기 때문이다.

소독장은 시술해 주는 사람의 손과 괄사기를 깨끗하게 소독하거나 환자의 피부를 소독하는 데 사용하는 탈지면과 크레졸, 괄사유 등 모든 것을 넣어 두어야 한다. 시술자의 손은 자주 씻어야 하기 때문에 세면대는 필수 설비 요소라고 할 수 있다.

■ 괄사요법의 응용

지금까지 괄사요법의 기초 지식을 설명했다. 이것을 기초로 해서 가볍게 생각해서는 안 될 것이다. 우리나라에서 행해지고 있는 괄사요법을 보면 기초가 잘 되어있지 않기 때문에 체계적이지 못하다.

앞에서 밝힌 바와 같이 환자의 건강상태, 질병의 부위, 치료의 진행상황 등을 면밀히 관찰해야 한다. 그래서 이에 따른 괄사요법을 미리 계획성 있게 선택해야 한다. 힘의 강약과 시간의 장단을 고려하지 않고 환자에게 시술해 주기 때문에 많은 문제점을 야기하는 것이다.

괄사요법의 응용부분은 너무 광범위하고 다양하기 때문에 일일이 다시 나열하게 된다면 앞장의 내용들이 다시 중복되기 때문에 가급적이면 괄사요법의 기술적인 응용에 관하여 말하기로 한다.

우리의 몸 전체에 괄사를 하게 되면 피부, 근육, 관절, 신경, 혈관 등에 대해서 직접적인 영향을 끼쳐서 혈액의 순환을 좋게 하고 더불어 신진대사가 왕성해지고 영양상태가 좋아지게 된다. 따라서 몸에서 나오는 병적 폐기물 다시 말해서 노폐물 등을 파괴하고 체외로 배설시키는 작용이 활발하게 되며 근육 기능이 좋아지게 되고 병적인 긴장감, 압박감, 고결감 등을 없앨 수 있다. 따라서 괄사요법은 널리 사용되고 보급되어야 한다.

보통 우리 몸 중에서 한 부분에만 10분정도 괄사를 하면 피부는 열감을 느끼게 되는데 이러한 것이 피부의 반응이라고 할 수 있다. 또 인체가 나타내는 반응 시간은 시술 후 환자의 상태에 따라 다소 차이는 있다. 보통 이러한 반응을 나타낼 때까지 시술을 계속하는 것이 원칙이다. 시술해 주는 사람은 이런 반응을 관찰해 가면서 괄사를 해야 한다. 대개 전신 괄사시간은 40분정도가 적당하다.

괄사요법은 운동선수들의 체력이나 경기의 능률을 높여주며 궁극적으로 스포츠의 효과를 높일 목적으로 사용할 수도 있다. 이를 위해서 의학적인 지식이나 체육 심리학을 통해 스포츠를 이해해야 한다. 또한 스포츠가 인체에 어떠한 변화를 일으키는지 잘 알아서 스포츠의 종류에 따라서 시술 부위, 괄사의 기술 및 시간을 고려해서 계획을 잡아야 한다. 대개 운동선수들의 괄사 시술은 3가지로 분리해서 시술한다.

1. 경기 전의 괄사요법

경기 전의 괄사는 경기직전의 운동 능력을 극대화시키고 기록을 향상시키기 위해서 시행하는 것을 말한다. 이 경우에 온 몸 전체를 따뜻해질 때까지 가볍게 계속 문지른다. 이렇게 하면 피부의 혈액과 흐름이 아주 좋아지고 상쾌감을 느끼게 된다. 이 괄사요법이 주로 사용되는 동작은 관절이 많은 부위에 시술하는 것이 좋다.

2. 경기 중의 괄사요법

경기 중 괄사요법은 경기 중간에 짧은 시간동안 갑자기 발생한 경련, 통중, 피로 등을 없애기 위해서 하고 있는 시술이다. 시술시 주 동작은 근육을 가볍게 빠르게 율동적으로 괄사기로 쓰다듬거나 비비는 방법을 선택하는 것이 좋다.

3. 경기 후의 괄사요법

경기 후 괄사는 누적된 피로를 없애고 혈행을 좋게 하여 회복을 빨리 되게 한다. 그래서 정상적 건강 상태도 빨리 회복시키는데 큰 도움이 된다.

IV. 괄사로 당뇨병을 고친다.

■ 당뇨병이란 어떤 것인가?

　당뇨병이란 보통 사람들에 비해 소변으로 당이 많이 나오는 병이라고 일반적으로 알고 있다. 그렇지만 당뇨병 초기에는 소변에 당이 많이 나오는 것이 아니다. 또 당이 많이 있다고 하더라도 검사를 통해서 알 수 없다. 그리고 당뇨병이 아닌 경우도 있다. 목이 마르고 물을 많이 마시고 몸이 심히 나른하다든지 먹고 또 먹어도 더 먹고 싶은 마음이 생기는가 하면 소변을 검사해 보니 당이 많다는 것이 나타났다면 비로소 당뇨병이라 할 것이다. 당뇨병이 문자 그대로 소변에 당이 많이 나오는 병쯤으로 안다면 너무나 단순하다고 할 수 있는 것이다.

　대개 당뇨병 환자들은 겉으로 보기에는 아무렇지도 않게 보인다. 다만 목이 마르거나 몸이 나른한 느낌이 든다고 한다. 그래서 당뇨병에 걸려 있어도 모른 채 지내는 일이 많은 것이다. 그러나 아무리 가벼운 당뇨병일지라도 방치하게 되면 처음과 달리 심한 갈증을 느끼게 되고 또 소변의 양이 갑자기 불어나는 심한 당뇨병으로 옮겨가게 되는 것이다. 더욱 심해지면 당뇨병은 혼수상태에 빠지는 극한 상태에까지 이르러 목숨도 잃게 되는 것이다.

　대개 당뇨병 환자들 중에서 5% 정도는 초기부터 갈증이 심하고 소변의 양이 많은 등 당뇨병의 전체를 일으키는데 이를 인슐린 의존 당뇨병이라고 말한다. 인슐린 주사를 맞지 않으면 죽게 될지도 모른다는 당뇨병이다. 일반적으로 젊은 사람들 층에서 많이 일어나는 당뇨병이다. 그렇지만 이런 당뇨병은 흔치 않다. 많은 당뇨병은 주로 중년 이후에 발생하게 되는데 인슐린 비의존성 당뇨병으로서 자신도 모르는 사이에 일어나는 당뇨병이다. 그러나 인슐린 비의존성 당뇨병이라고 치더라도 치료를 하지 않으면 인슐린 의존성 당뇨병과 같은 운명에 처하게 되는 것이다.

당뇨병에는 다른 병과 달리 몇 가지 특징을 가지고 있다. 이를 이해하게 되면 당뇨병이 어떤 병인지를 잘 알 수 있을 것이다.

1. 당뇨병은 인슐린 부족으로 인한 대사 장애다

당뇨병의 특징은 인슐린이라고 하는 호르몬의 작용 부족으로 일어나는 대사장애를 말한다. 여기서 대사라고 하는 것은 입으로 먹는 음식물이 몸 안에서 어떻게 옮겨 다니며 변화하는가를 가리키는 것이다.

그런데 보통 사람과 달리 인슐린의 작용부족으로 여기에 장애를 일으킨다. 인슐린은 췌장 속에서 만들어서 혈액 속으로 분비되고 또 인체 내에 있는 모든 조직에 공급되는 것이다. 이 인슐린은 전신의 근육세포와 지방세포의 내에 포도당이 들어갈 수 있도록 일을 하데 만약 이것이 모자라게 되면 포도당이 공급되지 않기 때문에 이를 재료로 하는 에너지를 만들어 낼 수가 없다.

그렇기 때문에 혈액 중에 포도당이 넘치게 되면 혈당이 높아지고 고혈당이 되면 소변에 포도당이 배설되는데, 이를 일반적으로 당뇨라고 한다.

2. 당뇨병은 유전이다

당뇨병의 두 번째 특징은 유전성 질병이라는 데에 있다. 다시 말하면 당뇨병의 소질을 갖고 태어난 사람이 걸리는 병이라는 것이다. 당뇨병이 걸리기 쉬운 유전인자를 갖고 있는 사람이 걸리는데, 특히 비만인 사람은 주의해야 한다.

3. 당뇨병은 혈관의 병이다

우리는 단순히 당뇨병이라고 하면 인슐린의 부족으로 일어나는 병이라고 생각할지 모른다. 세 번째의 특징으로서 당뇨병은 전신의 끝이 크고 작은 혈관들을 모두 침범한다는 것이다. 이 점에서 당뇨병은 대사질환이면서 혈관질환이라고 말할 수 있다. 이 때문에 당뇨병을 무서운 병이라고 말한다. 이를테면 당뇨병을 방치하게 되면 뇌졸중을 일으킨다든지 심장마비라든지 협심증 발작을 일으키게 되고 또 요로증이 일어나는 등 결국은 죽음에 이르게 되는 한편 정상적인 사회생활을 하기 어렵다.

이 모두는 혈관이 침전돼 일어나는 혈관병이다. 심장으로부터 나오는 긴 혈관이 동맥인데 여기에서 점점 작은 가지로 갈라져 여러 내장기관에 들어가 작은 섬유류와 같은 모세혈관이 있다. 그런데 당뇨병은 이들 모두의 혈관을 침범하는데, 비교적 큰 혈관에 침범하게 되는 것을 동맥경화라 하고 모세혈관에 침범하게 되면 당뇨병성 세혈관증이라고 이야기한다. 동맥경화가 되면 혈액이 뭉쳐져 핏덩어리가 되게 되는데 이를 혈전이라 한다. 뇌의 혈관에 생기는 것을 뇌혈전이라고 하고 심장과 근육의 영양을 담아두는 관상동맥에 혈전이 생기면 심근경색이라고 이야기한다. 그리고 모세혈관에 있으면 신장이나 눈에 이상을 가져오게 된다.

4. 당뇨병은 자신이 알 수 있다

자각증상 — 앞에서도 이야기 한 바와 같이 당뇨병이 처음 발생했을 경우에 건강한 사람과 마찬가지로 아무런 불편을 느끼지 못한다. 그렇기 때문에 당뇨병의 증상을 스스로 알 수 있을 정도가 되면 당뇨병은 아주 많이 진행되어 있다고 말할 수 있다. 다시 말해서 당뇨병의 자각증상은, 질환이 얼마나 경과되었으며 어느 정도의 이르렀는가에 따라 그 차이가 있다. 당뇨병을 스스로 느낄 수 있는 증상을 알기 위해서는 다음 상황을 잘 알아야 한다.

① 전지

당뇨병이 일어나기 전 상태로 당뇨병을 일으키기 쉬운 소질을 타고난 사람이 당뇨병에 걸리기 쉽다. 소질을 타고난 쌍둥이 중에 한 사람이 당뇨병을 앓고 있는 사람이거나 원인 불명의 이상과 조산을 되풀이하거나 거대아를 낳은 여성이 이 경우이다.

② 당뇨병의 단계

당뇨병으로 판정은 할 수 있으나 뚜렷한 당뇨병의 증상이 나타나기 전 상태이다. 신경장애나 안면증과 같은 합병증이 발생하기도 한다.

③ 당뇨병의 진행 시기

자각증상이 나타나는데 이 시기에 당뇨병을 적절히 조절 못하면 합병증이 나타난다. 그것도 한 증상이 아니라 여러 가지가 복합적으로 나타나게 되는데 합병증이 나타나기 시작하면 사회 생활에 많은 지장을 받게 된다. 아직 당뇨병의 증상이 본격적으로 나타나지 않았다고 하더라도 당뇨병을 일으킬 소질을 갖고 있는 사람은 정밀 검사를 받아 의사의 지시를 받아야 한다.

■ 당뇨병의 자가증상

첫 번째, 전신이 나른하고, 움직이기가 싫어진다

당뇨병에 걸렸을 때 자주 나타나는 증상 중 전신이 피곤한 증상은 당뇨병에만 있는 증상이 아니고 많은 병에서 볼 수 있는 증상이다. 건강한 사람이라고 하더라도 이른 봄이나 한 여름에는 몸이 나른해지고 움직이기가 싫어진다. 그러나 당뇨병은 단순히 나른한 것이 아니라 피곤한 나머지 꼼짝도 하기가 싫어진다. 이러한 증상들과 함께 목이 마르고 물을 많이 마시게 되고 소변을 많이 배설하는 증상이 겹쳐 있다면 당뇨병에 걸렸다고 생각해도 좋을 것이다.

왜 당뇨병에 걸리면 몸이 나른해 지는지 생각해 보자. 우리가 일을 하고 음식을 위장에서 소화시키고 머리를 쓰려면 에너지 즉 연료가 필요하다. 자동차가 움직이는데 휘발유가 필요한 것과 마찬가지로 인간의 경우에는 음식물이 몸 안에서 연료가 되는 것이다. 특히, 당분이 가장 중요한 연료가 된다. 그렇기 때문에 자동차의 엔진에 윤활유가 모자라거나 없으면 휘발유를 아무리 많이 사용한다고 해도 차가 움직이지 않는 것처럼 몸 안의 윤활유격인 인슐린이 부족하게 되면 휘발유격인 당분이 세포 내에서 연소 되지 않는다. 그로 인해 전신의 에너지가 부족하게 되어 몸이 나른해지는 것이다

두 번째, 목이 마르다

피 속에 연소되지 않은 당분 즉 혈당이 높아져서 소변에 포도당이 배설된다. 이 포도당과 함께 수분이 세포에서 소변 속으로 옮겨지고 소변의 양이 늘어나게 되면서 탈수현상이 일어난다. 몸 안의 수분이 많이 모자라게 되고 이를 보충할 목적으로 목이 마르게 되고 그래서 물을 많이 마시게 되면 소변이 많이 배설이 되어서 다시 목이 마르게 된다. 이러한 악순환이 계속되는 것이다.

세 번째, 물을 많이 마시고 소변의 양이 많다

앞에서도 말한 것과 같이 목이 마르기 때문에 물을 찾게 된다. 건강한 사람은 하루에 1리터 안팎의 물을 마시는데 비해 당뇨병에 걸린 사람은 2리터 이상, 심한 사람은 5리터 이상의 물을 마시게 된다. 물을 많이 마시게 되면 자연히 소변의 양이 많아지는 것은 당연하다. 건강한 사람의 소변 양은 1일 1~1.5리터인데 당뇨병인 사람은 보통 2리터 이상, 때로는 5리터 이상의 소변이 나오게 된다. 땀을 많이 흘리는 여름철에는 겨울에 비해 소변의 양이 30% 떨어지게 된다.

당뇨병에 걸린 사람이 심장이나 신장에 병이 있거나 간경변이면 하루에 마신 물이 전부 소변이 되고 만다. 그런데 마신 물에 비해 소변의 양이 적어지면 간경변 등에서는 배에 물이 고이는 복수가 생기게 된다. 그렇다면 마시는 물의 양을 줄이게 되면 어떻게 될 것인가? 소변의 양은 많으니까 자칫 탈수상태가 되어서 쓰러지기도 한다. 목이 마르면 물을 많이 마셔도 어찌 할 수 없다고 할 수 있지만 심장이나 신장이 나쁜데 당뇨기가 있다면 조심해야 한다.

네 번째, 과식을 한다

당뇨병이 발병하기 시작할 때는 식욕이 정상일 때보다 왕성해지는 것을 알 수 있다. 그런데 사람에 따라서 너무 먹는 바람에 갑자기 살이 찌는 경우도 있고 아무리 먹어도 점점 몸이 야위어 가는 사람도 있다. 당뇨병 초기에는 이 두 가지 증상이 따로 있다.

어느 쪽이 나은가는 결론짓기 어려워도 살이 찌는 사람이 몸이 야위는 사람보다는 당뇨병의 진도가 약하다고 생각하면 된다. 그러나 여기서 어려운 점은 당뇨병에 걸렸기 때문에 밥맛이 왕성해진 것인지, 너무 먹기 때문에 당뇨병이 생긴 것인지에 대해서는 확실치 않다.

당뇨병의 발병에서 유전이 중요하다는 것은 틀림이 없다. 너무 먹는 것과 운동 부족, 또 유전이 보태져서 당뇨병이 일어난다고 할 때, 식욕항진이 먼저고 당뇨병이 그 다음에 오는 것이라고 생각하게 되는데 당뇨병의 유전적 소질이 있는 사람은 처음부터 밥맛이 왕성한 소질을 타고 났다고 생각하면 된다. 당뇨병의 초기 증상은 밥맛이 많이 당긴다는 것이 23% 정도를 차지하고 있다.

다섯 번째, 살이 너무 찐다

비만은 당뇨병을 일으키는 최대의 적이다. 그렇기 때문에 비만은 당뇨병을 한층 더 악화시키는 요인이기도 하다. 그러나 비만이 있다고 해서 반드시 당뇨병은 아니다. 당뇨병을 일으키기 쉽다는 말이다. 너무 과식하게 되면 비만이 생긴다. 그리고 또 운동부족이 비만의 원인이기도 하다.

보통 자기의 신장에서 100을 뺀 숫자에 0.9를 곱해 얻어지는 숫자가 표준 체중인데 표준 체중보다 15% 많으면 비만에 속한다. 표준 체중을 선택하는 데에는 여러 가지가 있지만 일률적으로 말하기는 어려워도 표준 체중에서 약 10% 정도 가벼운 것이 좋다는 게 당뇨병의 경지에서 바람직하다.

당뇨병 환자가 감량을 하여 표준 체중의 10% 정도로 감량하면 혈당 검사 결과가 아주 좋아지는 것을 보면 알 수 있다.

여섯 번째, 몸이 말라간다

자꾸 몸이 말라가는 사람도 가끔 있다. 당뇨병에 걸리면 인슐린의 활동이 약해서 음식물로 섭취한 포도당이 체내에서 충분히 연소되고 이용되지 않아 많은 당이 소변으로 배출된다. 하루에 200g의 당이 소변으로 빠져 나간다면 많은 당이 체내에 흡수되지 않고 당분이 더 빠져 나가게 되면 무리가 온다. 그래서 배가 고파서 아무리 먹어도 체중이 줄 수밖에 없는 것이다. 또 당분이 충분히 연소되지 않으면 체내에 비축된 지방재생 연료로 사용하게 된다. 피하지방의 분해가 왕성해지거나 한층 열리게 되는 것이다. 체내의 지방도 분해되며 체중이 갑자기 줄게 된다. 이렇게 하고서도 에너지가 모자라게 되면 몸 안에서 가장 중요한 단백질의 분해가 시작하는데 이 시기가 최종적이라고 할 수 있어 체중 감소에 머물지 않고 면역결핍 상태에 빠져 매우 위험한 상황에 이르게 된다.

많은 양의 지방이 분해되면 콜레스테롤과 같은 물질이 혈액 속에 늘어나서 동맥경화증을 일으키는데 이는 당뇨병을 악화시키게 되는 것이다. 당뇨병이 발병되기 전에는 체중 증가가 있겠지만 당뇨병을 앓게 되면 체중이 감소한다. 따라서 당뇨병을 자기 자신이 조기 발견하기 위해서는 갑작스런 체중변화에 유의해야 한다.

일곱 번째, 합병증을 일으키는 경우이다

당뇨병은 흔히 손발이 저리거나 신경통이 있을 때가 많이 생기는데, 신경통은 주로 골반 주위에서 일어나는 신경통이 가장 많고 이런 탓으로 보행이 어려운 경우가 많다.

여덟 번째, 자다가 경련이 일어난다

취침 중에 갑자기 경련과 함께 통증이 오게 되는 원인은 신경장애에 의한 근육 경련이다. 그리고 신경장애를 한층 나쁘게 하는 것은 신경에 영양을 공급해 주는 세동맥의 혈류가 약해지기 때문이다.

또 발가락이 썩어 들어가는 경우도 있다. 발가락이 썩어 들어가는 것은 탄저라 하는데 이는 다리의 소동맥이 동맥경화로 인해 동맥 혈관이 좁아져 발톱까지 이르는 혈류가 줄어들게 되어서 영양이 결핍되기 때문에 일어나는 것이다. 발가락 부분이 차면서 차츰 색이 변해 짓무르다가 썩는 것이다. 마치 동상이 심한 경우와 흡사하다. 발을 깨끗하게 하지 않으면 상처 부위에 세균이 감염되어서 고름이 생긴다. 이런 탄저를 방치해 두게 되면 점점 다리에 퍼져 절단하여야 한다.

아홉 번째, 안면 신경에 마비가 나타난다

당뇨병에서 위에 든 말초혈관이나 혈관에 이상이 생기는 증상이 흔히 나타나는데 안면신경 마비증과 같은 신경 증상도 나타나게 된다.

이 안면신경을 앓게 되면 얼굴 반쪽만 움직이게 되고 반쪽은 못 움직인다. 웃을 때도 우는 모양이 보이고 안구가 멀리 있고 눈꺼풀이 잘 닫히지 않게 되며 바보처럼 침을 흘리게 되는 것이다

열 번째, 시력장애

당뇨병에서 시력장애는 약 28% 정도로 알려져 있다. 환자에 따라서 눈이 피로하거나 눈이 아프거나 어두운 곳에서는 보이지 않는 등의 증상이 나타난다. 당뇨병에서 시력장애를 일으키는 주 원인은 망막증, 백내장, 녹내장 등의 세 가지로 나타난다.

망막증은 당뇨병에서 일어나는 것 외에도 고혈압, 동맥경화라든지 심장병 때문에 일어나는 수도 있다. 당뇨병에서 일어나는 망막증은 모세혈관의 점막이 두터워지면서 혹 같은 게 생겼다가 터지면서 출혈을 일으키게 된다. 백내장은 당뇨병에서 인슐린의 부족으로 혈당이 높아져 안구 가운데 서당이 많게 되어서 수정체가 혼탁을 일으키는 것이다.

녹내장은 통증, 두통이 심하고 때로는 구토를 일으키는데 안구의 중앙 부위에 있는 초단체에 수분의 양이 많아서 일어나는 경우로 동공이 녹색으로 보인다고 해서 녹내장이다.

열한 번째, 피부병에 잘 걸리게 된다

당뇨병에서 피부의 가려움증이 25%이고 피부에 상처가 나도 잘 낫지 않는다는 증상이 20%이다. 당뇨병에서 소변의 양이 많이 나오는 것과 마찬가지로 땀으로 당이 많이 빠져 나오기 때문에 세균이나 곰팡이가 달라붙기 쉽다. 여기에 염증이 생기고 습진이나 피부염이 되는 것이다. 그래서 가려움증이 심해진다.

열두 번째, 잇몸 질환이 일어난다

당뇨병에서 잇몸이 가진 혈관들이 노화되기 때문에 충분한 영양 공급이 안 되어서 세포의 기능 저하로 만성 염증이 일어난다. 잇몸이 곪으면 출혈이 있고 농이 나오고 불쾌한 입 냄새가 난다. 이 치과 진료는 충치와는 관련이 없다.

열세 번째, 남성의 경우는 정력이 떨어진다

당뇨병 환자의 18%에서 성기능이 떨어진다는 결론이 나왔다. 여기에서는 그 범위가 성교불능만이 아니라 성욕 감퇴, 발기 부전까지도 포함되기 때문에 그 범위가 넓고 크다. 그런데 어떤 자료 조사에 따르게 되면 당뇨병 환자의 2%는 심리적 원인 즉 자신감 상실에 그 까닭이 있다는 분석도 있다.

열네 번째, 여성의 경우에는 월경 불순이 나타난다

여성은 당뇨병이 걸리면 월경 불순이 나타난다. 월경 불순도 당뇨병의 신경장애에서 오는 것이기 때문에 환경 변화라든지 스트레스가 여기에 가세해 일어나는 것을 알 수 있다.

열다섯 번째, 기억력이 떨어진다

당뇨병에서 인슐린 작용의 부족으로 당이나 지방의 연소가 안 되기 때문에 혈액 속의 콜레스테롤이나 중성 지방이 축적되어 혈관 벽에 달라붙게 되어서 동맥경화가 일어난다. 이 동맥경화증은 어느 곳에서나 몸 전체에서 일어나지만 여기 동맥경화는 빨리 일어나기 때문에 뇌혈류량이 줄어들게 됨으로써 사고력, 판단력, 기억력이 모두 떨어지게 된다. 병이 한참 진행되게 되면 뇌출혈이나 뇌경색에 빠져 반신불수가 오고 걷지도 못하게 된다.

열여섯 번째, 소변과 대변의 배출에 이상이 생긴다

당뇨병에서는 사지의 신경뿐만 아니라 내장신경, 뇌신경 또 전신의 신경에 장애를 일으키기 때문에 지각 장애를 일으킬 뿐더러 자율신경을 지배하는 심장, 위장, 방광, 생식기 등에도 장애를 일으키게 된다. 그렇기 때문에 자신도 모르게 밤에 자다가 변이 나온다든지 설사가 자주 있다든지 한다. 소변의 배출도 신경 장애로 말미암아 방광의 긴장성이 떨어져서 소변이 시원치 않게 나오는 수도 있다.

열일곱 번째, 근육이 위축되는 증후로 허리에서 넙적 다리에 걸친 근육이 침몰되기 쉽다

근육은 야위고 무력하게 되면서 일어서고 걷기조차 어렵게 된다. 다음으로는 심장이 쥐어짜는 듯 아픈 경우다.

당뇨병 합병증 중에서 생명과 관계되는 것은 뇌혈증, 신장병, 심장병이다. 당뇨병으로 인한 심장병은 심장의 산소와 영향을 공급하는 관상동맥에 침범하게 되어, 침범하게 되면 넓고 경화됨으로서 산소의 영향을 공급 받지 못하고 심장 근육이 힘이 떨어지게 된다. 그렇기 때문에 급히 다닌다든지 계단을 올라갈 때 바같을 쥐어짜는 듯한 통증을 호소하게 된다.

이러한 통증은 대략 수초에서 2~3분 동안 지속될 수 있고 이따금 계속된다. 그리고 관상동맥의 하지류에서 혈관이 좁혀지면서 일어나 거기에서 혈전 피덩어리가 생기게 되고 흉정 발전은 30분 이상 계속되며 심한 통증 때문에 교전과 대변을 자신도 모르게 쌓게 되는 것이다.

열여덟 번째, 간염 지방간염에 잘 걸리게 된다

간장은 여러가지 대사작용을 가장 많이 하는 작용이다. 많은 영양분으로 섭취한 당의 일부를 글리클로벤으로 저장해 두었다가 필요에 따라서 포도당으로 방출하는 창고 역할을 하는 것이 간장이다. 이처럼 혈당조절의 중요한 역할을 하는 것 말고도 간장은 단백질이나 지방 합성 분해, 간접의 배설, 몸의 해독작용을 한다. 그런데 이 당뇨병으로 인해 가장 많이 나타나는 간질환은 간장에 지방이 끼는 이런바 지방간이란 것이다.

당뇨병은 외식이나 미식이나 술을 마시면서 반찬을 거의 먹지 않는 사람들에 많이 발생하는데 이런 경우 영양분의 저장으로 간장에 지방이 끼어 상당히 나빠지게 된다. 이런 경우 당뇨병은 간장병과 합병하게 되어 있어 치료법이 매우 까다로워진다.

그리고 여성의 당뇨병은 출산과 관계된다. 당뇨병은 혈당이 높지 않고도 있을 수 있다. 원인불명의 유산 조산 사산을 되풀이하는 여성이 있는데 이런 사람은 당뇨병이 언제 걸릴지 모르는 소질을 갖고 있게 된다. 이런 여성 모두가 당뇨병에 걸린다는 것은 아니고 약 30% 정도는 당뇨병에 걸릴 수 있다.

자신이 당뇨병에 걸린 줄도 모르고 사산을 겪게 되는 사람이 많은데 이러한 불행을 막기 위해서 임신 중에 요한을 검사 받는 것이 바람직하다.

열아홉 번째, 혼수상태에 빠지기도 한다

혼수란 의식장비에 약한 상태를 말하는 것인데 아무리 강한 자극을 주어도 눈을 뜨지 않고 동공반사가 없고 요나 변을 흘리는 것이다. 당뇨병을 갖고 있는 중에 갑자기 혼수상태에 빠지는 것으로 두 가지가 있다. 당뇨병성 혼수와 전렵형 혼수가 있다.

당뇨병 혼수는 체내에서 안구나 질소가 충분하지 못해서 그 대신으로 지방이 유수되어야 하는데 지방도 불안정 요소가 되어 지방의 분액인 캐톤제가 혈액 동맥에 증강해서 산성으로 분비해 주는 것이다. 이를 캐톤산 결정이라고 말하는데 심한 심혈증 혼수의 상태를 가지게 한다. 중태로서 빨리 서두르지 않으면 목숨을 잃게 될 수도 있다.

저혈당으로 오는 혼수는 같은 혼수일지라도 알레르기 혼수라 한다. 땀이 많이 나고 전신에 경련이 일어난다. 당뇨병성 혼수에서는 땀이 적고 저혈당 혼수는 보다 심하지는 않다. 저혈당 혼수는 인슐린이나 내복약을 과다 복용 했거나 오용하여 구토 설사 또 발열 식사를 못하거나 빵이 부족한 경우나 심한 운동을 하고 난 후에 혈당치가 갑자기 떨어졌을 때 일어난다.

당뇨병이 있는 임신부는 많은 문제점이 있다. 결혼조차 망설이게 되는 수가 있는데 출산의 문제가 있기 때문이다. 하지만 인슐린의 발견 후 당뇨병

환자가 임신출산도 가능해졌다. 옛날 같으면 인슐린 치료가 보급되기 전이라 임신해도 유산이나 조산이 많았고 출산 전에 태아가 죽어버리는 경우도 많았다. 모체의 임신 때문에 당뇨병이 악화되어 당뇨병성 혼수에 빠져 사망하는 경우도 있다.

당뇨병에는 희귀요법으로 관리되는 소위 인슐린 비의존형 당뇨병과 인슐린 요법이 필요한 인슐린 의존형 당뇨병이 있는데 임신과 출산에 직접관련이 되는 당뇨병은 인슐린 의존형 당뇨병인 것이다. 그러기 때문에 당뇨병은 유전을 기반으로 일어나는 병으로, 갈증을 느끼는 요인으로서 정신적 스트레스, 비만, 간감염, 수술, 호르몬분비의 이상, 임신 등이 되는 것이다.

임신이 아닐 때에 비교해서 많은 변화를 느낀다. 가장 많은 변화는 태반이 완성된다는 점이다. 태반은 인슐린의 작용을 약화시키는 호르몬이 만들어지는가 하면 인슐린을 파괴하는 물질도 들어있기 때문이다. 임신이 진행되면 태반이 커지게 되고 인슐린이 상관하는 작용이 그만큼 많아지게 되는 것이다.

■ 어린아이의 당뇨병인 경우

당뇨병을 성인병으로서만 인식하고 있는 경향이 있어 어린아이의 당뇨병에 대해서는 거의 무시되는 것이 현실이다. 그렇지만 어린아이의 당뇨병은 청년기나 노년기에 나타나는 당뇨병과는 다른 증상을 나타내기 때문에 더욱 캄캄해지는 것이다. 물론 어린아이의 당뇨병은 전체 당뇨병 환자에서 차지하는 비율은 적다. 그러나 성인병과 마찬가지로 어린아이의 당뇨병이 지금 점차 늘고 있음에 주목할 필요가 있다. 머지않아 우리나라에서도 많은 당뇨병이 어린아이의 당뇨병이 생긴다고 할 수 있다.

당뇨병을 발생연령별로 구분하고 있는 국제보건기구에 정리에 따르면 어린아이의 당뇨병이란 15세 미만에서 발생하는 당뇨병이다. 소아 당뇨병이라 해도 그 병명에 있어서는 인슐린이 필요한 비교적 야윈 어린아이의 인슐린 의존형 당뇨병이 있고, 비교적 경중으로서 비만성이 있는 인슐린비의존형 당뇨병이 있다. 소아 당뇨병은 대부분 인슐린 의존형이다.

어린이 당뇨병의 다른 특징은 치료상 인슐린이 없어서는 안 되는 존재라는 점이다. 인슐린 의존형이 태반인 소아당뇨병은 췌장의 인슐린 합성분해 과정에서 장애가 있는 것이기 때문에 인슐린 보급은 필수적이라고 할 수 있다. 인슐린과 아울러 성장기에 있으므로 충분한 영양을 보급해야 한다. 그러나 체중이 너무 불어나도 문제가 되기 때문에 보호자는 신장, 체중을 체크하면서 치료하는 것이 좋다.

어린이 당뇨병이 큰병인 것만은 틀림없지만 안정만을 요하는 다른 병과는 다르다. 운동을 통해서 당뇨병을 극복하는 것이 좋다. 당뇨병이 의심스러우면 소변검사를 하게 되는데 옛날 같았으면 반드시 병원에 가서 검사를 받아야 했지만 요즘에는 가까운 곳에서 간단하게 자기 자신이 알 수 있는 시험지를 살 수 있다. 시험지를 소변을 담은 컵에 잠깐 담갔다가 1분정도 지나 꺼냈을 때 시험지 끝에 짙은 색깔이 나타날수록 양성반응임을 알 수 있다.

우선 시험지 값이 싸고 사용이 간편해서 스스로 알 수 있다. 소변검사는 식후에 하는 것이 바람직하다. 되도록이면 당질이 풍부한 식사를 한 뒤에 검사하는 것이 좋다. 당뇨병이 가벼운 정도라면 공복시 혈당은 정상인의 혈당과 거의 차이가 없기 때문에 공복시에는 소변에서 당이 안 나오는 예가 많다.

저혈당증이 올 수 있는데 저혈당은 혈당이 최소치보다도 더 떨어져 있을 때를 말한다. 요사이는 좋은 약이 많이 있기 때문에 이 약을 과하게 먹었을 경우 저혈당증으로 나타날 수 있다. 정상인의 최저혈당 기준치는 70mg이다. 저혈당은 증상이 있고 없고 관계없이 20치보다 상당히 낮은 경우로 되어 있다. 실제로 저혈당의 증세가 일으키는 혈당치는 60세 미만에서는

40mg, 60세 이상에서는 50 이하일 경우에 나타나게 되는데 대체로 50mg 이하라면 연령과 관계없이 저혈당증에 속한다. 성인에 있어 저혈당의 증상은 여러 가지로 다양하게 나타날 수 있으나 대체로 포도당을 투여하면 금방 낮게 된다.

저혈당증을 원인별로 분류하면 공복시에 나타나는 저혈당, 간질환, 신장질환 등의 반응성저혈당, 식후 저혈당증, 인위적인 저혈당증, 인슐린 혈당강화제의 과다투여로 나타나게 되는 수가 있다.

저혈당은 식은땀이 67%, 허약함이 45%, 떨림이 38%, 어지럼증이 34%, 공복감이 28% 순으로 나타난다. 이와 같은 결과를 고려하여 신중을 기해야 한다. 공복시 저혈당증은 간장이나 신장질환 등이 있을 때 나타나는 것으로, 우리나라에서 볼 수 있는 바이러스성 간염이나 간경화나 같은 간질환 환자에게 매우 빠른 속도로 간조직 파괴가 일어나게 되고 심각한 저혈당이 일어나게 된다.

이들 환자에서 특징적으로 식후 정상치보다 혈당이 높게 나타나는 경우가 있다. 이는 식사 후 장에서 흡수된 포도당이 간으로 이동되어 글리코겐으로 저장되는 과정이 원활하게 이루어지지 않기 때문에 일시적으로 고혈당 상태가 되는 것이다. 그러나 식후 4~5시간이 지나게 되면 오히려 저혈당이 생기는데 간조직의 심한 파괴로 인한 것이다.

식후 저혈당은 저혈당을 일으키는 다른 질병과는 달리 주로 식후 4시간 내에 발생하는 것으로서 위장관수술 내분비질환 등으로 나타난다. 흔히 위장관수술 후에 잘 나타나는데, 수술로 인해 위장관의 배출시간이 짧아져서 섭취한 음식물이 빠르게 흡수되며 식후에 인슐린 분비가 비정상적으로 높아져서 저혈당을 일으키는 것으로 알려져 있다. 따라서 저혈당은 가벼운 증상을 일으키는 정도이지만 매우 심할 경우 1시간 30분에서 3시간 동안 혼수상태에 빠질 수도 있다.

내분비질환으로서 저혈당을 일으키는 질병으로 당뇨병을 대표적으로 들

수 있는데 당 대사의 이상으로 인슐린 분비가 지연되어 나타나기 때문에 인슐린의 최고 분비가 식후 2~3시간 사이에 일어나게 되고 이로 인해 식후 3~6시간 사이에 저혈당이 일어나게 되는 것이다. 또 약물로 인해 저혈당이 생길 수 있는데 당뇨병환자에게 흔히 사용되는 인슐린이나 경구용 혈당 강화제로 말미암아 저혈당이 일어난다.

인슐린은 당뇨병환자에서 저혈당을 요구하는 가장 흔한 원인으로 알려져 있다. 당뇨병환자들이 흔히 사용하고 있는 경구용 혈당 강화제는 저혈당을 일으키게 되는데 흔히 사용하고 있는 슬포릴요소제는 췌장내에 베타 세포를 자극해서 인슐린 분비를 촉진시키는 작용을 하게 된다. 따라서 이 약제를 복용할 경우 인슐린 분비가 촉진되어 저혈당을 일으키게 된다. 이 밖에 저혈당을 일으키는 약제들로는 살리실신제제, 카미네, 베타수용제, 차단제, 페액시릴 등이 있다.

앞에서 말한바와 같이 당뇨병은 혈관질병이라고 할 수 있다. 그래서 이 괄사요법은 혈관의 내벽에 붙어있는 찌꺼기들을 파괴하고 또 혈액순환을 원활하게 해주기 때문에 자연히 혈액 속에 있는 지방질이 파괴되고 또 분해되어 없앰으로 인해서 혈류를 잘 촉진하게 된다. 이 혈류가 잘됨으로 인해 당을 운반하게 되어 각 조직의 기능을 회복시키는 영양분을 충분히 공급해주기 때문에 당뇨병이 낫게 된다.

괄사요법으로 당뇨병을 고친다고 하면 과장되게 들릴 수 있다. 하지만 독자 여러분들이 하루 20분 정도만 시간을 내서 열심히 괄사요법을 해본다면 좋은 결과가 있을 것이라고 생각한다.

제2부 증상에 따른 치료법

01 소화기 질환

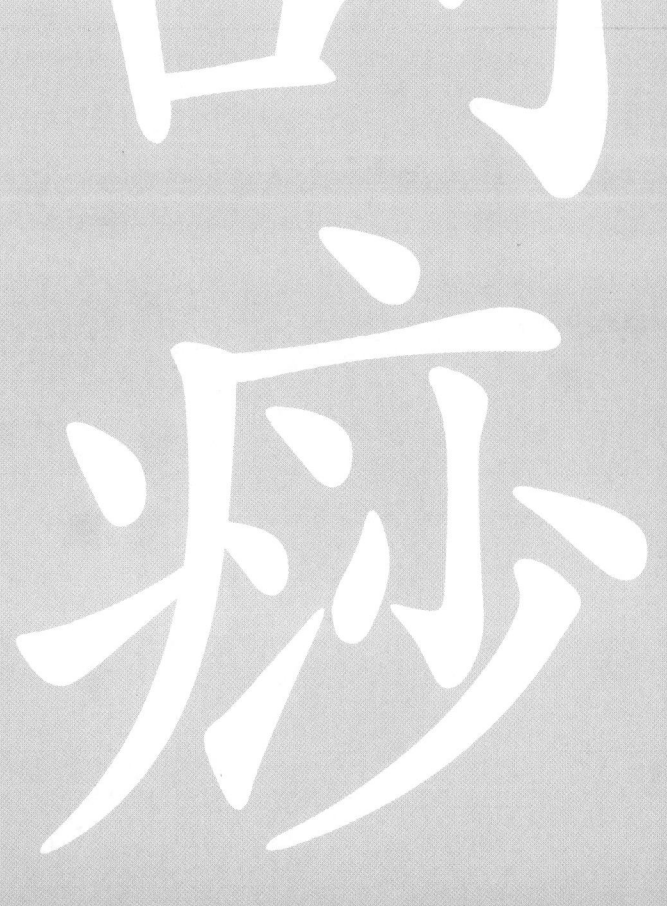

1. 괴혈병

비타민C 결핍 시에 발생한다. 비복근에 당기는 듯한 통증이 일어난다. 특히 하지 피부에 모포가 튀어나오면서 발색이 되고 건조해지며 혀에 태가 발생한다. 치근에 종창이 생기고 출혈이 발생하기도 하며 치아 뿌리 점막에 암흑색의 퇴폐물이 둘러싸여 악취가 난다. 그대로 방치하면 심한 빈혈이 야기된다.

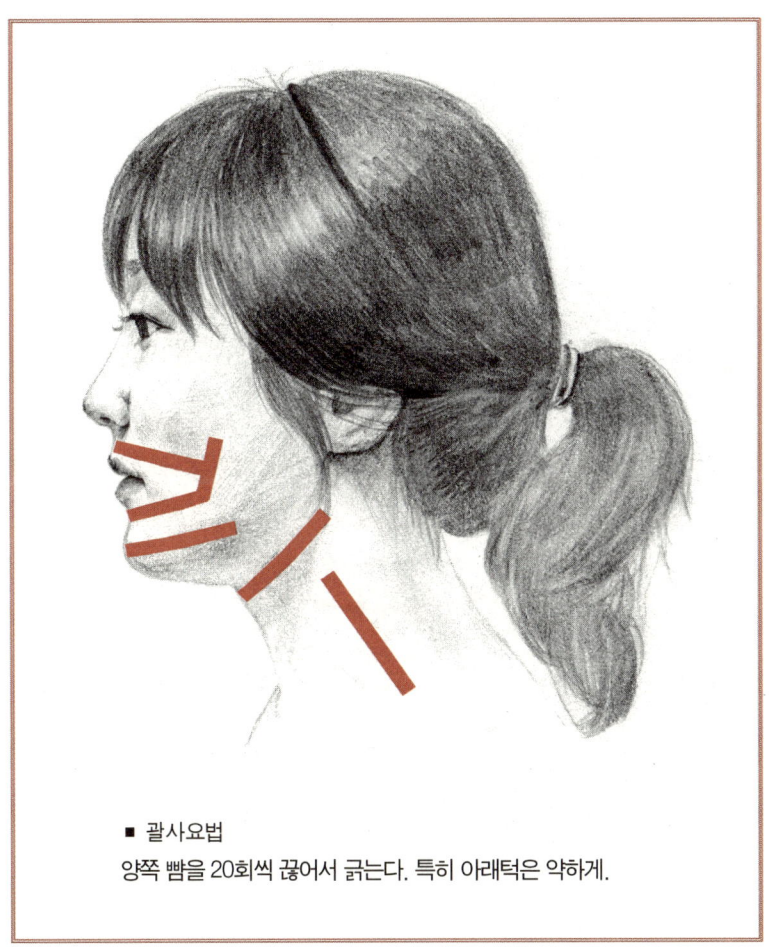

- 괄사요법

양쪽 뺨을 20회씩 끊어서 긁는다. 특히 아래턱은 약하게.

2. 구강염

대개 구강염은 기계적 자극(부적당한 의치, 치아), 온열적 자극(뜨거운 음식물), 화학적 자극(산알칼리성 음식이나 과도한 음주), 입 안의 불결 등으로 인해 발생한다. 혀에 두꺼운 태가 끼는 경우가 있으며 자각 증상은 병의 정도에 따라 그 통증이 극심하기도 하다.

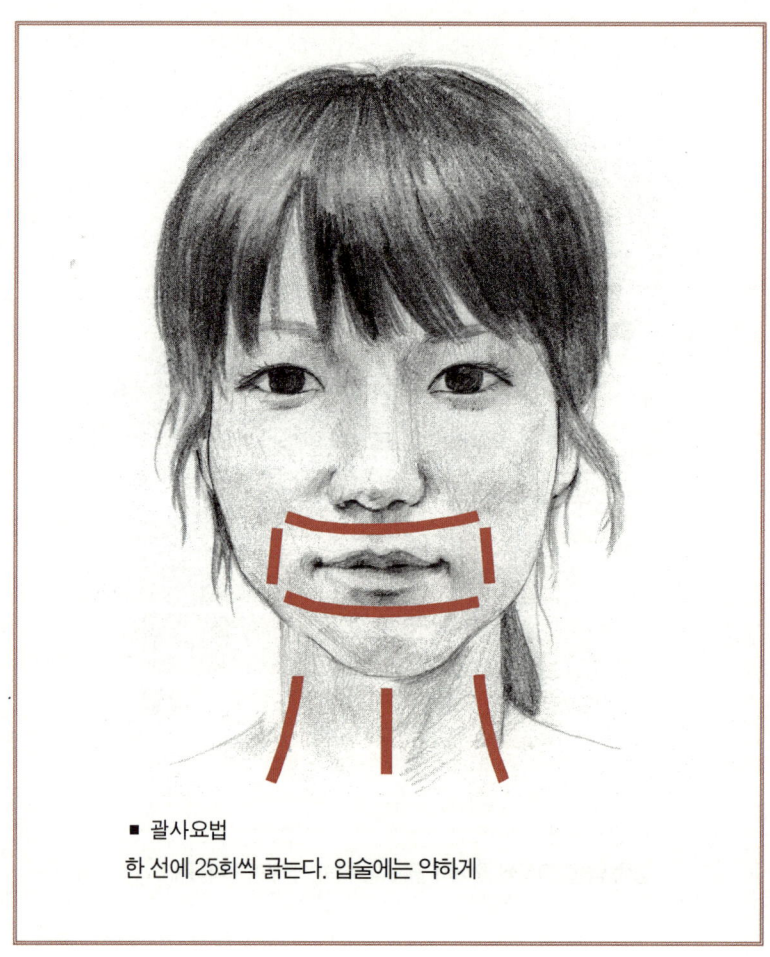

■ 괄사요법
한 선에 25회씩 긁는다. 입술에는 약하게

3. 치통

치아가 그 주위 조직에 발생하는 삼차 신경통 영역의 통증이다. 충치, 치루염, 치근막염, 농누증, 삼차 신경통, 감기 등으로 인해 발생한다. 충치에 의한 것은 초기에 별로 아프지 않지만 진행되면 단 것이나 찬 것을 먹으면 악화되고 극심한 동통이 생긴다.

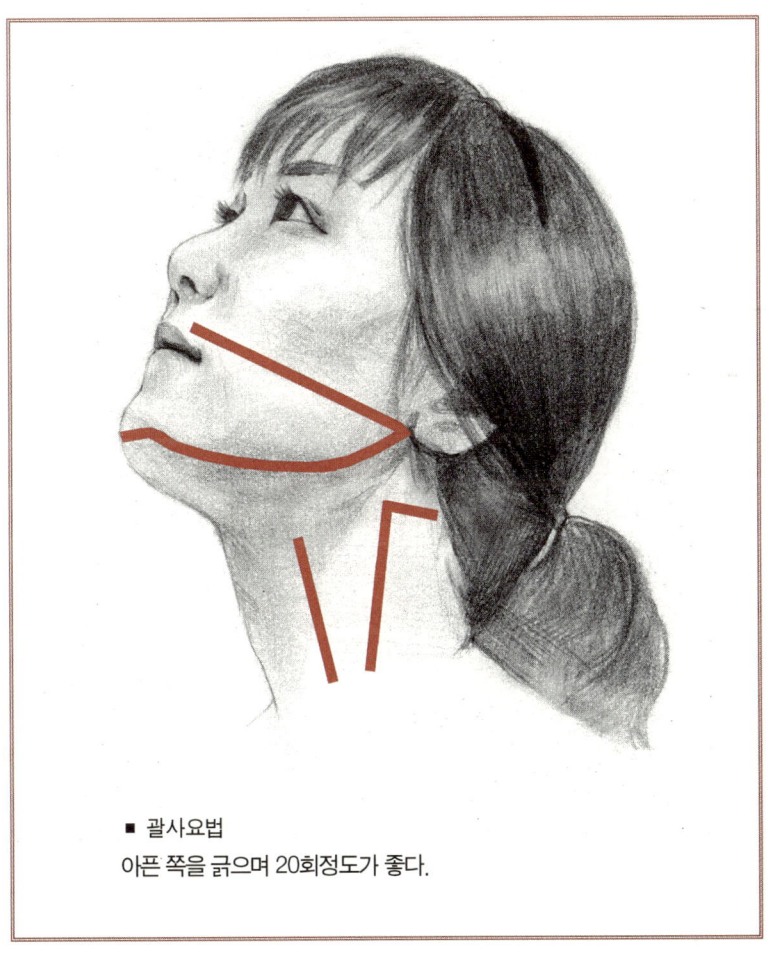

■ 괄사요법
아픈 쪽을 긁으며 20회정도가 좋다.

4. 식도염

식도 점막에 종창 및 분비 증가증이 나타나고 이로 인해서 발생한다. 이때는 식도를 지배하는 모든 신경과 근육을 진정시켜야 하는데 괄사요법이 좋은 효과를 낸다.

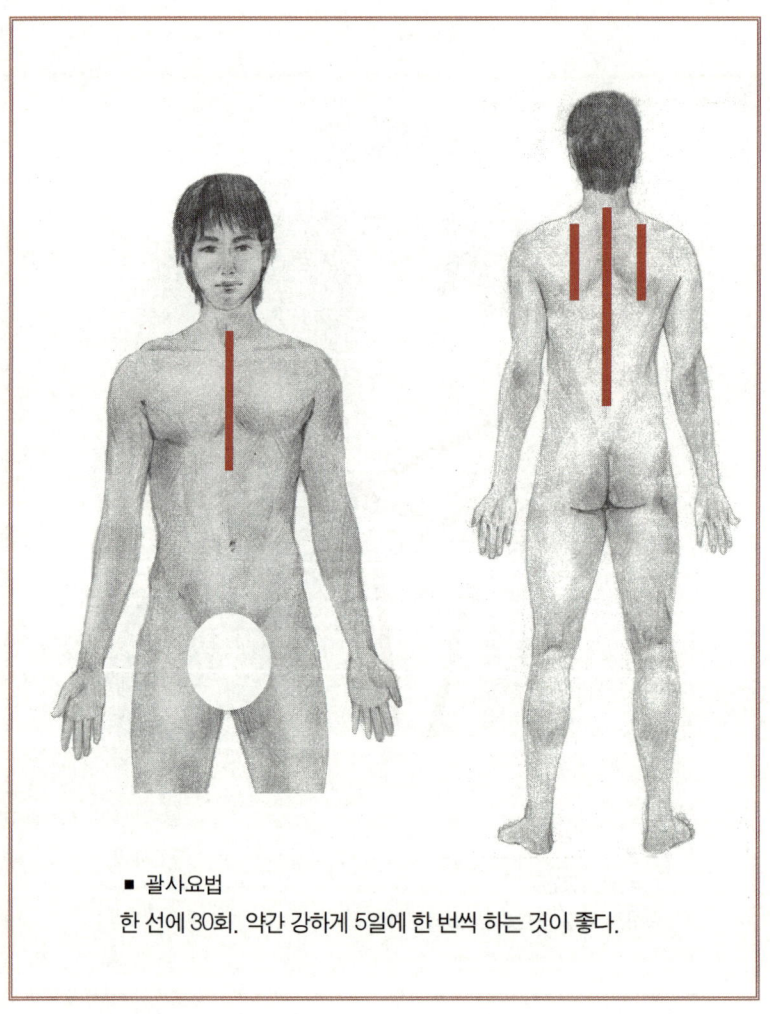

■ 괄사요법
한 선에 30회. 약간 강하게 5일에 한 번씩 하는 것이 좋다.

5. 식도 경련

심한 경련 때문에 음식을 넘기기가 곤란하다. 종종 노이로제 증상이 나타나는 수도 있다.

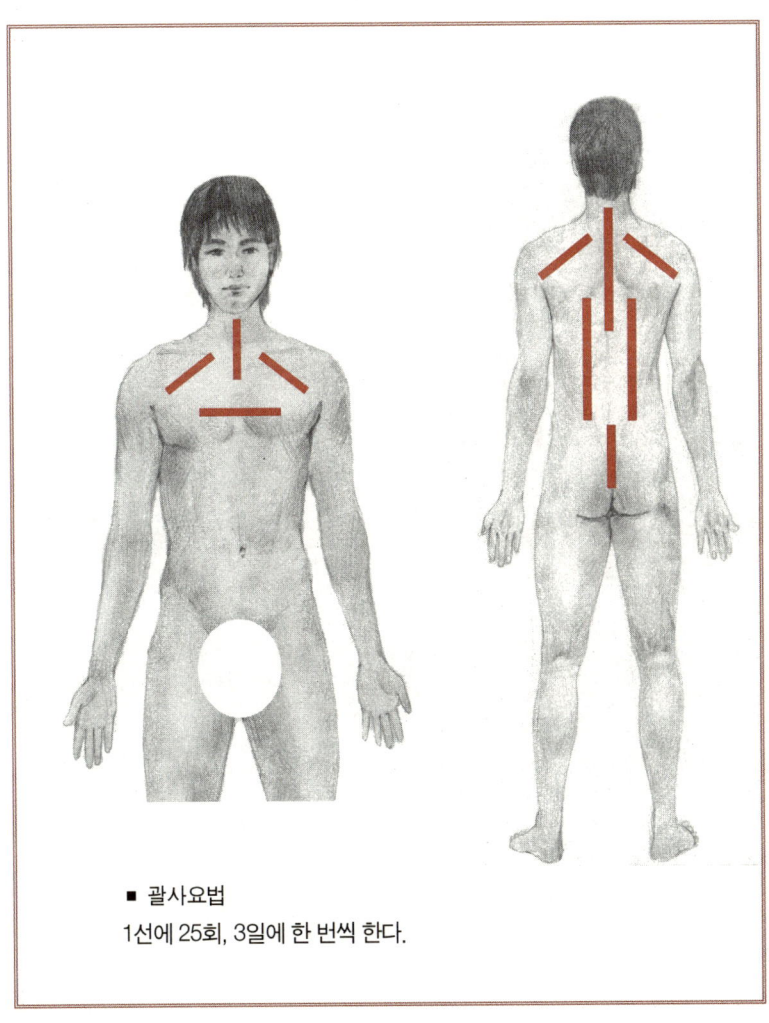

■ 괄사요법
1선에 25회, 3일에 한 번씩 한다.

6. 식도 마비

마비로 인해 음식물을 넘기기가 곤란하고 음식물을 넘길 때에 내려가면서 소리를 낸다.

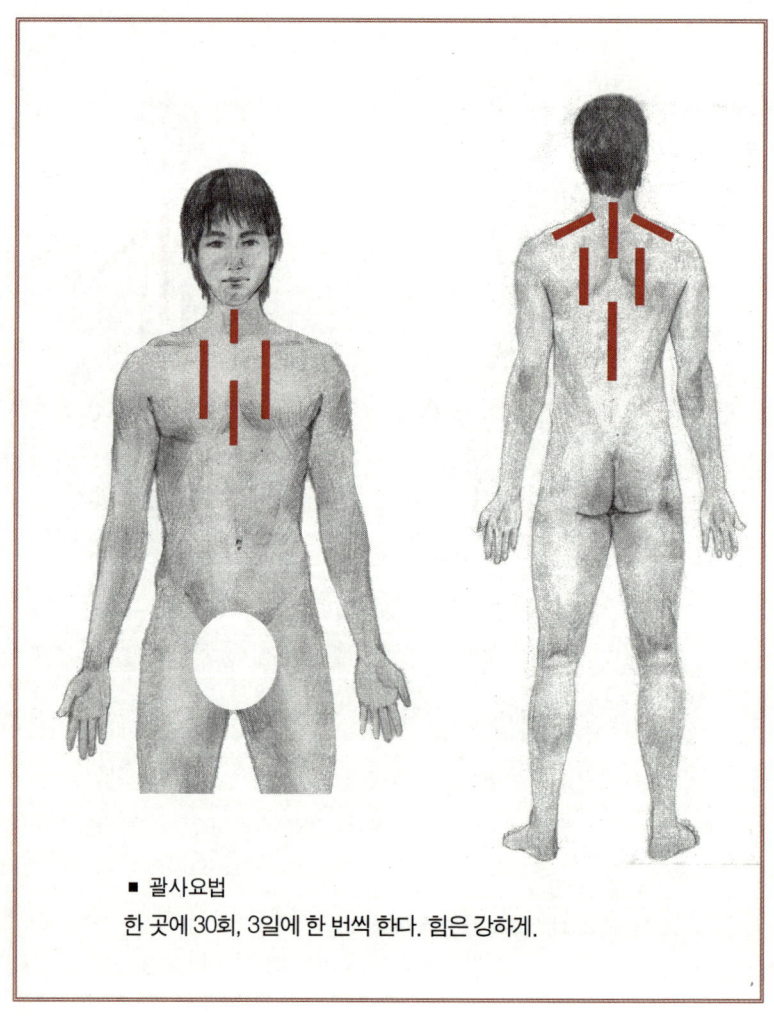

■ 괄사요법
한 곳에 30회, 3일에 한 번씩 한다. 힘은 강하게.

7. 식도 협착증

식도의 반흔성이거나 압박성 및 폐색성 협착 등이 있고, 선천성 식도염으로도 발생하는 수가 있으므로 괄사요법이 매우 신기한 효과를 거둘 수 있다.

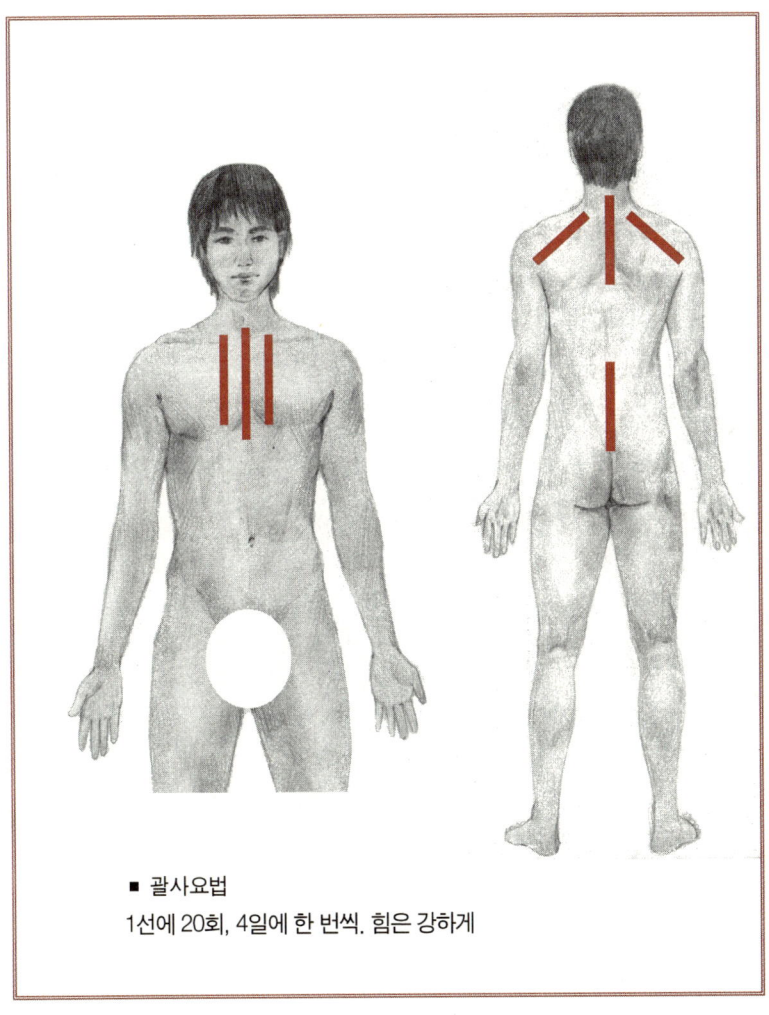

■ 괄사요법
1선에 20회, 4일에 한 번씩. 힘은 강하게

8. 급성 위염

불규칙하게 음식을 먹는 습관, 폭식, 폭음, 부패된 음식물 섭취, 뜨겁거나 찬 음식물의 섭취, 식사 시간의 불규칙 등으로 인해 발생한다. 밥맛이 떨어지고 구역질과 가슴앓이, 구토가 일어나고 위장의 팽만감이 심해지며 간혹 극심한 동통을 호소하며 음식물을 토하거나 점액, 혈액, 담즙 등이 섞여 나오기 때문에 심한 냄새가 난다.

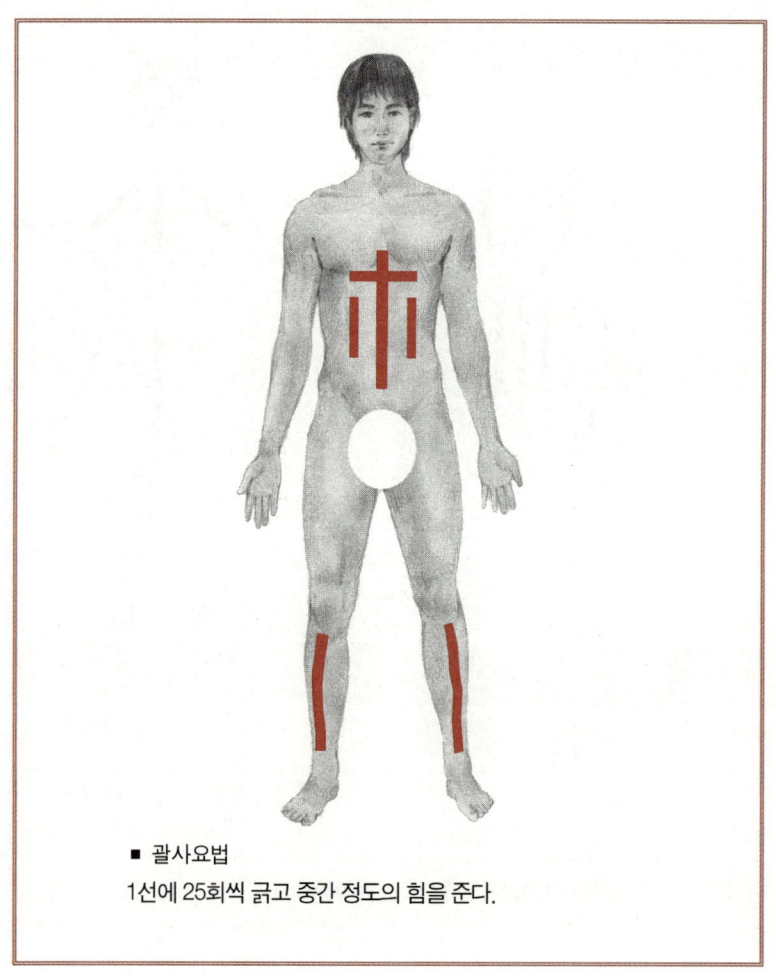

■ 괄사요법
1선에 25회씩 굵고 중간 정도의 힘을 준다.

9. 만성 위염

불량한 불소화성 음식물, 자극적인 음식물, 치아의 불량, 운동 부족, 위궤양 등으로 인하여 발생하며 전신 과로, 자율신경의 긴장, 초조, 불안 등으로 인해 나타나며, 급성 위염을 방치하면 이 병을 얻게 된다.

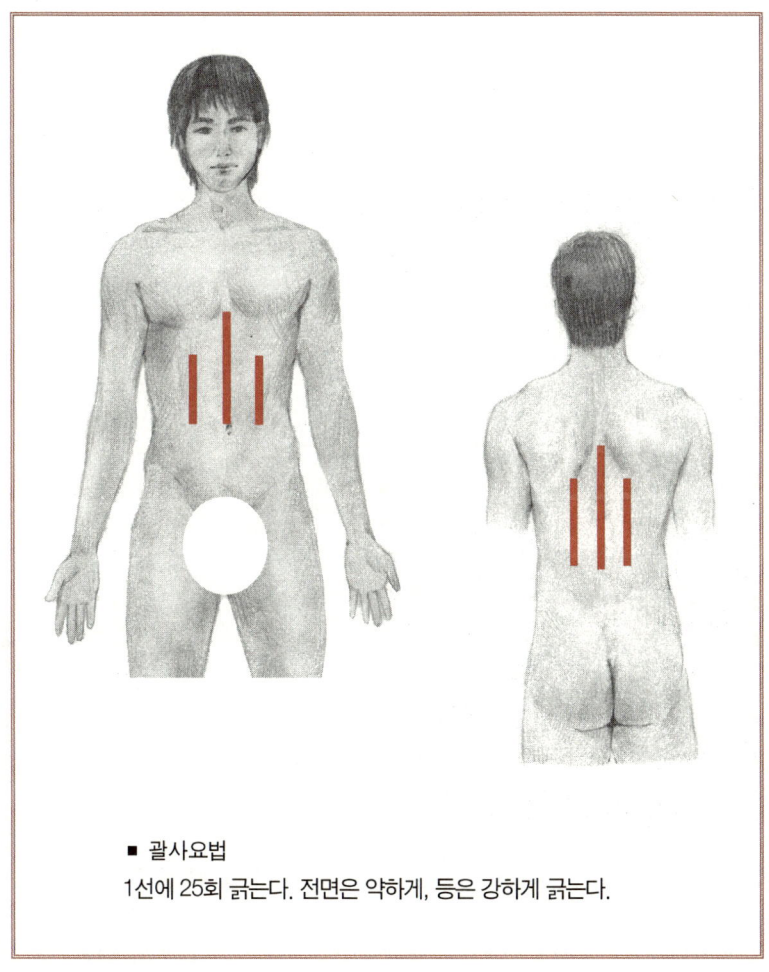

■ 괄사요법
1선에 25회 긁는다. 전면은 약하게, 등은 강하게 긁는다.

10. 위궤양

　위약설, 위염설, 혈관설, 자율 신경 실조설, 스트레스설 등 여러 가지가 있다. 어느 설이나 위약 내의 염산과 펩신이 궤양 발생에 직접적인 원인이 된다. 요컨대 소화성 궤양 발생은 위약의 단백 소화 작용과 이에 대하는 점막 활력 방어 인자 간 힘의 균형이 상실 될 때 나타나는 것으로 사춘기 이후 남성에게 많이 나타나며 특히 3, 40대에 많이 나타난다. 아무런 증상이 나타나지 않고 잠복해 있다가 복강 개방 시에 우연히 발견되는 수도 있다. 위통은 상복부에 국한되고 음식물 섭취와 시간적인 관계를 가지는 것이 특징이다.

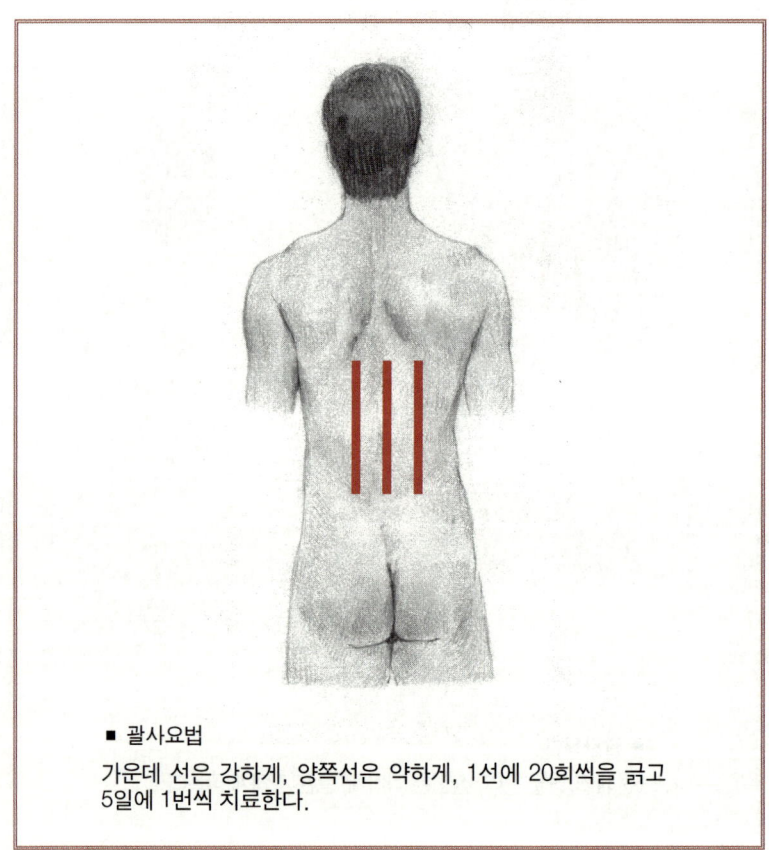

■ 괄사요법
가운데 선은 강하게, 양쪽선은 약하게, 1선에 20회씩을 긁고 5일에 1번씩 치료한다.

11. 위하수

복벽의 이완이나 복강 내 장기 전이를 촉진시키는 동기(임신, 출산, 복수)가 원인이다. 위장의 팽만이나 신경성으로 인하며, 변비, 위장의 압중, 팽만감, 식욕부진, 공포, 트림, 가슴앓이 등의 증상을 느낄 수 있다. 또한 두통, 불면, 정신침울, 기억력 감퇴, 정신쇠약, 권태감 등도 나타난다.

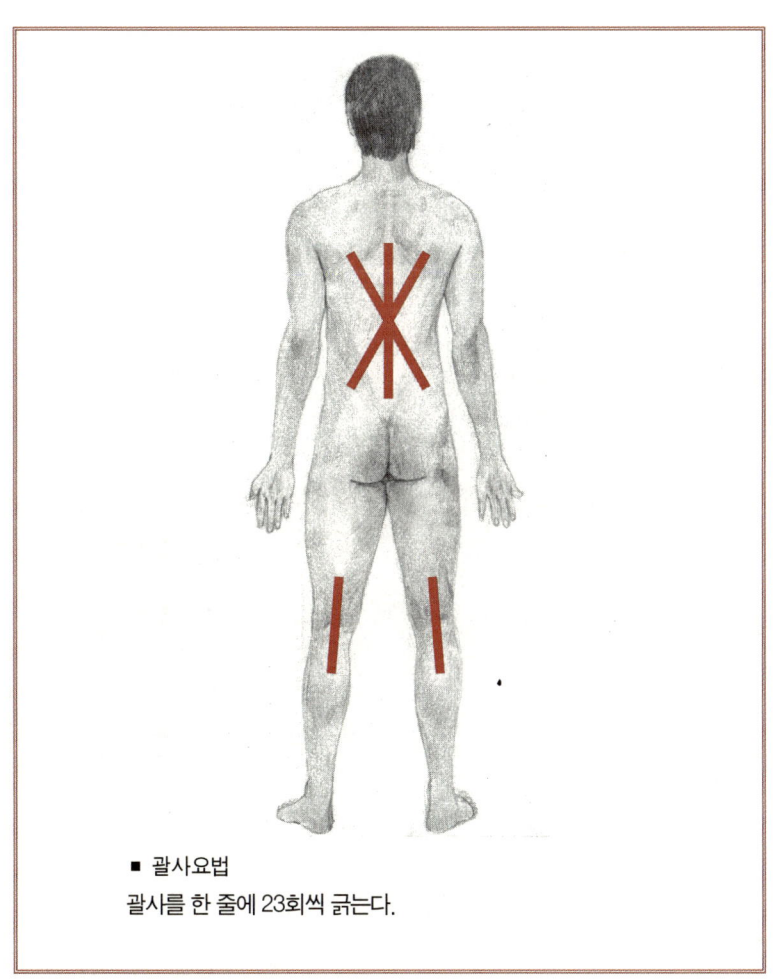

■ 괄사요법
괄사를 한 줄에 23회씩 긁는다.

12. 위아토니(위근 쇠약증)

위 근육의 긴장이 약해진 상태로서 위 운동도 따라서 약해지는 것을 말한다. 위부에 팽만감이 있고 식욕에는 이상이 없지만, 섭취 후에는 팽만감과 불쾌감, 두려움 등이 나타난다. 음식물을 적게 섭취하여 체중이 줄어든다. 항상 트림과 구역질을 호소하고 변비를 야기시킨다. 위의 배출력이 떨어져서 오랫동안 위 내에 음식물이 머무르게 된다.

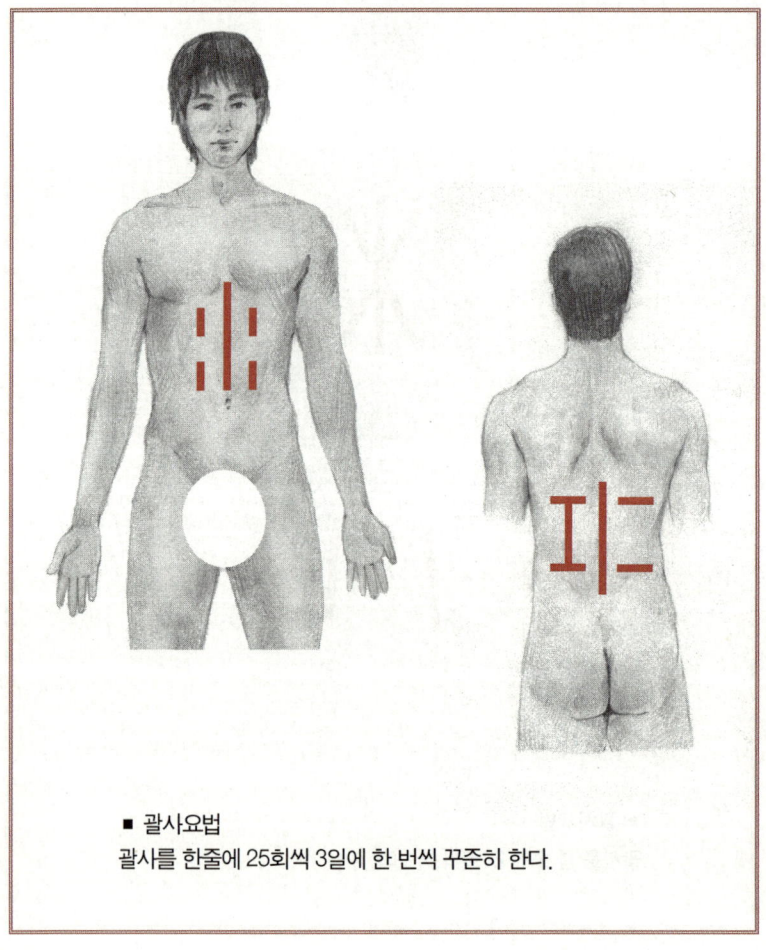

■ 괄사요법
괄사를 한줄에 25회씩 3일에 한 번씩 꾸준히 한다.

13. 위 확장

위장에서 소화한 음식물을 소장으로 배출하는 힘이 불안해지고 이어서 소화된 음식물이 정체되어 위가 지속적으로 확장되는 것이다. 식욕이 떨어지며 식후에 위장의 팽만감, 가슴앓이, 위통, 트림, 구토 등의 증상이 나타나고 토할 경우에 3~4일 전에 먹은 것까지 섞여 나온다.

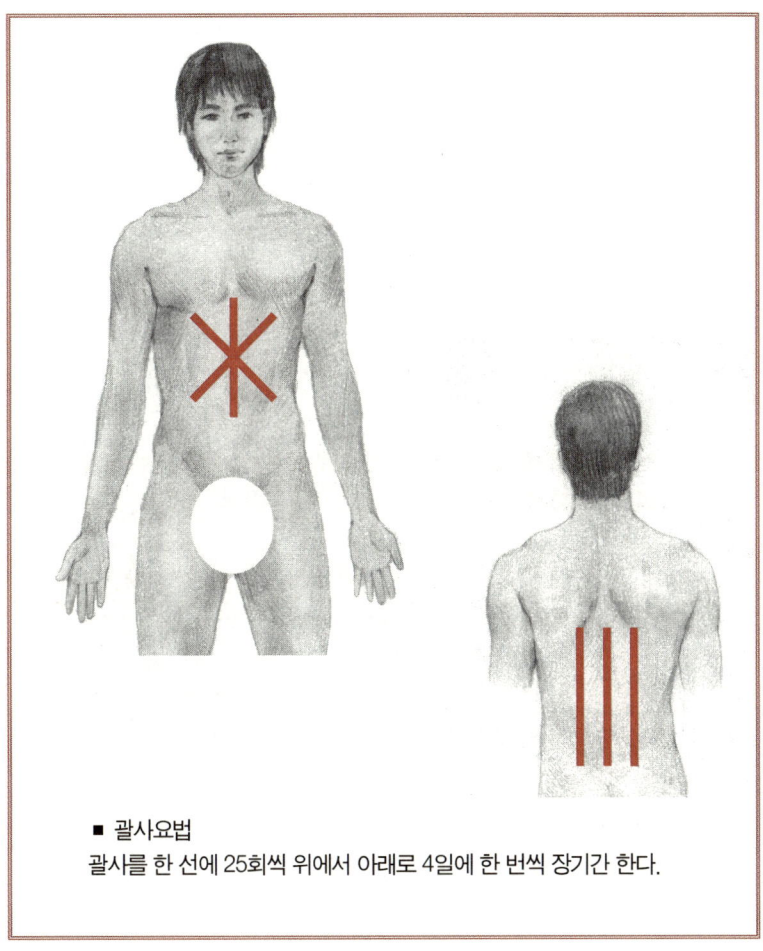

■ 괄사요법
괄사를 한 선에 25회씩 위에서 아래로 4일에 한 번씩 장기간 한다.

14. 신경성 위장병

위벽에 아무런 병적인 변화가 없는데도 불구하고 기능에만 장애를 일으키는 위장 질환을 말한다. 위통, 공포감, 폭식감, 식욕 부진, 구토, 신경성 트림, 음식물 역류증, 위산 과다 등이 나타나며 신경쇠약과 히스테리 증상이 많이 나타난다. 심신의 과로나 수면 부족 등으로 많이 발생한다. 신경질적인 이들에게 잘 걸린다.

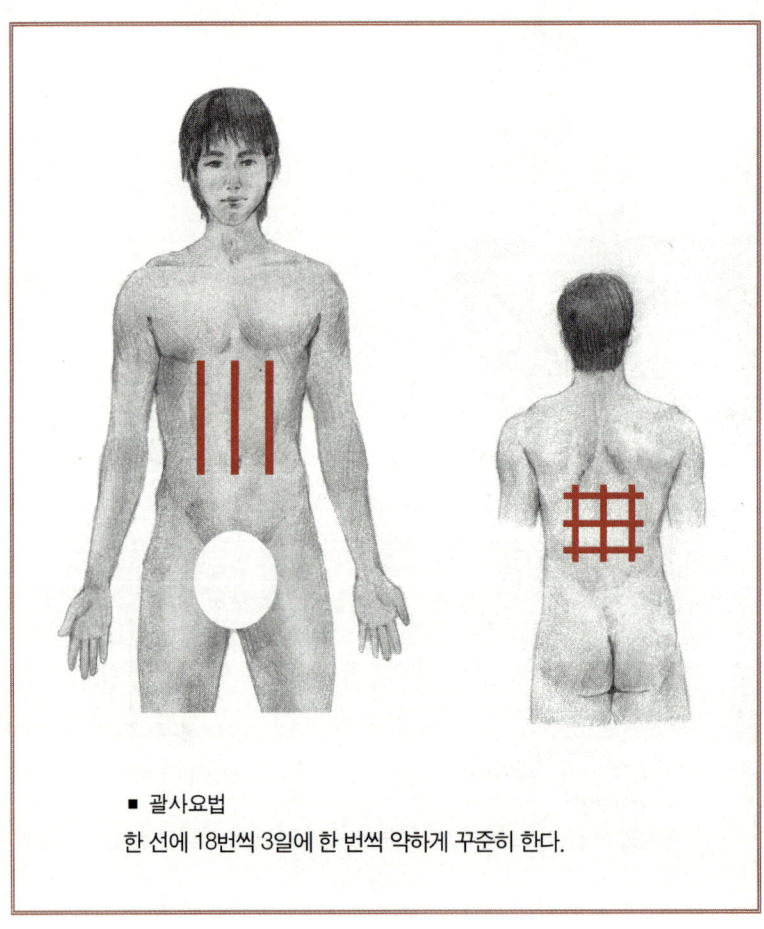

■ 괄사요법
한 선에 18번씩 3일에 한 번씩 약하게 꾸준히 한다.

15. 급성 장염

어린아이에게 잘 걸리며 여름에 많이 발생한다. 전염병이나 화학적 자극, 찬 음식의 다량 섭취, 부패된 음식물 및 기계적 자극, 기생충 등으로 인해 발생하며, 대개 하복부에 중압감을 느끼고 배에서 소리가 나거나 복통 등의 증상이 일어난다. 특히 하루에 5~20회 정도의 설사를 하는데 그 양은 섭취한 음식물 양보다 훨씬 많다. 간혹 쌀뜨물 같기도 하고 심한 악취를 풍긴다. 체온은 39°이상이 되는 경우도 많다.

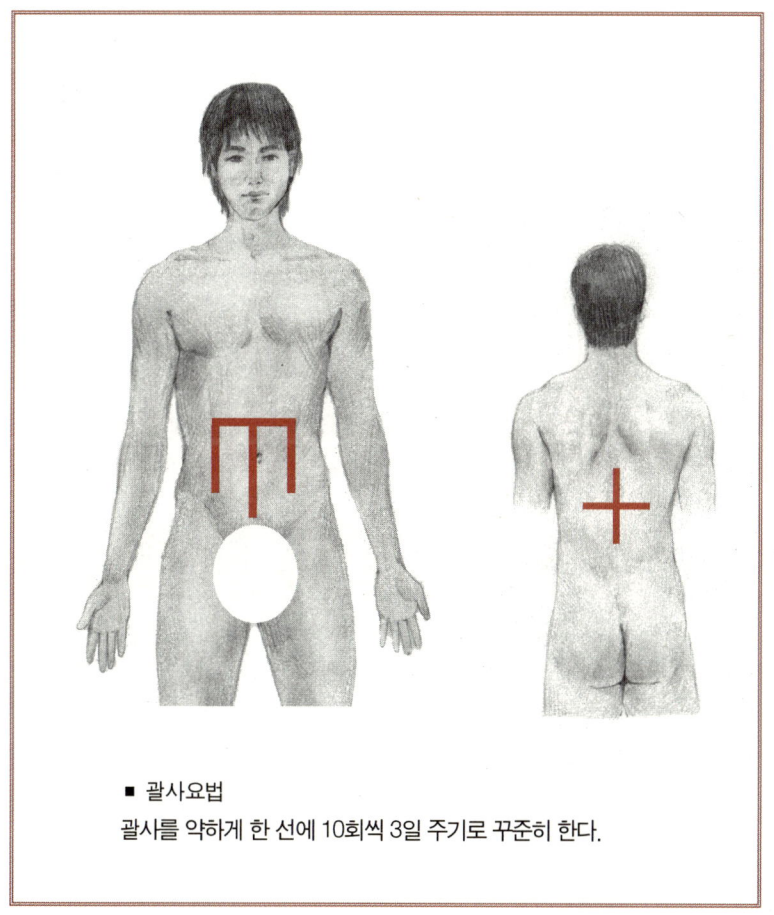

■ 괄사요법
괄사를 약하게 한 선에 10회씩 3일 주기로 꾸준히 한다.

16. 만성 장염

급성 장염의 반복이나 위장 질환, 기생충 및 다른 장기의 질환 등으로 인해 발생한다. 경중에는 별다른 증상이 나타나지 않지만 복부에 불쾌감, 압중, 팽만, 가벼운 동통, 뱃속에서 소리가 나는 증상 등이 나타나고 동통은 주로 배꼽 주위나 하복부에 발생하며 장기간 지속하면 신체의 쇠약과 함께 신경과민, 두통, 불면 등이 나타난다. 설사와 변비가 번갈아 나타나기도 하며 종종 새벽에 설사를 한다. 또한 식후에 바로 동통과 함께 변을 보는 수가 있다.

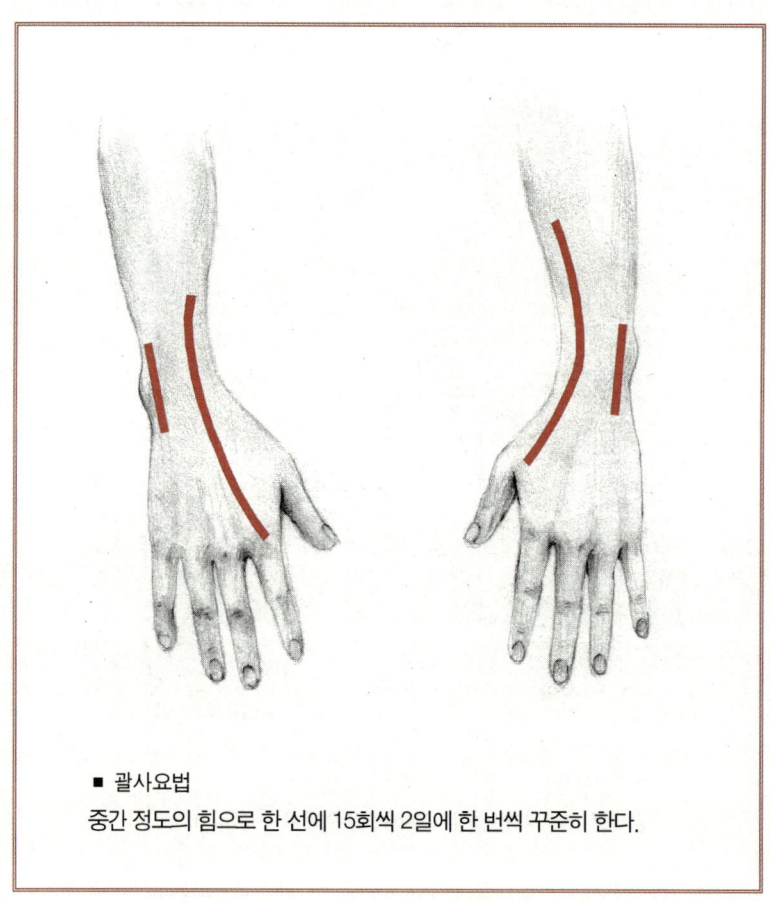

■ 괄사요법
중간 정도의 힘으로 한 선에 15회씩 2일에 한 번씩 꾸준히 한다.

17. 상습성 변비

건강할 때보다 변을 보는 수나 변의 양이 감소되어 불쾌감을 느끼는 병적 상태다. 2~3일 또는 일주일에 1회씩 보더라도 아무런 고통을 느끼지 않으면 변비라고 할 수 없다. 변비는 일시적인 것과 지속적인 것이 있다. 복부에 위화감을 느끼는 정도이고 변이 큰 덩어리가 되어 굵고 수분이 적으며 단단하기 때문에 항문에서 나올 때 출혈이 있을 수도 있다.

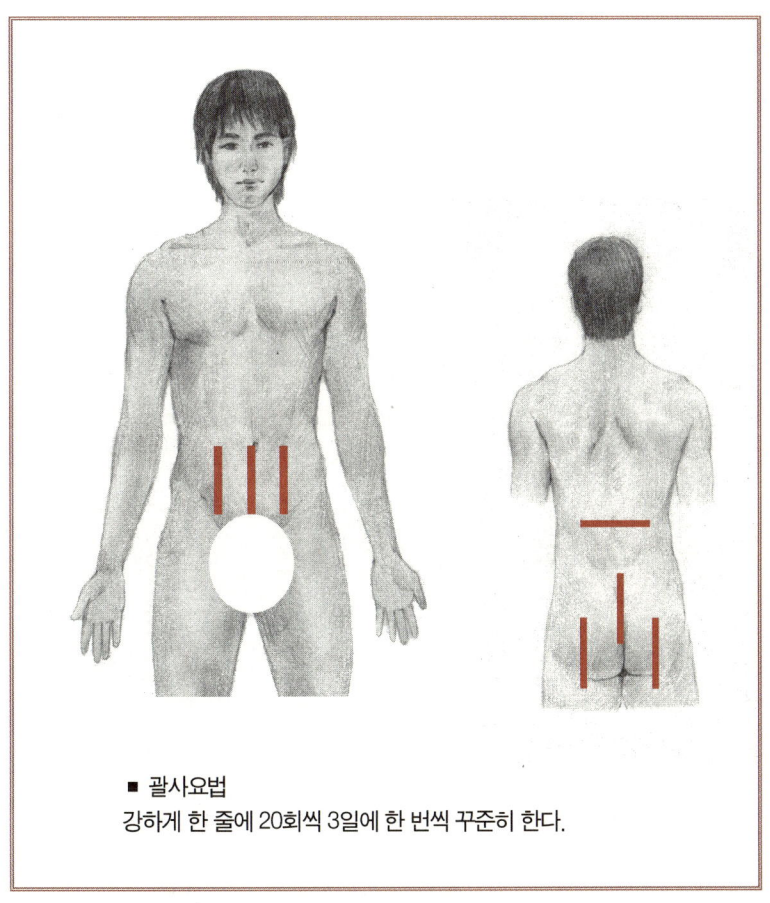

■ 괄사요법
강하게 한 줄에 20회씩 3일에 한 번씩 꾸준히 한다.

18. 설사

액상 또는 액상에 가까운 변을 배설하는 것을 말한다. 따라서 1회 변을 보더라도 액상 또는 액상에 가까우면 설사이고 1일에 수 회 변을 보더라도 대변이 굳어 있으면 설사가 아닌 것이다. 설사 외에 배에서 소리가 나며 복통, 복부 팽만 및 각종 신경성 증상을 호소한다.

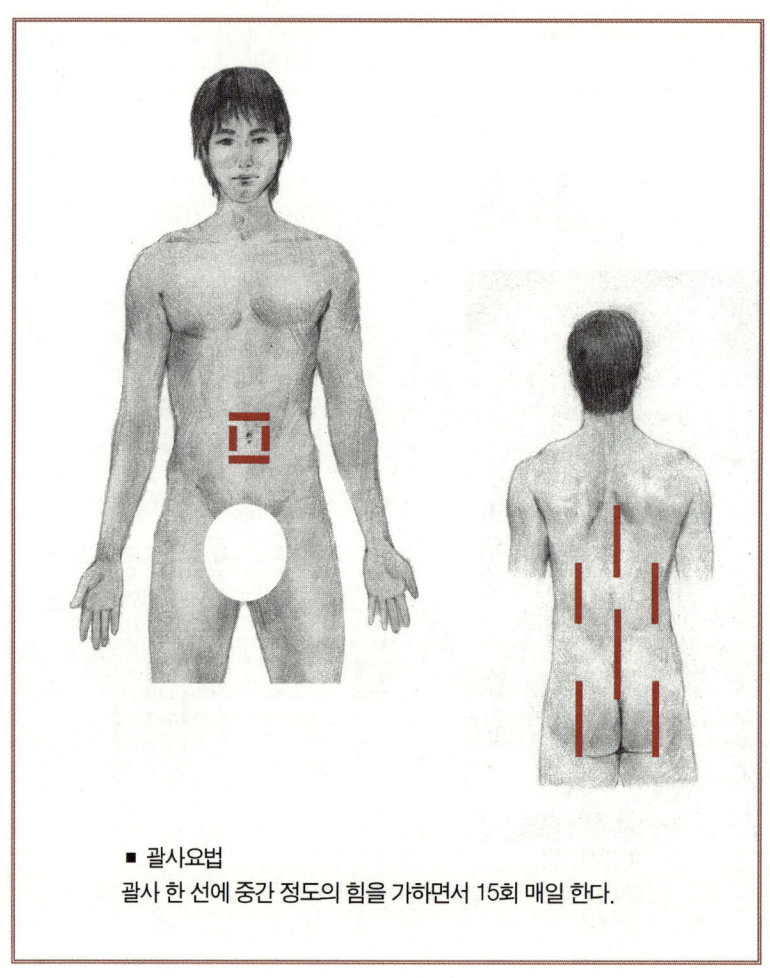

■ 괄사요법
괄사 한 선에 중간 정도의 힘을 가하면서 15회 매일 한다.

19. 신경성 장 질환

노이로제 소지를 가진 사람들에게 많이 나타나는 것으로, 몸에는 아무런 이상이 없는데도 장의 기능에 장애가 생기는 것이다.

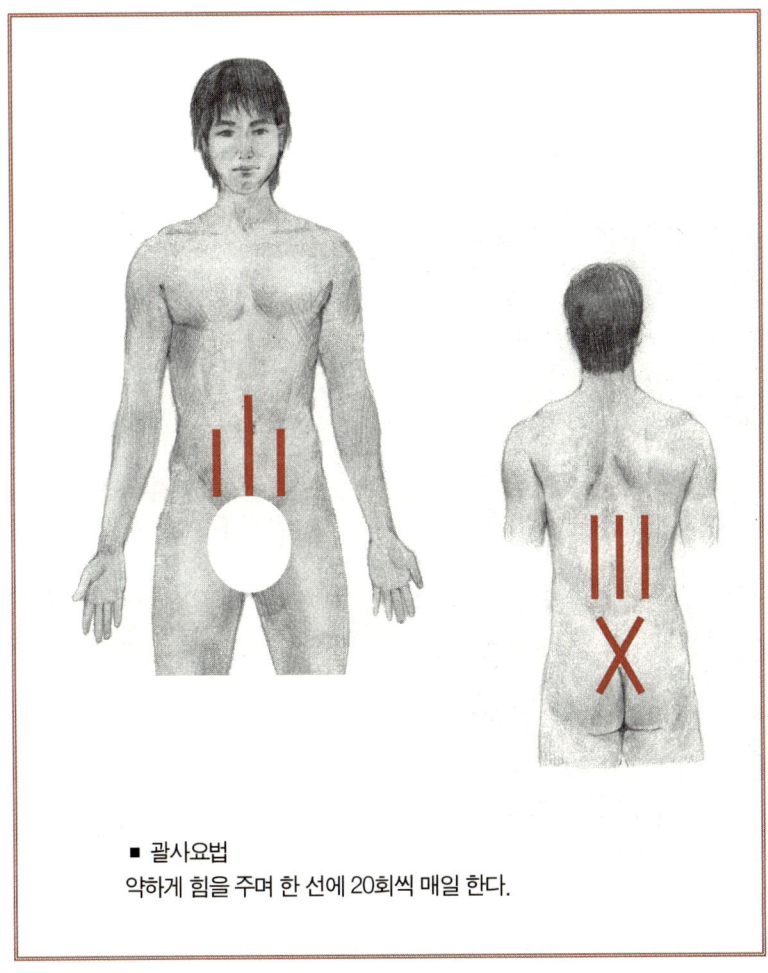

■ 괄사요법
약하게 힘을 주며 한 선에 20회씩 매일 한다.

20. 장 경련

주로 신경질적인 사람에게서 볼 수 있다. 횡행 결장에 많이 일어나며 결장 경련 시에는 복부에 이동성 팽만감이 있고 동통이 발생하며 우측에서 좌측으로 통증이 진행된다. 경련은 수 분 내지 수십 분 만에 사라지는데 다량의 변이나 공기를 배설하면 즉시 가라앉는다. 직장 경련에는 강한 하복통이 일어나고 괄약근의 긴장이 항진되면 변을 배설하지 못하는 수가 많다.

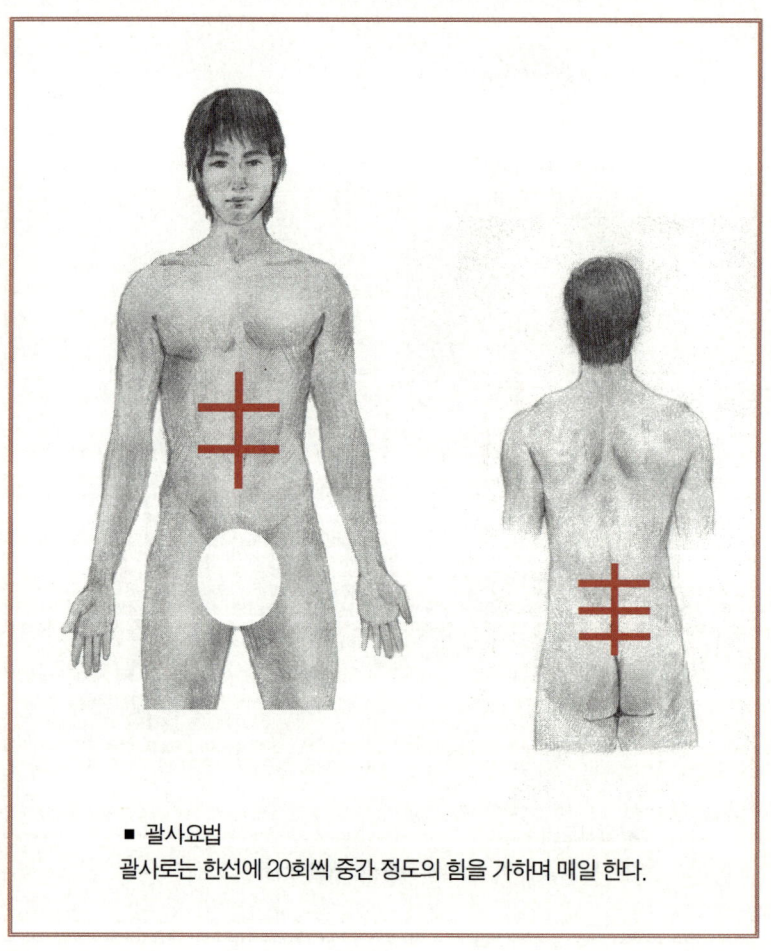

■ 괄사요법
괄사로는 한선에 20회씩 중간 정도의 힘을 가하며 매일 한다.

21. 장 신경통

히스테리와 신경 쇠약 특히 성욕성 신경 쇠약 환자에게서 많이 나타난다. 주로 배꼽 주위에 극심한 동통이 발작적으로 일어나고 환자는 몸을 구부리거나 복부를 강압하여 통증이 가벼워지도록 노력한다. 하지가 냉해지고 식은땀을 흘리며 동통은 트림, 구토에 이어 점차 더해진다. 앞 통증은 주로 요추나 그 좌측에 나타난다.

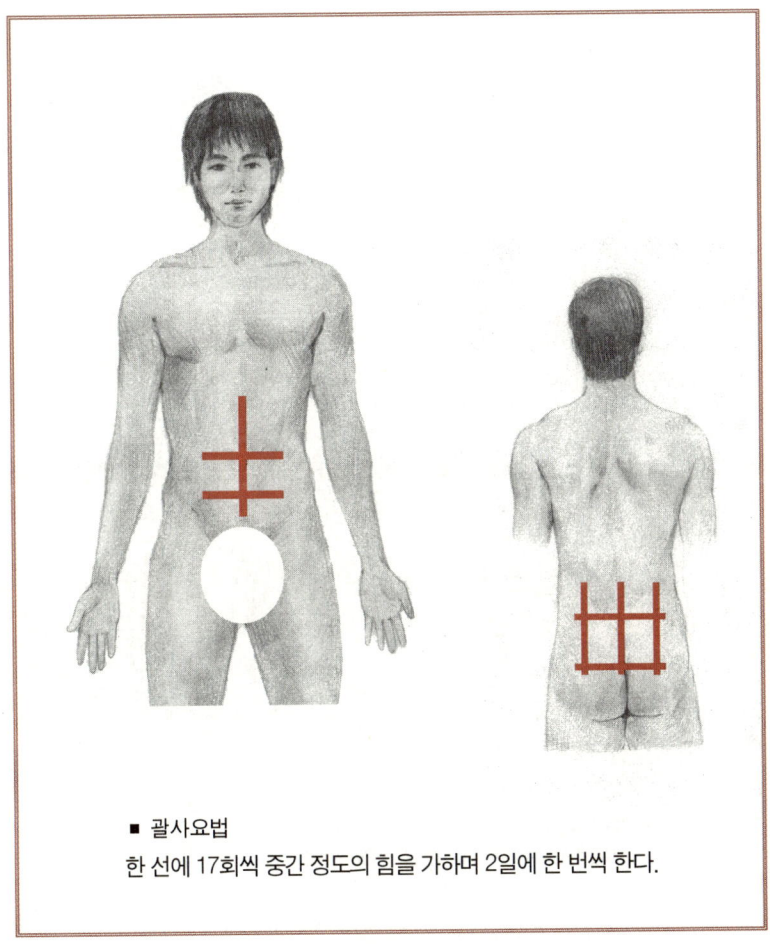

■ 괄사요법
한 선에 17회씩 중간 정도의 힘을 가하며 2일에 한 번씩 한다.

22. 급성 간염

비루성의 간염에 의해서 발생하는 전염성 질환으로서 황달이고, 유행성 간염 A형, 혈청 간염 B형으로 구분한다. 간염에는 괄사요법이 직접적인 치료는 될 수 없으나 자연 요법으로서 생체의 저항력을 강하게 만들어준다.

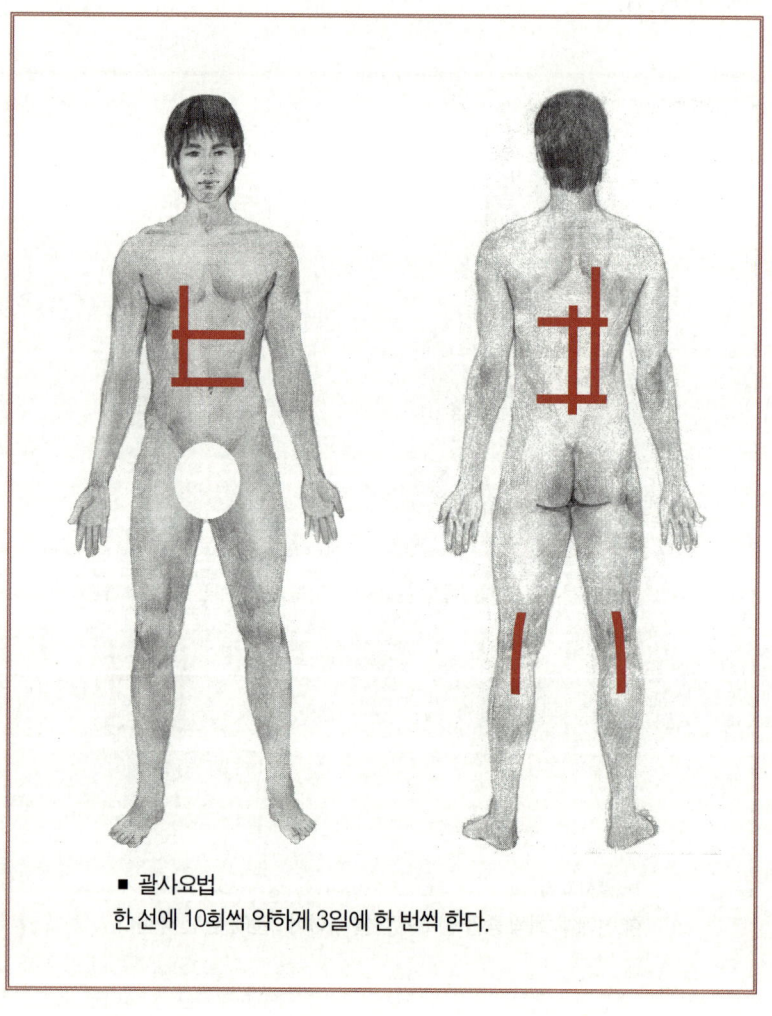

■ 괄사요법
한 선에 10회씩 약하게 3일에 한 번씩 한다.

23. 유행성 간염

주로 환자의 배설물에 의해 오염된 음식물이나 음료수를 통해 감염된다. 가을에서 겨울에 많이 발생하며 청년들이 잘 걸린다. 잠복기는 15~40일이다.

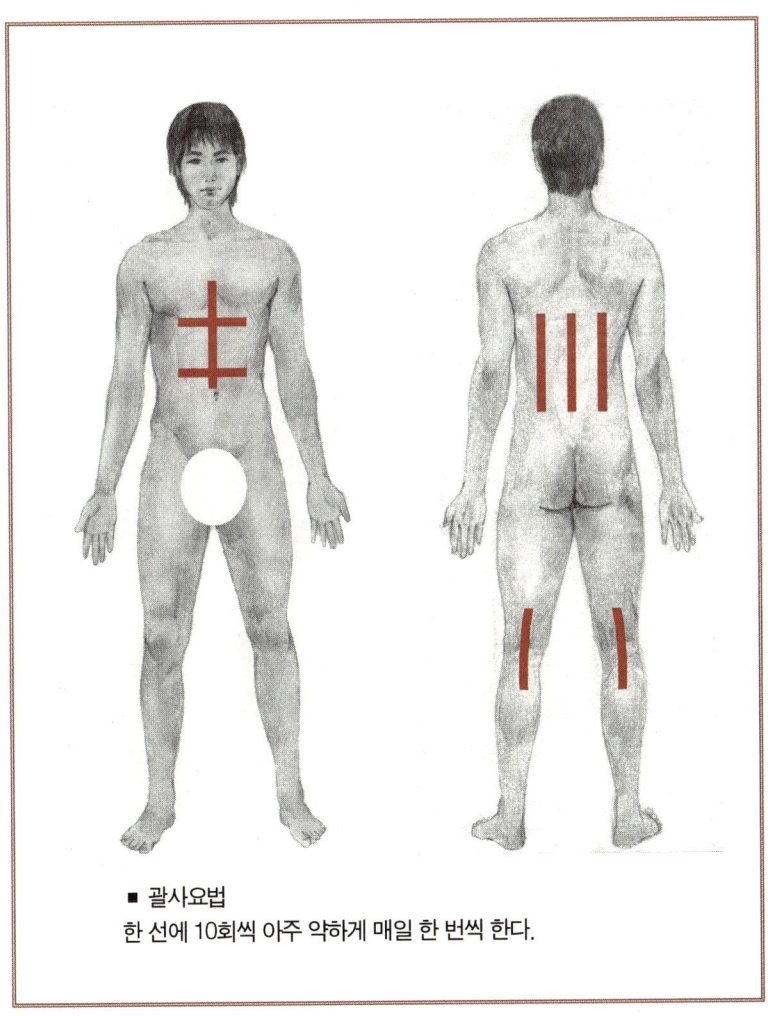

■ 괄사요법
한 선에 10회씩 아주 약하게 매일 한 번씩 한다.

24. 만성 간염

만성 지속성 간염. 비활동성인 대부분은 아무런 증상이 없고 황달이 일어나지 않는다. 주로 권태, 피로, 식욕 부진, 복부 팽만 및 하늑골부의 동통, 압박감 등을 호소하며 술에 몸이 많이 약해진다. 간장이 유선상에 우하늑부와 2~3행지 부근에서 고무처럼 간직되어 만져 볼 때에 간장에 약간의 압통과 불쾌감이 야기되고 만성 간염은 급성 간염과 같은 증상을 나타내는 경우가 많다.

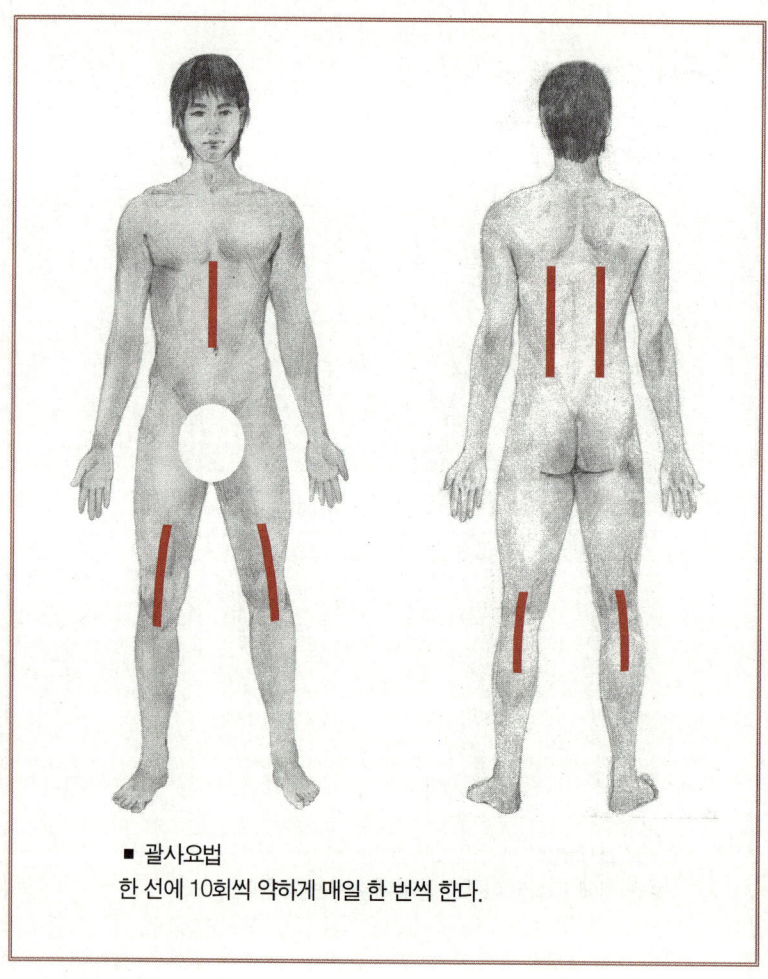

■ 괄사요법
한 선에 10회씩 약하게 매일 한 번씩 한다.

25. 문맥성 간경변

알코올성 간 경변, 지방성 간 경변 및 위축성 간 경변 등과 밀접한 관계가 있다. 중년 이후의 남성에게 많이 걸리고 환자가 모르게 질병이 진행되는 수가 많다. 비교적 초기에 식욕 부진, 구토, 심와부 동통, 복부 팽만감 등이 생긴다.

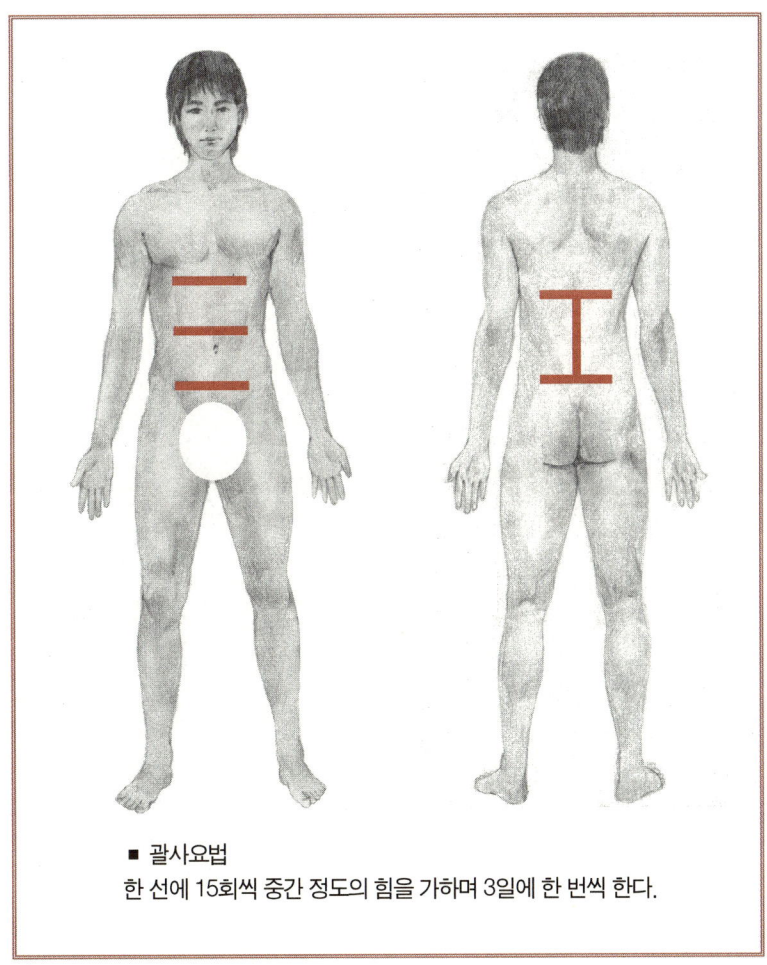

■ 괄사요법
한 선에 15회씩 중간 정도의 힘을 가하며 3일에 한 번씩 한다.

26. 담낭염

담즙의 울체, 즉 담석이나 담도에 염증성 종창으로 인해 담즙의 배설이 장애를 받을 때 체균, 특히 대장균의 감염으로 발생한다. 담낭염은 대부분 담석증과 합병되고 복통과 발열이 주된 증상이다. 동통은 상복부 또는 우측 견대부로 방산되는 수도 있다. 절대로 과격한 운동이나 과로를 피하고 찜질을 하여 진정시키고 괄사를 약하게 한다.

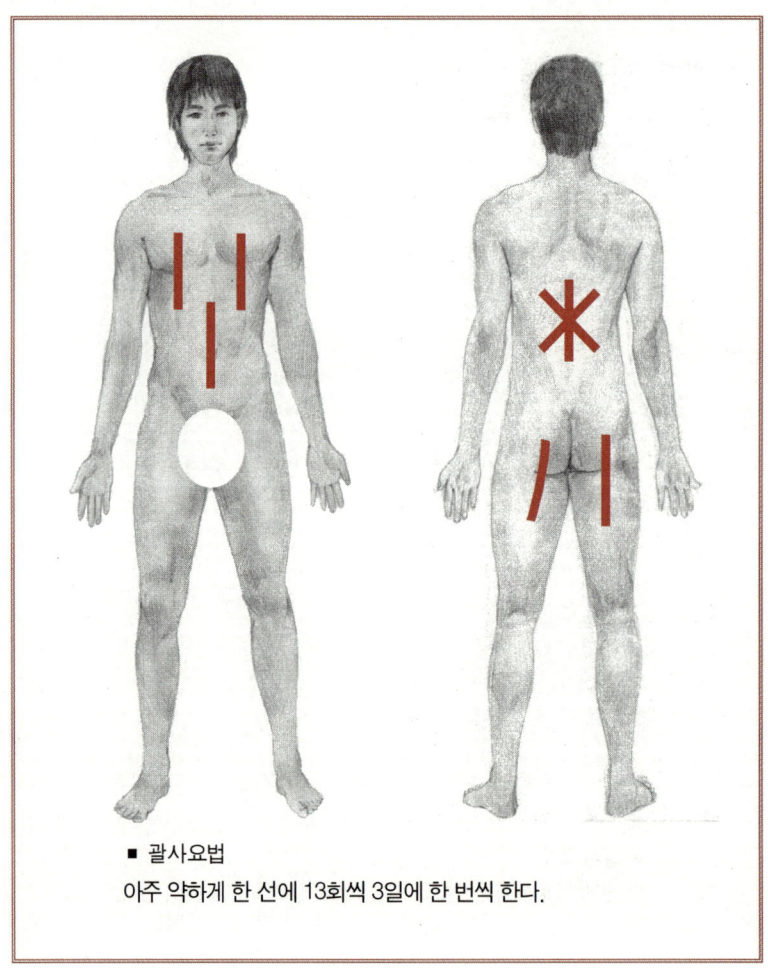

■ 괄사요법
아주 약하게 한 선에 13회씩 3일에 한 번씩 한다.

27. 급성 췌장염

췌관으로 역류된 장액이나 담즙이 세균에 오염될 때에 발생한다. 과식, 과음, 담석증, 개복 수술 등이 원인이 될 수도 있고, 식후 특히 과식이나 과음 후 비교적 단 시간에 돌발적으로 상복부에 심한 통증이 일어나고 발열과 구토가 동반된다.

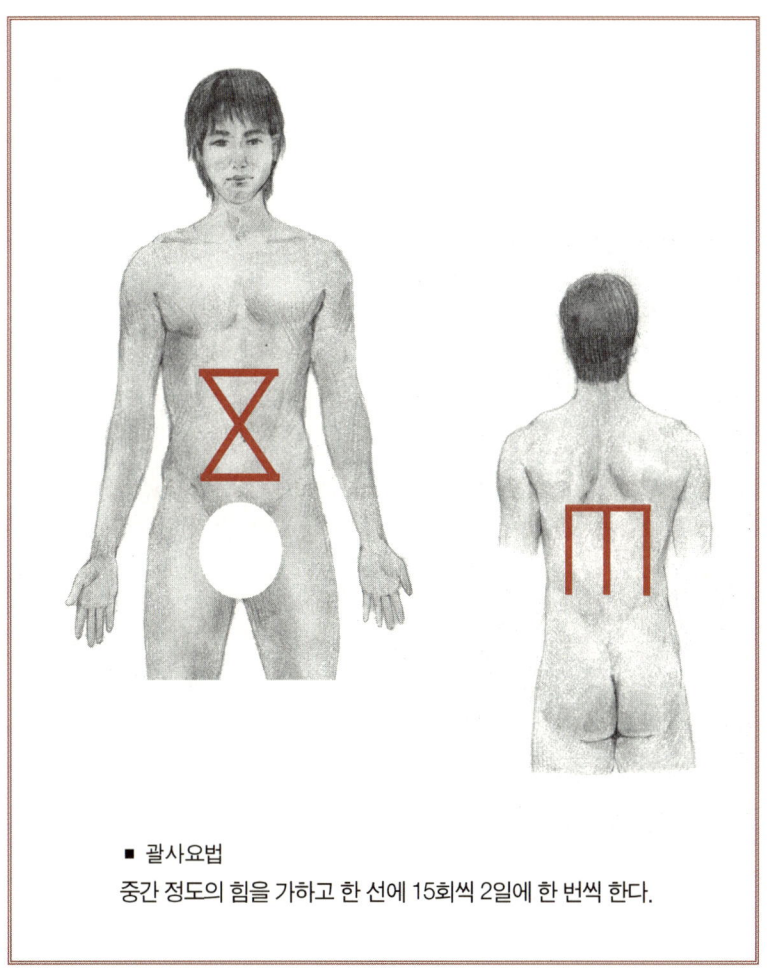

■ 괄사요법
중간 정도의 힘을 가하고 한 선에 15회씩 2일에 한 번씩 한다.

28. 만성 췌장염

급성 췌장염이 장기화되면 만성화되어 위 및 십이지장에 상복통은 거의 필수적인 증상이고 구토가 일어나며 심와부통이 가장 많다. 동통은 지속적이고 식후 또는 과식 후에 심해진다. 보통 식욕 부진이 일어난다.

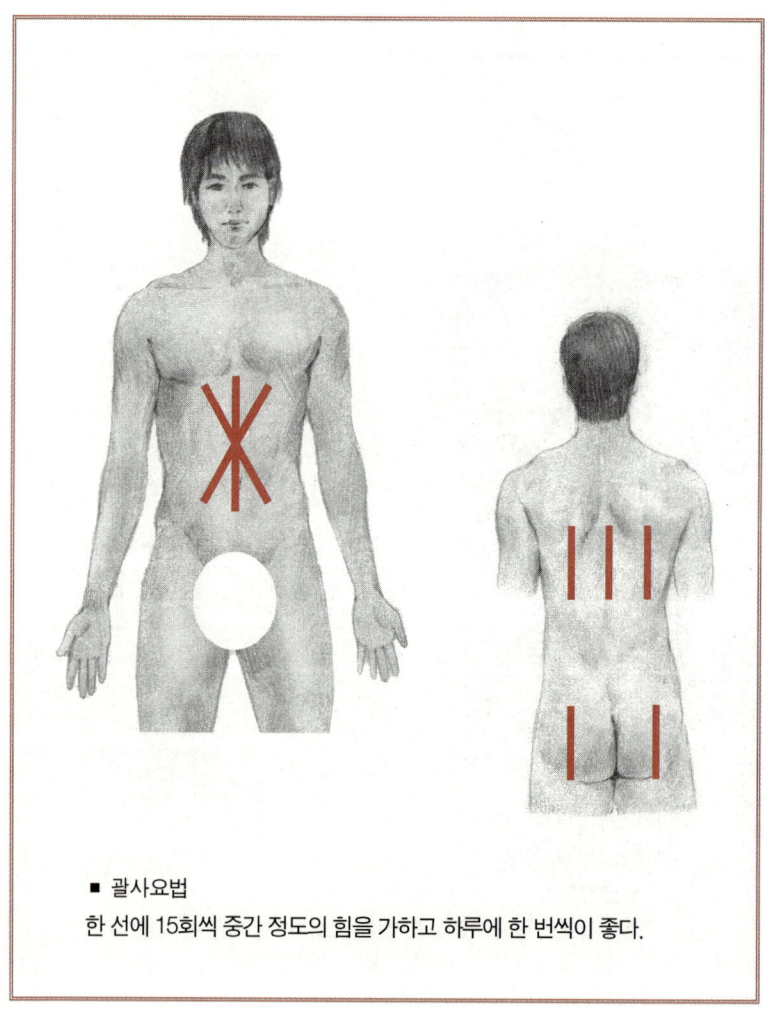

■ 괄사요법
한 선에 15회씩 중간 정도의 힘을 가하고 하루에 한 번씩이 좋다.

29. 설사나 변비

저자가 쓴 파스요법을 하여도 낫지 않을 경우에는 아래와 같이 괄사요법을 매일 한다.

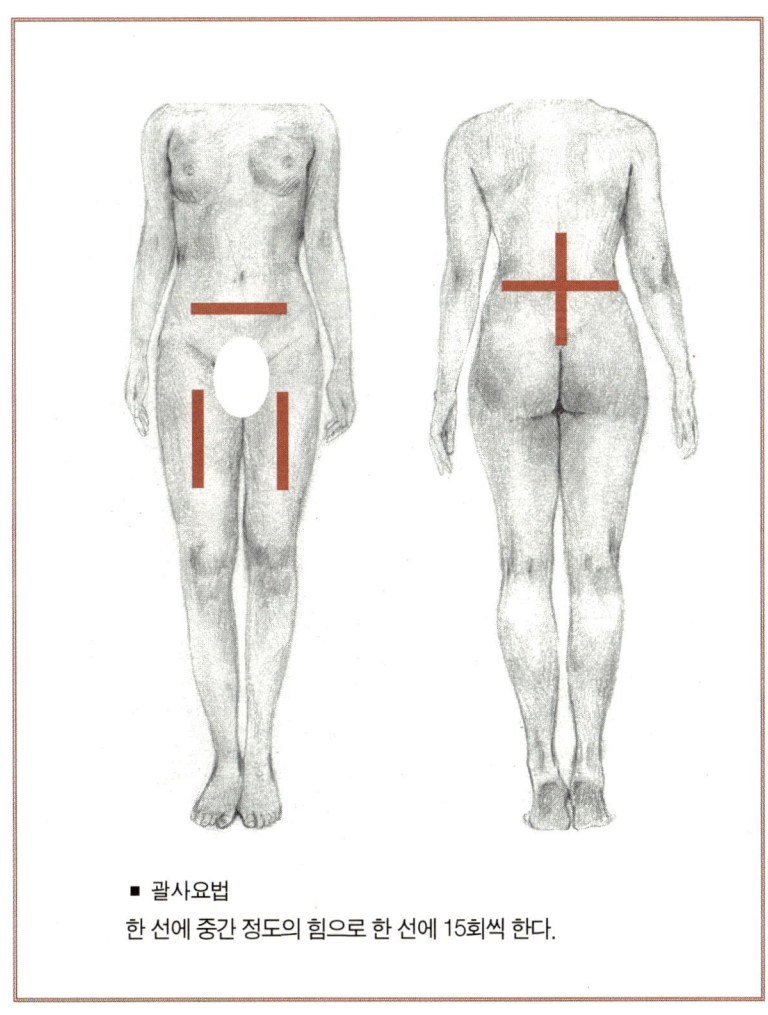

- 괄사요법
한 선에 중간 정도의 힘으로 한 선에 15회씩 한다.

30. 속이 매스껍고 트림이 날 경우

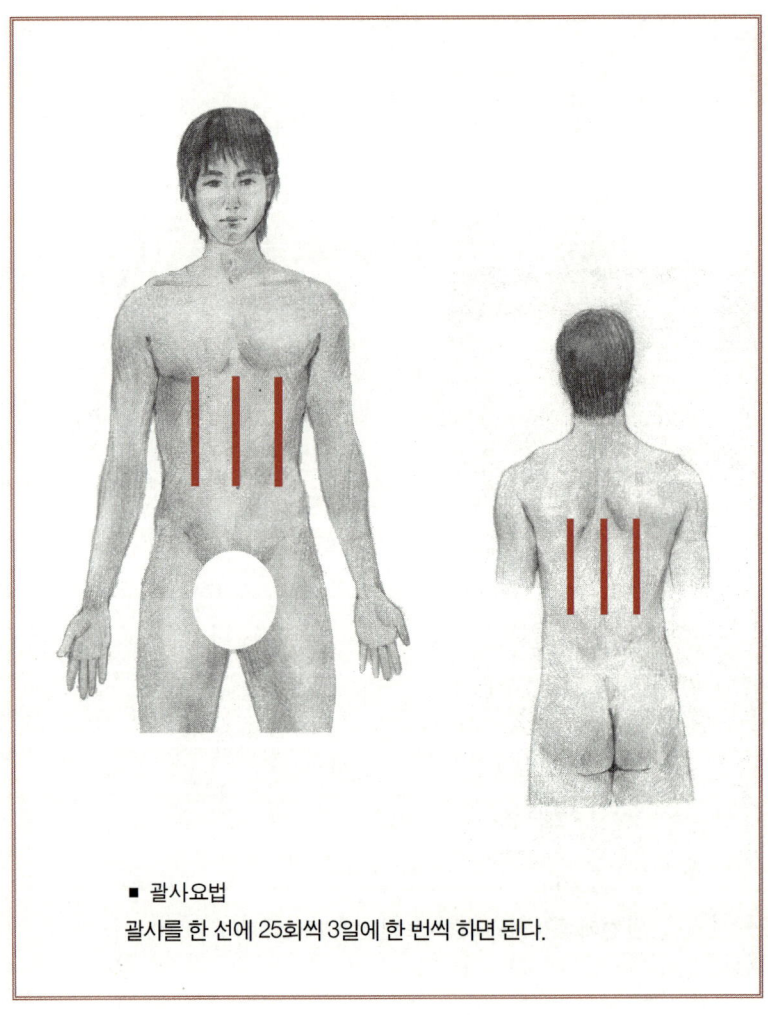

■ 괄사요법
괄사를 한 선에 25회씩 3일에 한 번씩 하면 된다.

31. 혀가 굳어지는 경우

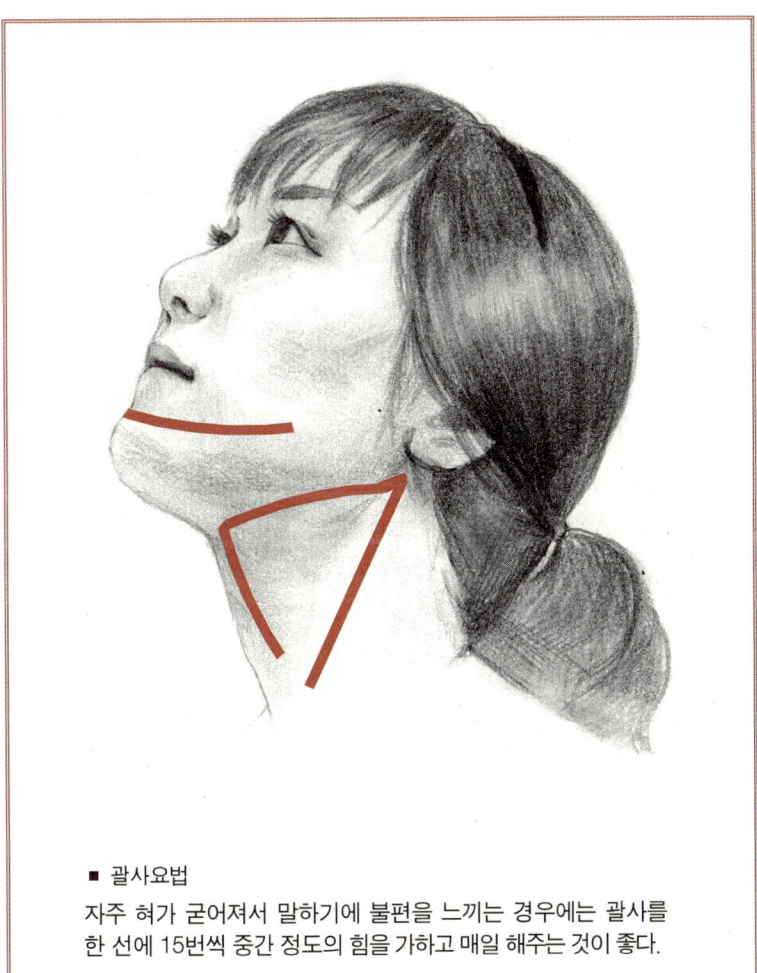

■ 괄사요법

자주 혀가 굳어져서 말하기에 불편을 느끼는 경우에는 괄사를 한 선에 15번씩 중간 정도의 힘을 가하고 매일 해주는 것이 좋다.

32. 배가 당기는 경우

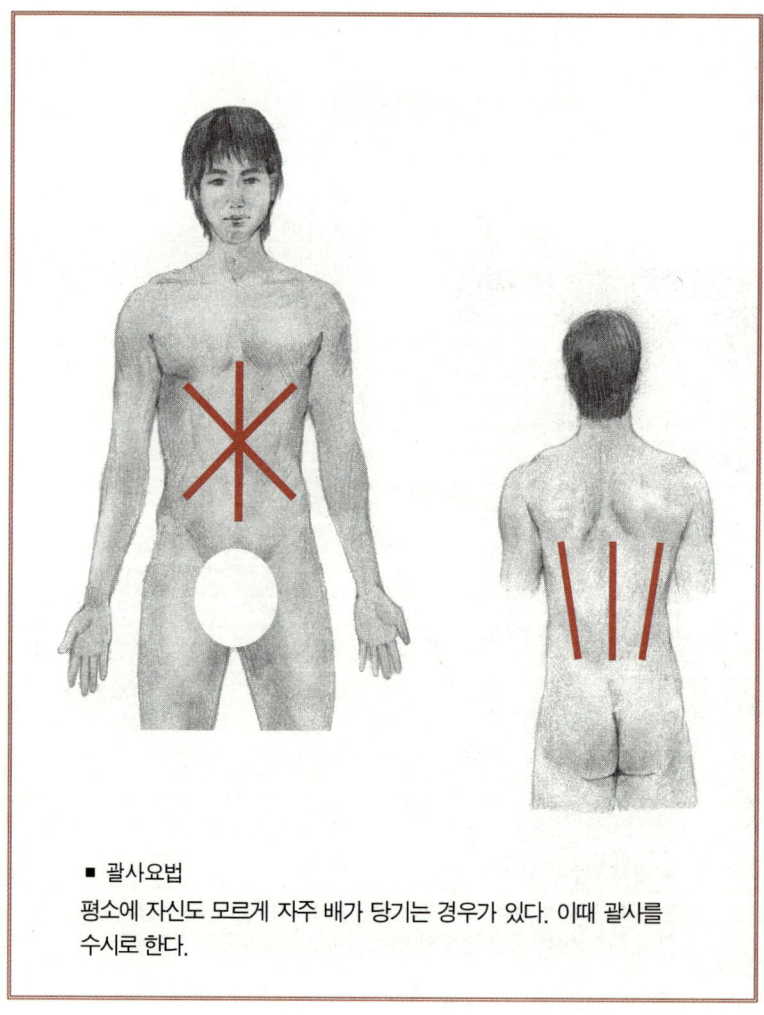

■ 괄사요법

평소에 자신도 모르게 자주 배가 당기는 경우가 있다. 이때 괄사를 수시로 한다.

33. 당뇨병·1

과혈당을 일으켜 다량으로 오줌과 함께 배설되는 만성의 탄수화물 신진대사 질환이다. 인체의 정상적인 혈당 량은 0.07~0.1%인데, 이 양이 넘도록 당분을 많이 섭취해서 오줌에 다량으로 당이 섞여 나오는 것을 식이성 당뇨라 한다.

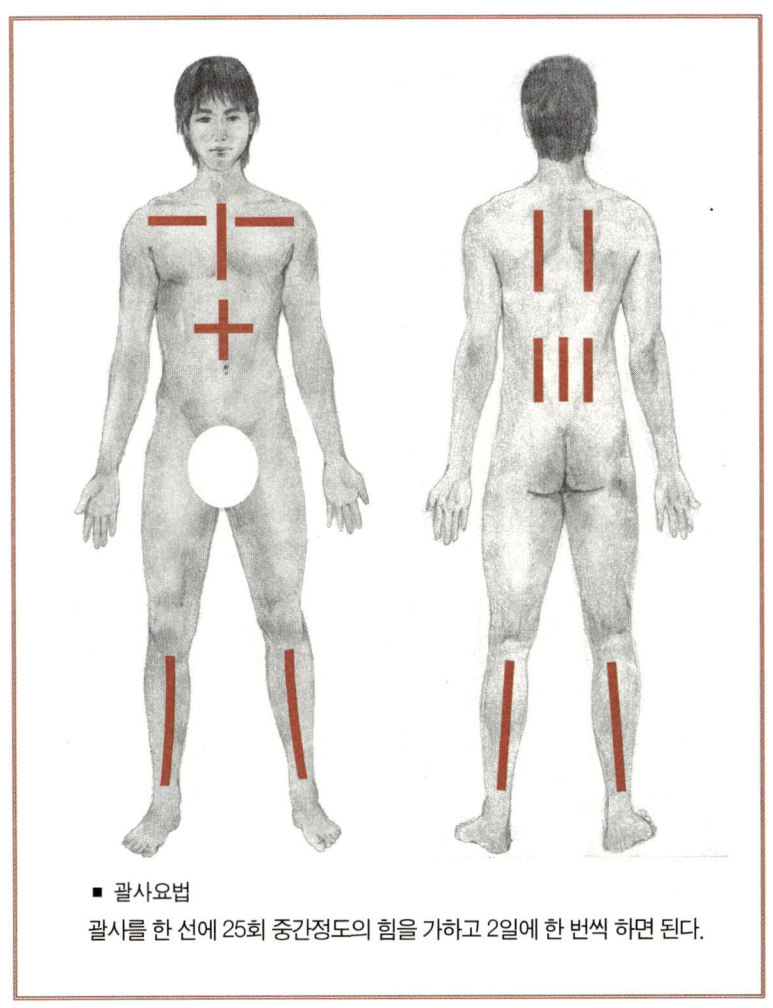

■ 괄사요법
괄사를 한 선에 25회 중간정도의 힘을 가하고 2일에 한 번씩 하면 된다.

34. 당뇨병 · 2

   1차성 당뇨병. 유전적 경향이 있는 사람에게 있어 췌장에 직접적으로 장애가 생기지 않고 다른 원인(비만, 임신, 외상, 정신적 스트레스)에 의해서 발생하는 것으로 대부분의 당뇨병이 이에 속한다.

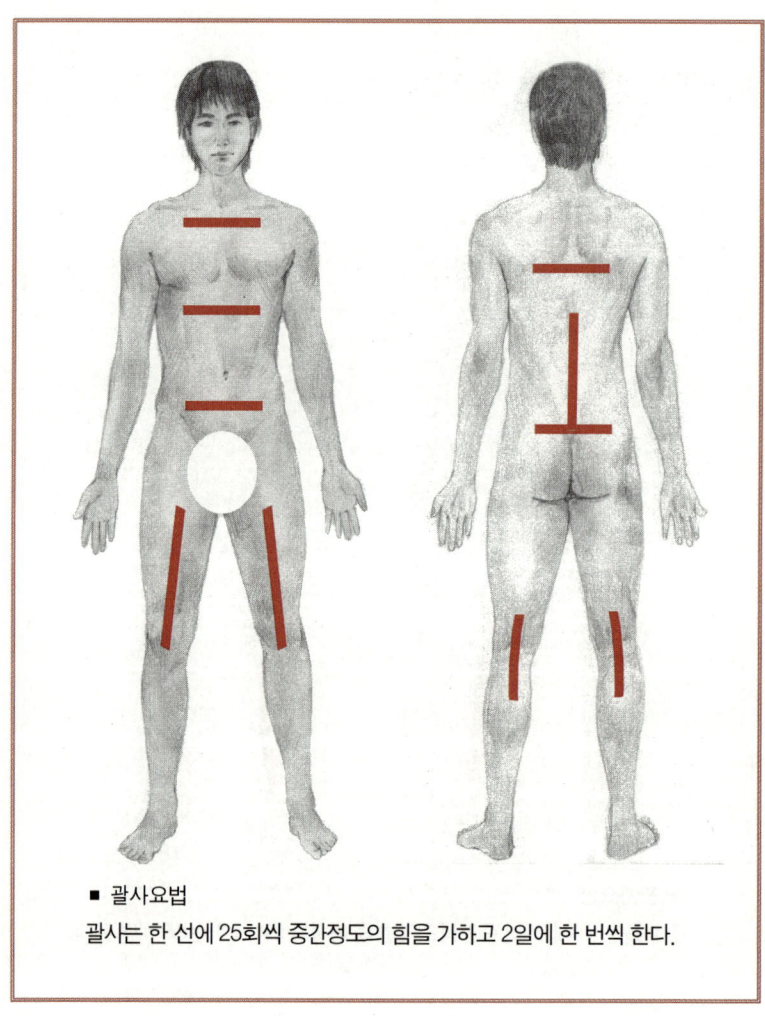

■ 괄사요법
괄사는 한 선에 25회씩 중간정도의 힘을 가하고 2일에 한 번씩 한다.

35. 당뇨병·3

2차성 당뇨병. 유전적인 경향의 유무에 관계없이 췌장의 적출, 혹은 만성 췌장염이나 광범위한 췌장암 등 췌장의 장애로 인해 거의 파괴되어 발생하는 당뇨병이다.

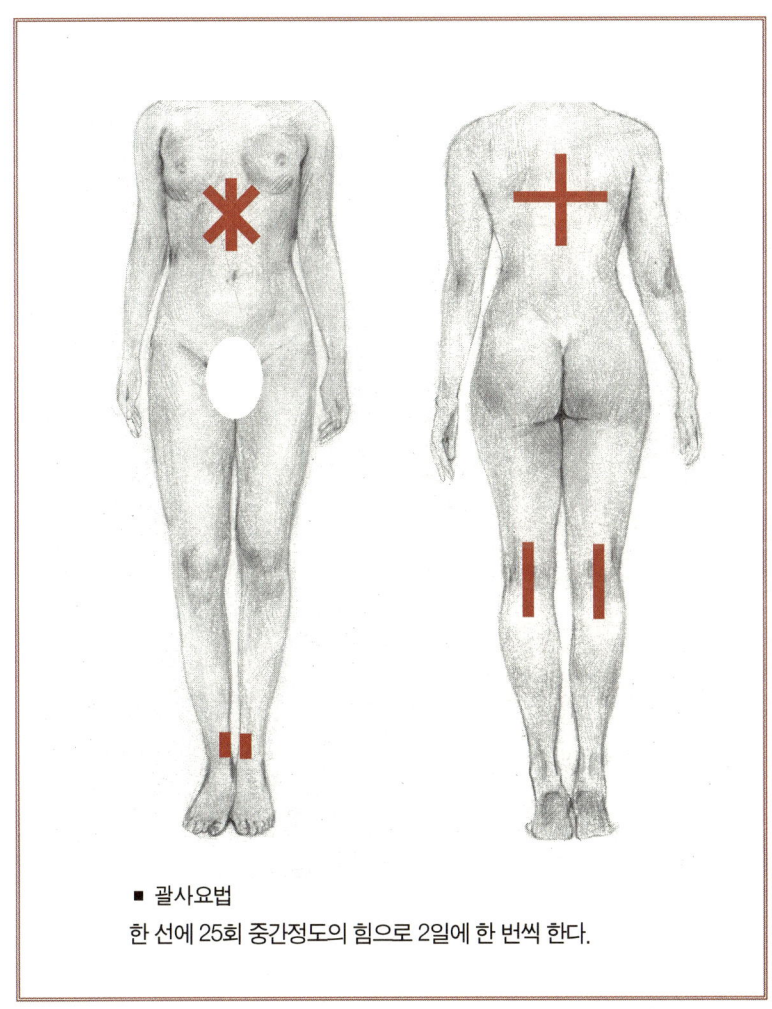

■ 괄사요법
한 선에 25회 중간정도의 힘으로 2일에 한 번씩 한다.

제2부 증상에 따른 치료법

02 호흡기 질환

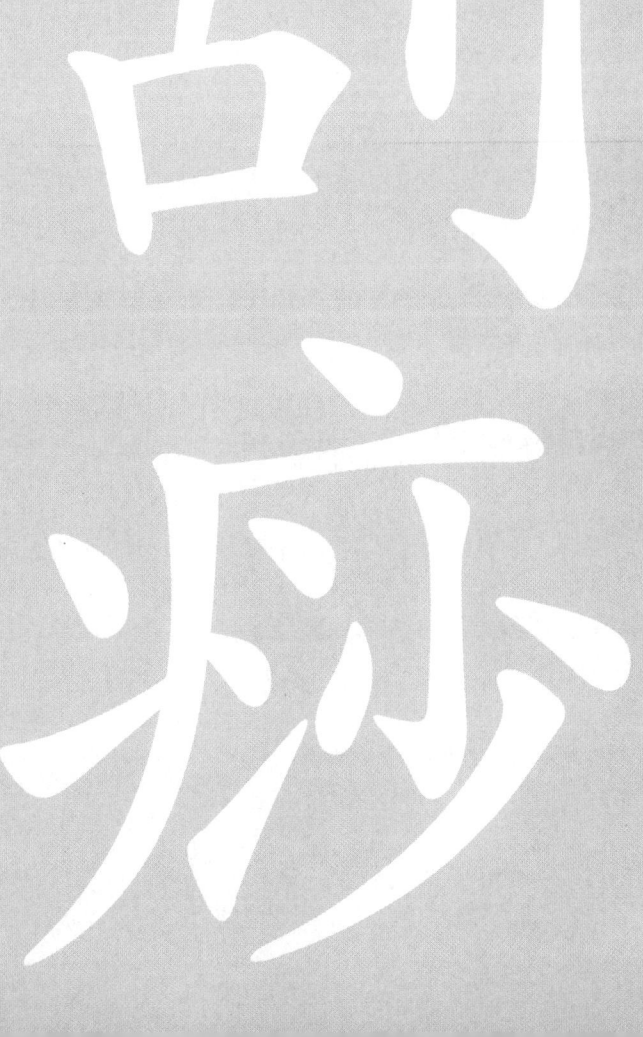

36. 급성 비염

비점막의 카타르성 염증으로 감기 시에 주로 발생하는 증상이다. 재채기가 초발 증상이고 장액성, 점액성 또는 농성의 분비액이 나온다. 간혹 콧소리가 나며 이러한 증상은 수 일 동안 지속된다. 알레르기성 비염은 분비액이 수용성이고 안구에 염증이 일어나고 천식이 발생하는 수도 있다.

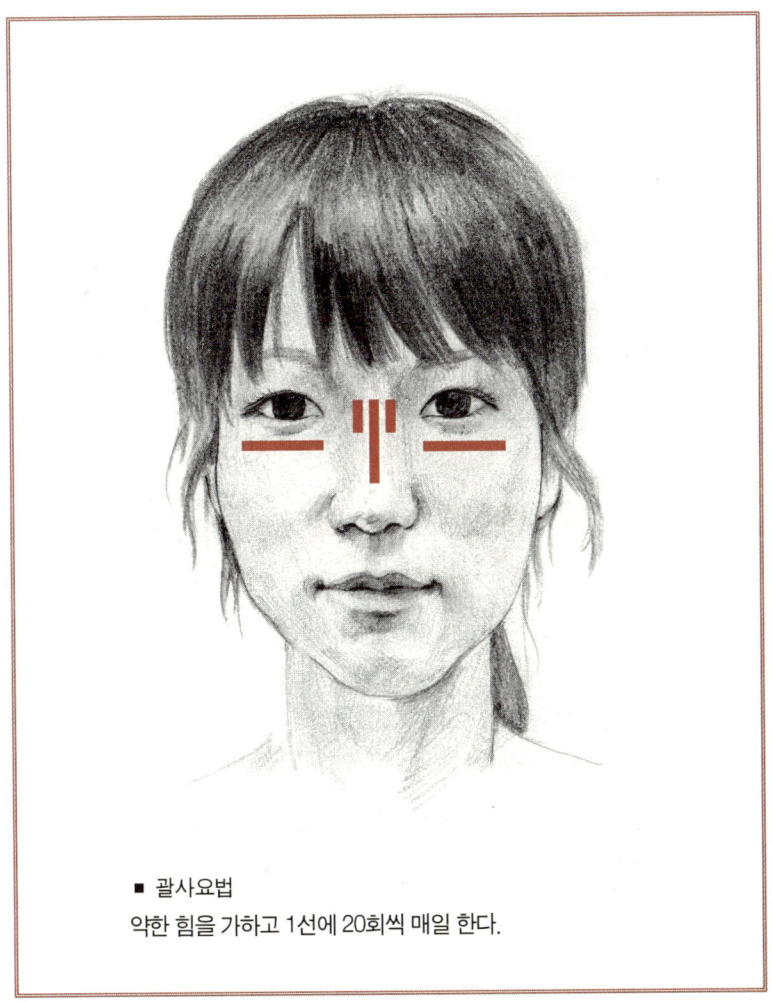

- 괄사요법
약한 힘을 가하고 1선에 20회씩 매일 한다.

37. 만성 비염

급성 비염에서 만성 비염으로 옮겨가는 것과, 처음부터 독립적으로 오는 수도 있다. 비후성 비염과 위축성 비염으로 구별하는데, 비후성 비염은 비강이 대단히 좁아진다. 공기가 비강으로 들어가지 못하기 때문에 숨을 쉬기가 곤란하고 인두 후두 및 기관지 등에 자극을 받아 담중병이 일어난다. 간혹 이 염증은 부비강이나 주위 조직으로 파급된다. 위축성 비염은 비점막이 위축되고, 비점막에서 악취가 난다. 체질이나 유전 혹은 일종의 영향 신경중과 관계가 있다.

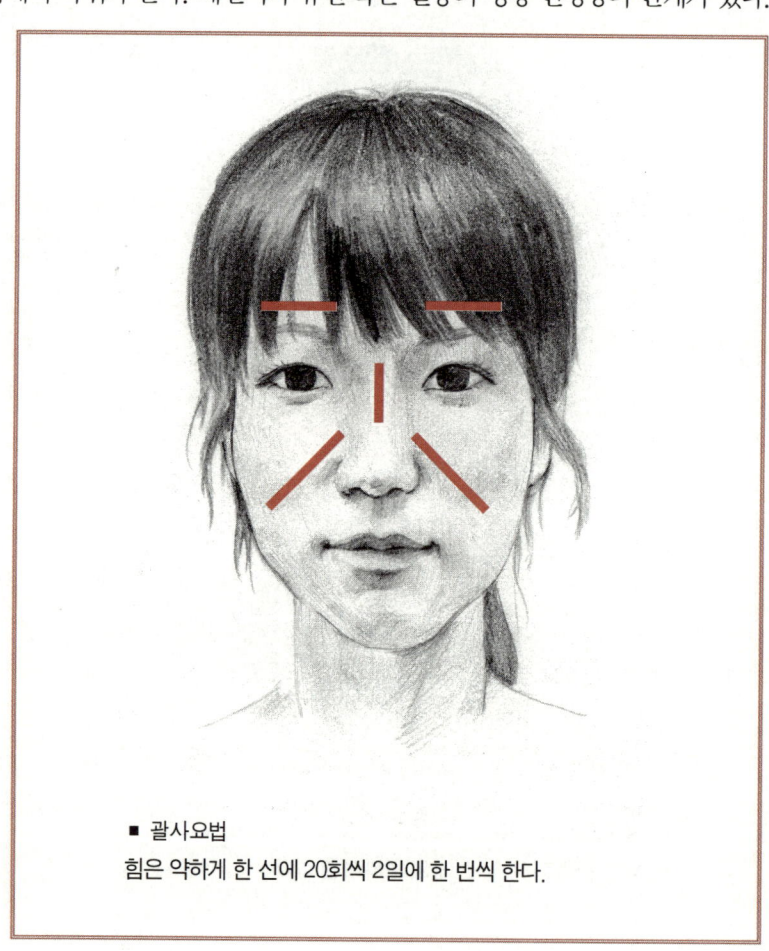

- 괄사요법
힘은 약하게 한 선에 20회씩 2일에 한 번씩 한다.

38. 코피가 자주 나며 입이 마를 경우

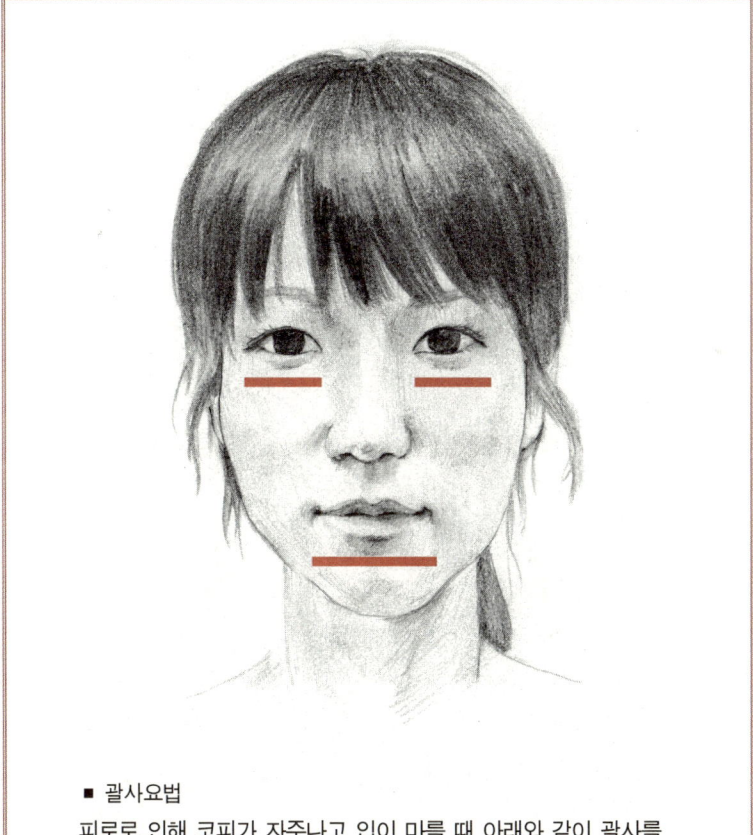

■ 괄사요법

피로로 인해 코피가 자주나고 입이 마를 때 아래와 같이 괄사를 약한 힘으로 한 선에 15회씩 2일에 한 번씩 하면 된다.

39. 유행성 감기(인플루엔자)

　발열, 두통, 권태감이 생기고 근육과 관절 등 온 몸이 쑤시는 급성 전염병이다. 여러 가지 증상이 있겠지만 잠복기는 1~2일 정도이고 대개 갑자기 오한, 두통, 발열 등으로 시작된다. 기침이 나고 이어서 밥맛이 떨어지며 근육통, 관절통, 등으로 전신 증상이 나타난다. 열은 40°또는 그 이상까지도 올라간다. 열이 심하게 나고난 후에는 앞에서 말한 증상들이 덜해지고 동시에 기침, 가래, 피로 등 국소 증상이 심해진다.

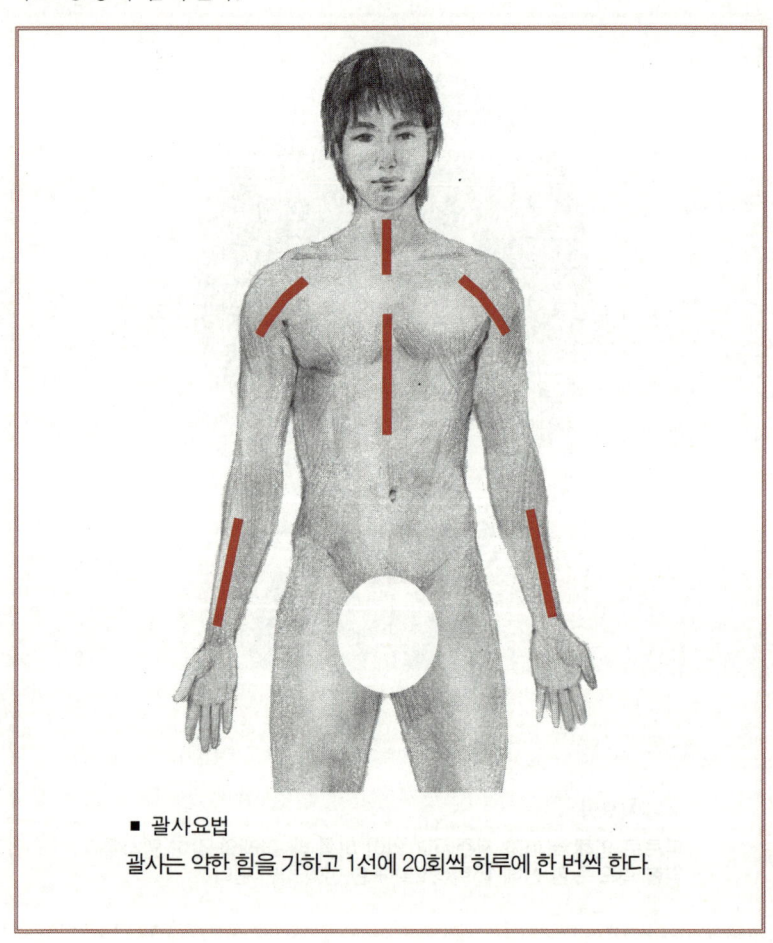

■ 괄사요법
괄사는 약한 힘을 가하고 1선에 20회씩 하루에 한 번씩 한다.

40. 코피

한 쪽 콧구멍에서 주로 출혈이 되고 출혈이 계속 지속되면 빈혈, 무기력 상태 및 이명 등이 야기된다. 비강의 외상, 육체적인 과로, 재채기 및 코를 강하게 푸는 경우가 원인이 되기도 하고, 고혈압 및 백혈병 등도 원인이 될 수 있으며 월경의 폐지, 대상성 월경 등이 원인이 되기도 한다.

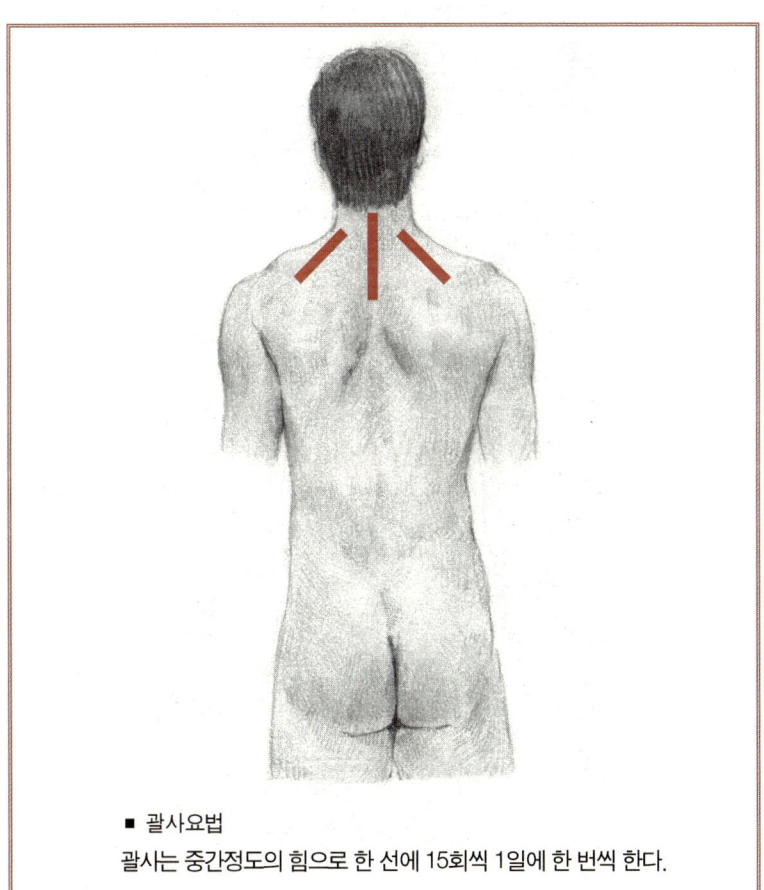

- 괄사요법
괄사는 중간정도의 힘으로 한 선에 15회씩 1일에 한 번씩 한다.

41. 급성 인후염

급성 비염과 관계가 있고 후두염과 중후염이 수반되는 수도 있다. 인두 편도와 다른 조직이 침범 받아 인두 후면이 고립되어 심하게 종창 된다. 열은 심하지 않지만 어린아이의 경우 고열이 난다. 점막이 종창이 심할 때에는 호흡에 장애를 받게 되고 청각장애를 일으키기도 한다.

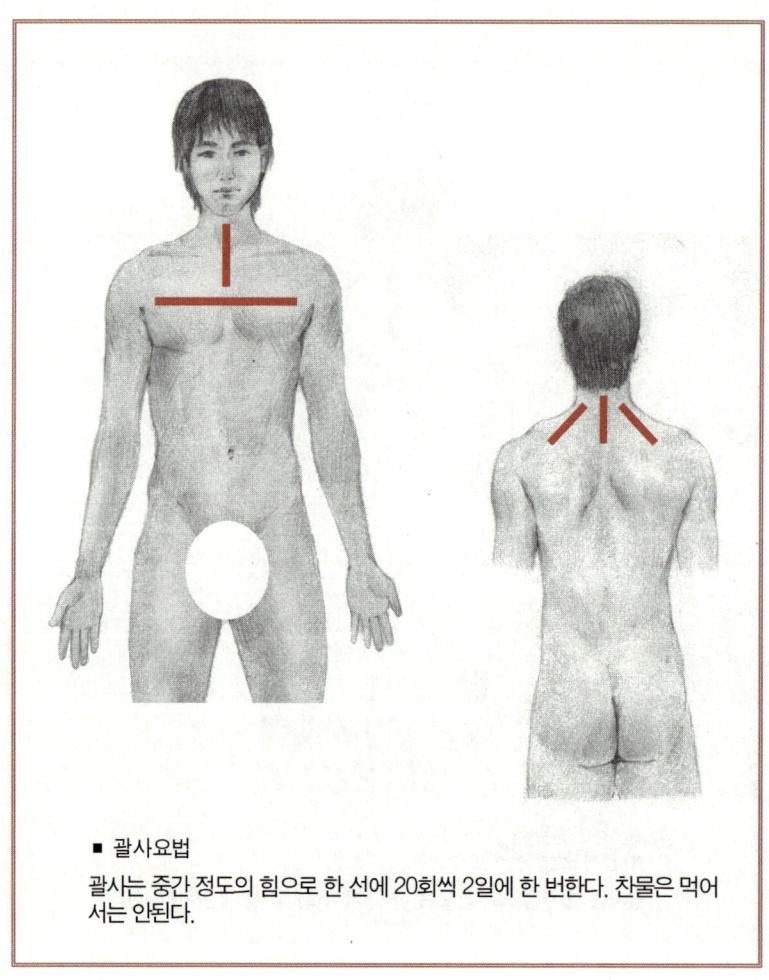

■ 괄사요법
괄사는 중간 정도의 힘으로 한 선에 20회씩 2일에 한 번한다. 찬물은 먹어서는 안된다.

42. 만성 인후염

급성 인후염이 반복, 지속적인 인두 자극에 의해 발생한다. 대개 음주가나 식사를 제때에 하지 않는 습관을 가진 자에게나 성악가 등이 잘 걸리며 증상은 대개 경미하여 인두에 건조감, 소양감, 또는 일종의 이물감을 호소하는데 지나지 않지만, 간혹 건성 기침을 하고 소량의 가래가 섞여 나오며 기침을 자주 한다. 이른 아침에 심하게 나타난다.

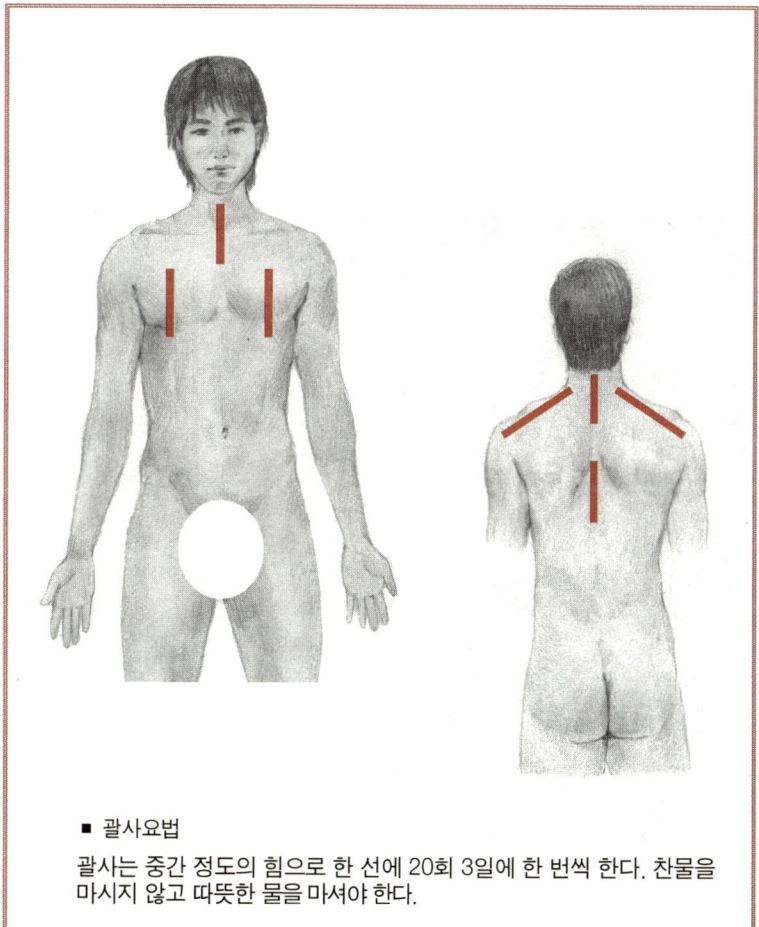

■ 괄사요법

괄사는 중간 정도의 힘으로 한 선에 20회 3일에 한 번씩 한다. 찬물을 마시지 않고 따뜻한 물을 마셔야 한다.

43. 천도 비대증

양측에 구개와 인두 편도가 다같이 비대되는 것이 대부분이고 간혹 한 쪽에만 나타나기도 한다. 어린아이에게 잘 걸리고 음식을 넘기기가 곤란하고 야간에 호흡곤란이 주요 증상이고 대화할 때에 발음이 잘 되지 않는다.

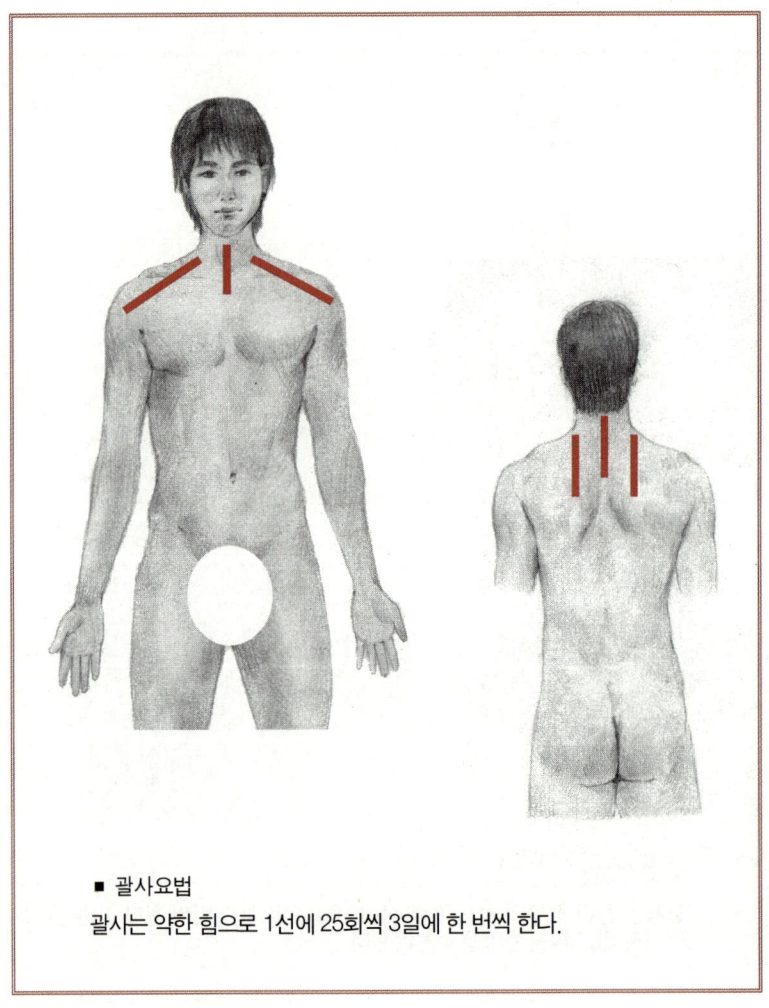

■ 괄사요법
괄사는 약한 힘으로 1선에 25회씩 3일에 한 번씩 한다.

44. 급성 후두염

급성 비염이나 인두염에 속발하고 또 고함을 질렀다든가 먼지를 많이 흡입하였을 때 생기는 증상이다. 후두 점막이 충혈, 종창되고 인후부에 열이 생기며 기침을 하게 된다. 심한 기침을 한 뒤에는 성대에 소량의 출혈이 발생하게 된다. 야간에 호흡 곤란이 일어나고 기침 때문에 몹시 괴로워한다.

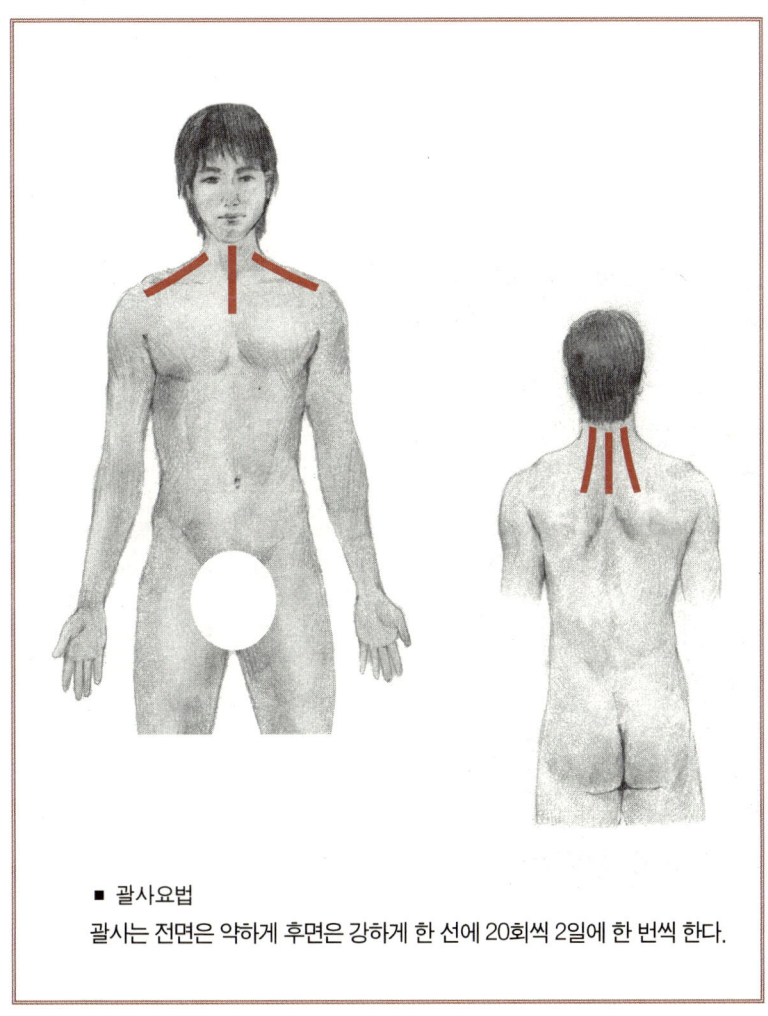

■ 괄사요법
괄사는 전면은 약하게 후면은 강하게 한 선에 20회씩 2일에 한 번씩 한다.

45. 만성 후두염

급성 후두염의 반복, 비강과 인두에 만성 염증 시, 특히 코가 막혀서 입으로 호흡을 계속 하는 경우, 술 담배의 남용 시에 일어나는 중상이다. 가수나 교사 및 시멘트공 등에 종사하는 사람이 많이 걸린다. 후두 후벽의 점막에 종창이 생기고 성문과 성대가 약해진다. 가래가 나온다.

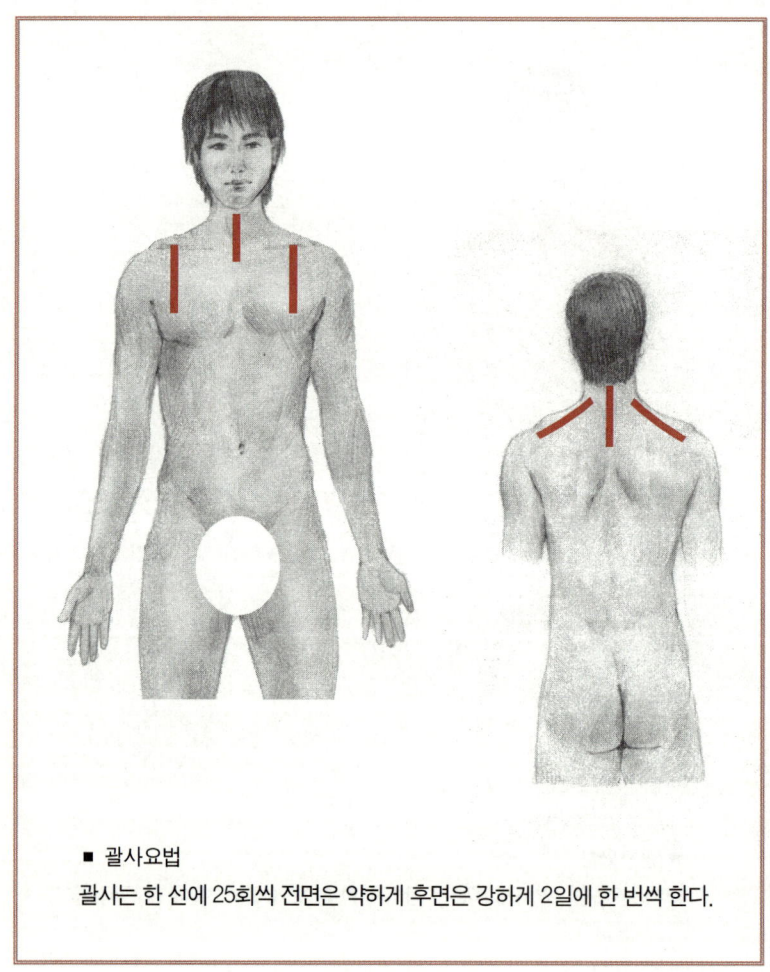

■ 괄사요법
괄사는 한 선에 25회씩 전면은 약하게 후면은 강하게 2일에 한 번씩 한다.

46. 급성 기관지염

감기, 급성 전염병, 화학적 유독 가스에 의한 자극 등에 의해 발생하며, 머리가 아프고 밥맛이 떨어지고 몸이 붓고 가벼운 열이 발생한다. 어린 아이에게는 고열이 나며 기침과 가래가 많이 나온다. 기침을 크게 하거나 적에 하는 것은 기침의 범위가 많으냐 적으냐에 따른다. 가래는 염증을 일으킨 점막에 분비물과 삼출물로 되어 있는데 그 양과 증상에 따라 일정하지는 않다.

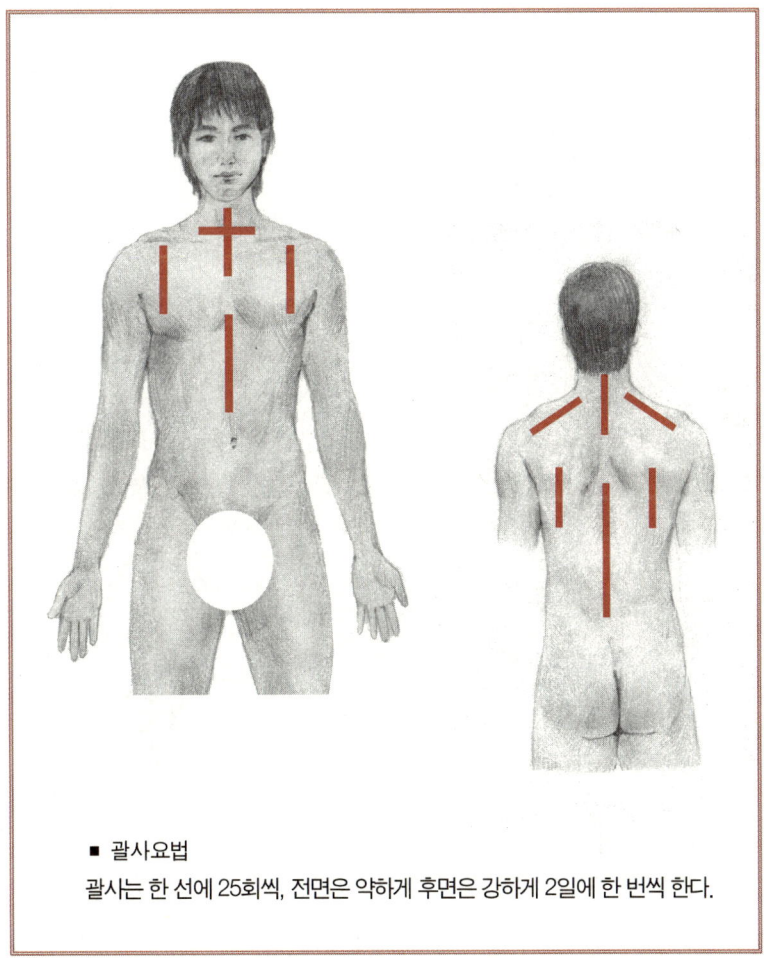

■ 괄사요법
괄사는 한 선에 25회씩, 전면은 약하게 후면은 강하게 2일에 한 번씩 한다.

47. 만성 기관지염

장기적인 기침과 매연, 먼지 및 자동차의 배기가스, 자극성 가스, 분진의 장기간 흡입, 주로 중년 이후의 노인 남성들에게 잘 걸린다. 오랜 기간을 두고 기침과 가래가 계속되고 호흡이 곤란해지는 수도 있다. 이러한 증상은 서서히 시작되며 수 년동안 계속되는데 주로 겨울에 발생한다. 기침은 병의 증상에 따라 다르지만 대체로 새벽이나 저녁 혹은 야간이 낮에 보다 심하다. 생명에는 위험이 없지만 대개 완치되는 경우는 드물고 이 증상이 장기화되면 폐기종이나 폐선유증에 합병되는 수가 많다.

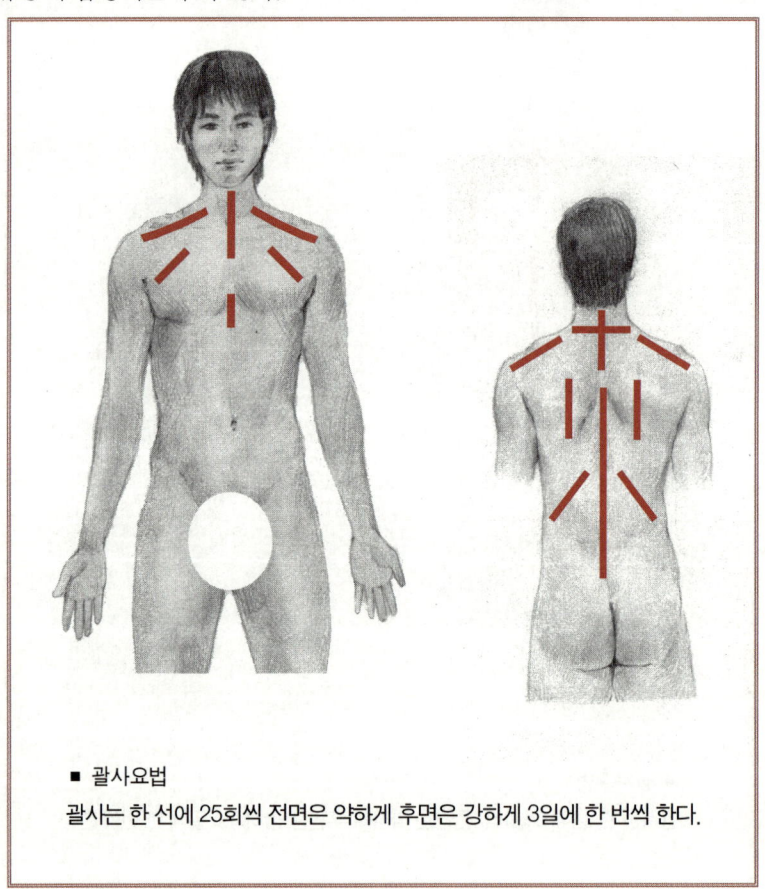

■ 괄사요법
괄사는 한 선에 25회씩 전면은 약하게 후면은 강하게 3일에 한 번씩 한다.

48. 기관지 확장증

기관지 벽이 광범위하게 또는 국소적으로 파괴되어 확장되는 것으로 특발성과 다른 호흡기 질환에 의해 이차적으로 발생하는 수도 있다. 자각증상은 전혀 나타나지 않으며 X선의 검사 시에 발견되는 건성 기관지 확장증도 간혹 있다.

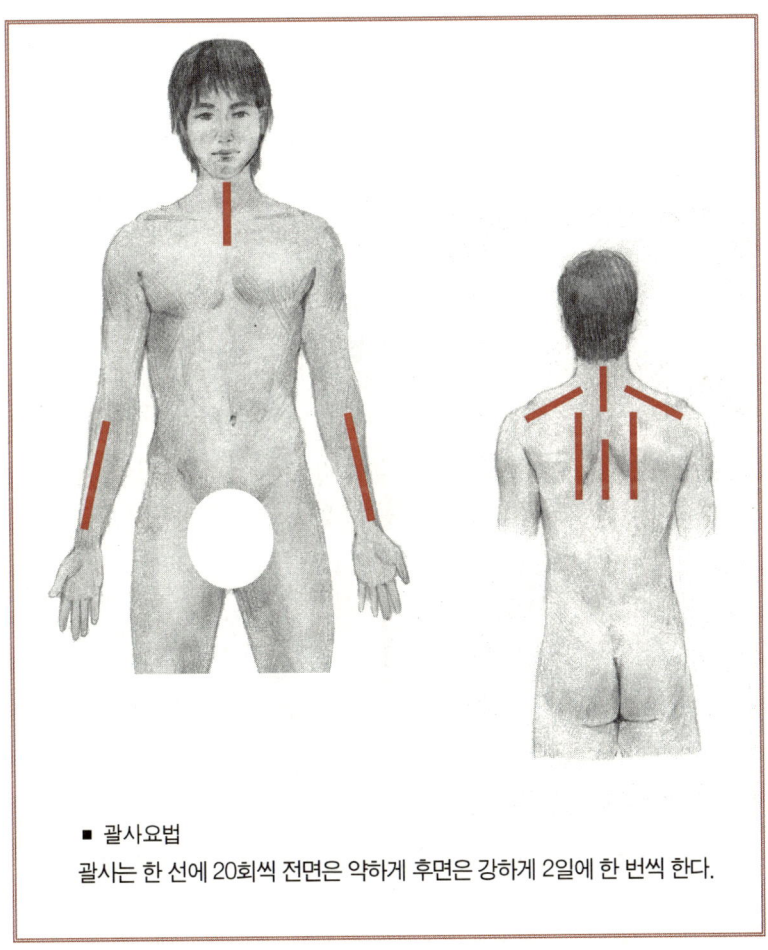

- 괄사요법

괄사는 한 선에 20회씩 전면은 약하게 후면은 강하게 2일에 한 번씩 한다.

49. 기관지 천식

기관지의 수축과 기관지 점막의 부종에 의해서 공기 출입에 장애를 받는 발작적 호흡곤란이다. 천식에는 기관지 천식, 심장 천식, 요도 천식 등이 있지만 단지 천식이라고 할 때에는 가장 흔한 만성 난치 질병인 기관지 천식을 말한다. 발작은 주로 야간에 일어나는데 발작하지 않을 때에는 정상인에 가까운 상태이나 발작 시에는 숨을 내쉬는 것이 길어져 호흡 곤란이 생긴다. 발작 시에는 앉아서 약간 상반신을 앞으로 굽히고 손으로 상반신을 떠받치는 자세를 취한다. 발작의 시간은 수 시간에서 수 일간 계속된다. 발작 끝에 내뱉는 가래 속에는 다수의 큐르슈판 나선체가 들어 있다. 초기에는 야간 또는 이른 아침에 가벼운 호흡 곤란을 느끼는데 불과하지만 수개월 후에는 진짜 천식이 발작한다. 야간은 점점 심해지며 빈번해 진다.

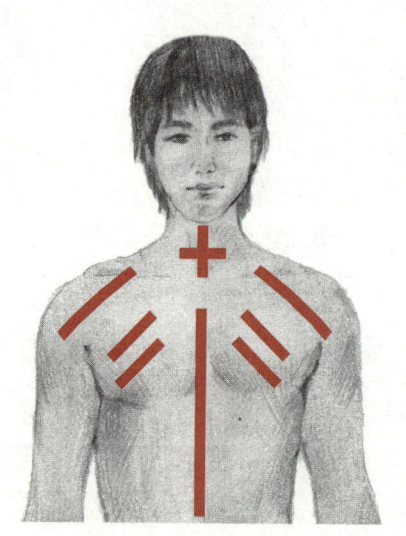

■ 괄사요법
괄사는 한 선에 30회씩 목은 약하게 다른 부위는 강하게 한다.
2일에 한 번씩 한다.

50. 폐결핵

결핵균의 감염과 가래는 결핵균의 전염에 있어 대단히 중요하다. 중요한 원인에는 공기로 인한 전염, 음식물로 인한 전염 등이 있고, 신선한 공기와 일광의 결핍, 영양 부족, 신체의 저항력이 약화되었을 시에 이 병에 걸리기 쉽다. 테이핑으로서 이 병을 치료한다는 것보다 병에 대한 저항력을 강하게 만들어 주는데 그 목적이 있다. 발병은 대개 서서히 시작되어 환자 자신도 발병 시기를 알지 못한다. 기침, 가래, 흉통 및 호흡 곤란, 체중 감소, 식욕 감퇴, 피부와 안면의 창백, 전신의 권태, 위열, 식은땀 등이 나타나며 특히 심한 운동시에 증상이 더욱 심하다.

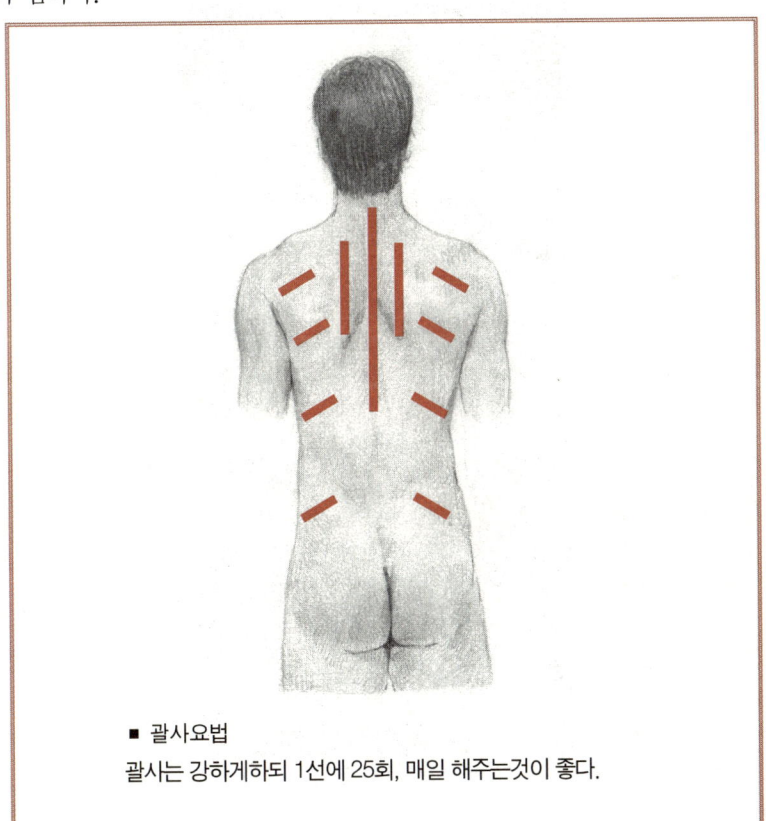

■ 괄사요법
괄사는 강하게하되 1선에 25회, 매일 해주는것이 좋다.

51. 폐기종

폐 조직의 탄력성이 감퇴되고 폐포가 확장되어서 폐가 지나치게 팽창되어 있는 병적 상태이다. 스스로 알 수 있는 증상으로는 호흡 곤란, 기침, 가래 등이고, 가래는 소량이지만 가래를 뱉기가 곤란하다.

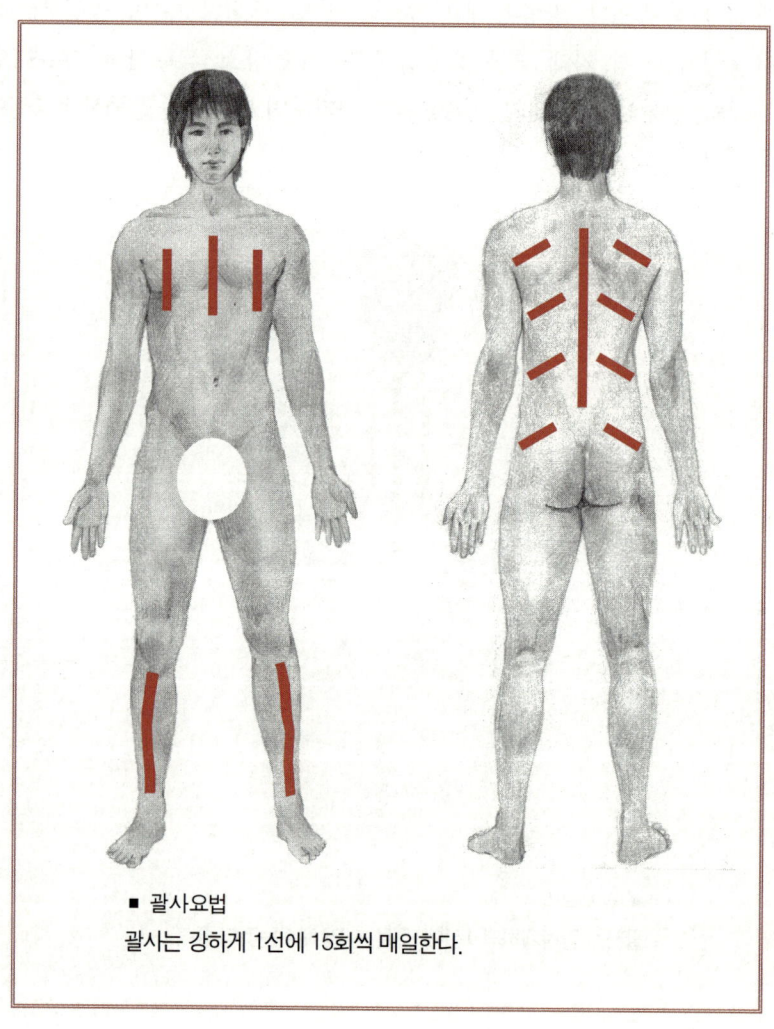

■ 괄사요법
괄사는 강하게 1선에 15회씩 매일한다.

제2부 증상에 따른 치료법

03 순환기 질환

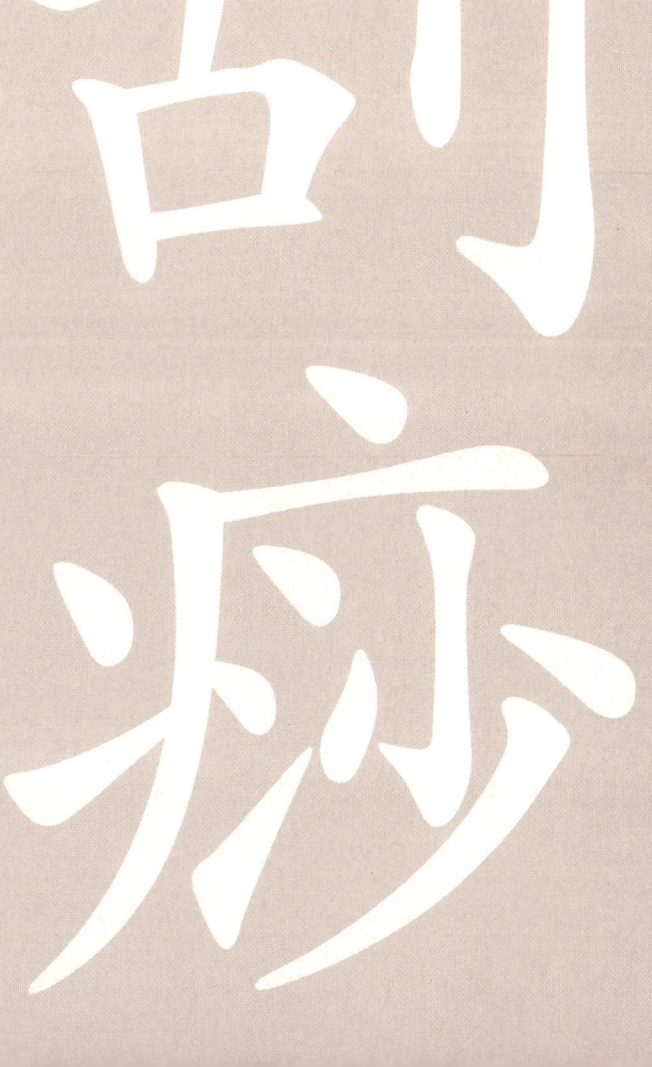

52. 심부전증

심장 근육의 기능이 쇠퇴되어서 심장으로 돌아오는 혈액을 충분히 방출하지 못하기 때문에 생기는 병이다.

초기에는 몸이 피로할 때 호흡 곤란, 소변의 감소 등이 나타나고, 점점 심장이 쇠약해지면 안정시에도 위와 같은 증상이 나타난다.

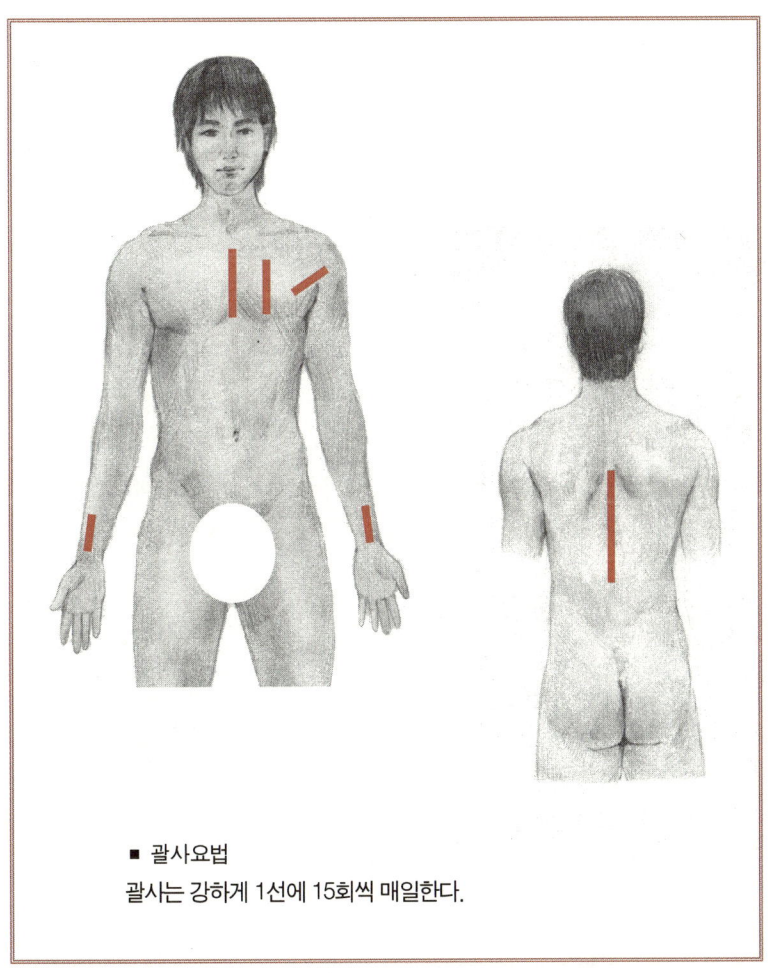

■ 괄사요법
괄사는 강하게 1선에 15회씩 매일한다.

53. 심 뇌막염

심장 뇌막의 염증으로서 대개 세균이나 독소로 인해 발생하며, 불규칙한 심장의 열이나 미열이 계속되고 종종 약한 맥, 피로감, 체중 감소, 발한점등이 나타나며 심장 박동소리에서 잡음을 느낀다.

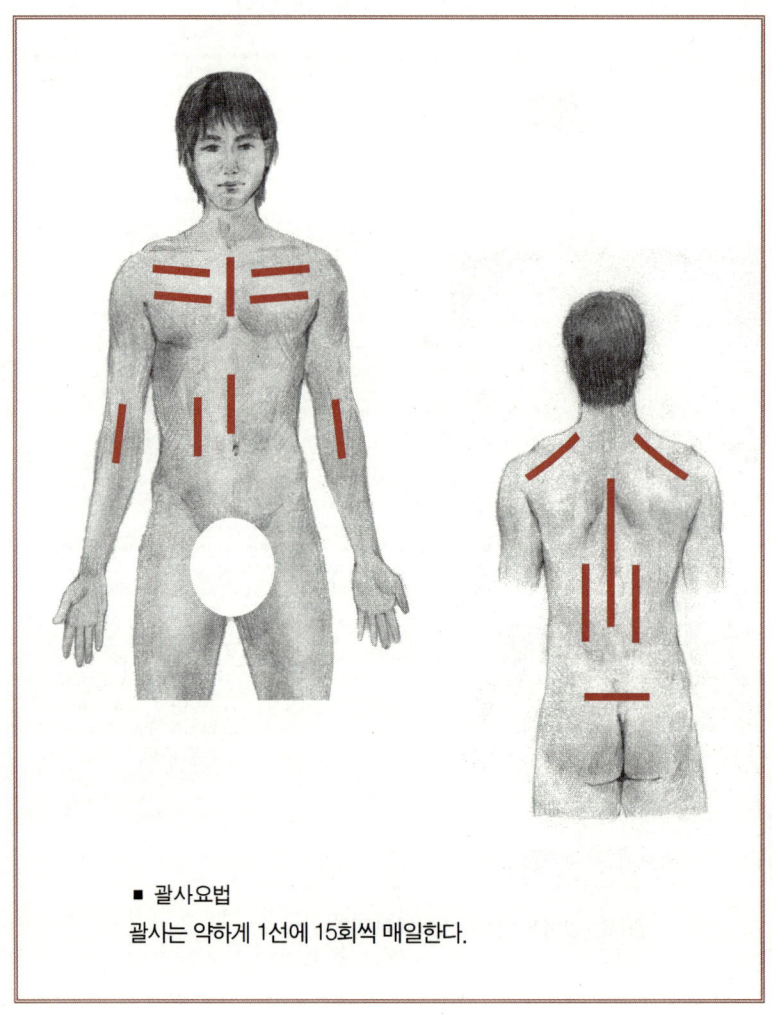

■ 괄사요법
괄사는 약하게 1선에 15회씩 매일한다.

54. 심장 판막증

심 뇌막염이 경과되거나 매독, 동맥경화증 등이 원인이 되며 선천적인 경우도 있다. 판막이 폐쇄되어야 할 때 완전히 폐쇄되지 않아 일정한 간극이나마 혈액이 역류되는 것을 말한다.

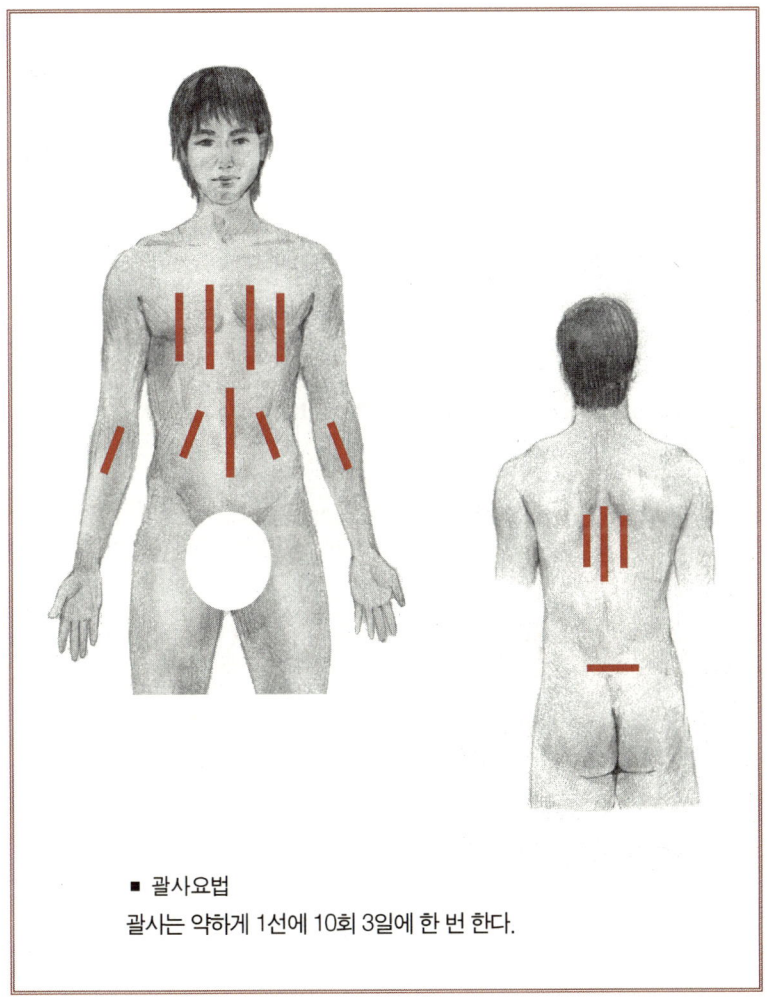

■ 괄사요법
괄사는 약하게 1선에 10회 3일에 한 번 한다.

55. 협심증

심장 근육에 산소가 부족하여 발생하는 질환으로 심장부나 등에 발작적인 동통이 발생한다. 대개 발작은 갑자기 일어나지만 간혹 흉부의 이상감각, 불안감등의 전조가 있으며 발생 시에는 가슴 중앙의 1/3 부분에 극심한 동통이 일어난다.

혈압은 발작 초기에 올라가고 맥박은 빠르며 지속 시간은 1~5분 정도이며 그 수는 일정하지 않다.

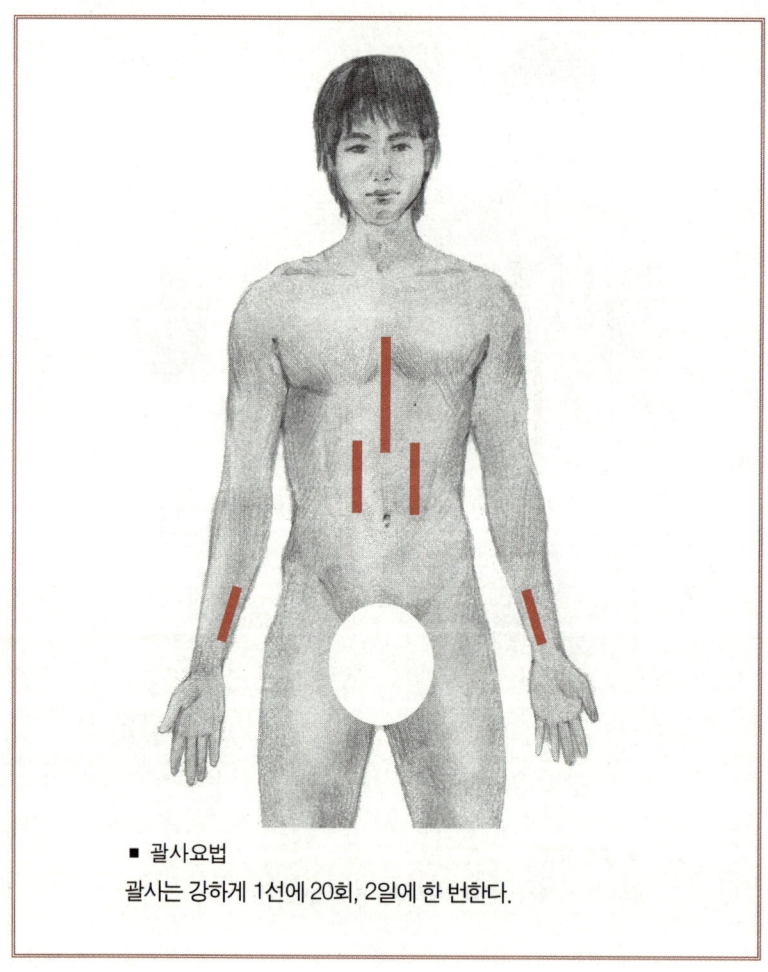

■ 괄사요법
괄사는 강하게 1선에 20회, 2일에 한 번한다.

56. 심근 경색증

갑작스런 쇼크와 함께 지속적인 협심증성 동통이 일어나고 이어 심근의 국소 괴사에 의한 증상이 나타난다. 통증은 좌측 전 흉부와 흉부 하부에 발생하고 극심한 압박감을 느끼며 마치 송곳으로 찌르는 것 같은 느낌으로 인해 당장 죽을 것 같은 불안감에 휩싸이기도 한다.

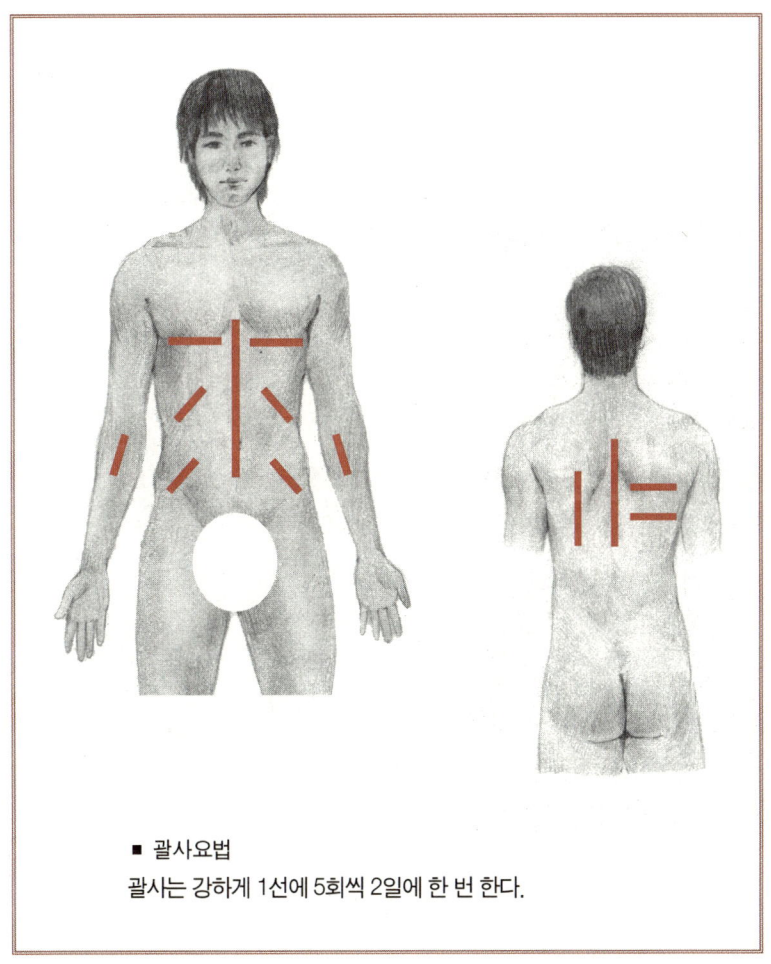

■ 괄사요법
괄사는 강하게 1선에 5회씩 2일에 한 번 한다.

57. 동맥 경화증

동맥의 벽이 두꺼워지고 단단해지면서 혈관이 탄력성이 떨어지고 노화된 것을 말한다. 대개 동물성 지방을 많이 섭취할 경우에 나타나며, 유전적인 경우도 있다. 자각 증상으로는 대개 정신력과 체력의 장애, 각종의 동통, 불면, 두통, 어지러움 등이며 흉통, 요통, 어깨통 등 심한 통증을 느낀다. 뇌혈관까지 침범을 받을 시에는 정신상태에 이변이 생기고 말초 혈관에 변화가 있을 시에는 팔다리의 냉감冷感과 경련, 동통, 혹은 이상 감각을 느낀다.

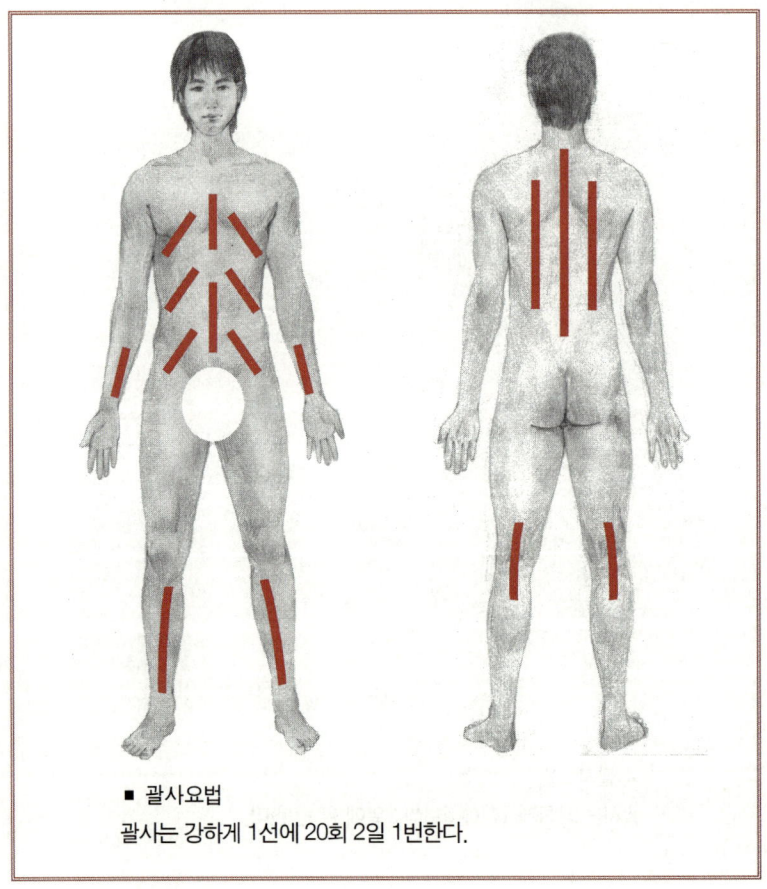

■ 괄사요법
괄사는 강하게 1선에 20회 2일 1번한다.

58. 고혈압

서서히 발병되기 때문에 고통을 느끼지 못하다가 진단이나 인체의 이상을 느낄 때 비로소 자신의 혈압이 높다는 것을 알게되며 그 정도가 심할 때에는 타인도 그 증상을 알게 된다. 초기에는 대개 두통, 편두통, 불면증, 이명 어지러움, 불안감, 건망증, 피로, 우울 등의 내신경 증상과 심장 압박, 운동시의 호흡 곤란 등을 느낀다.

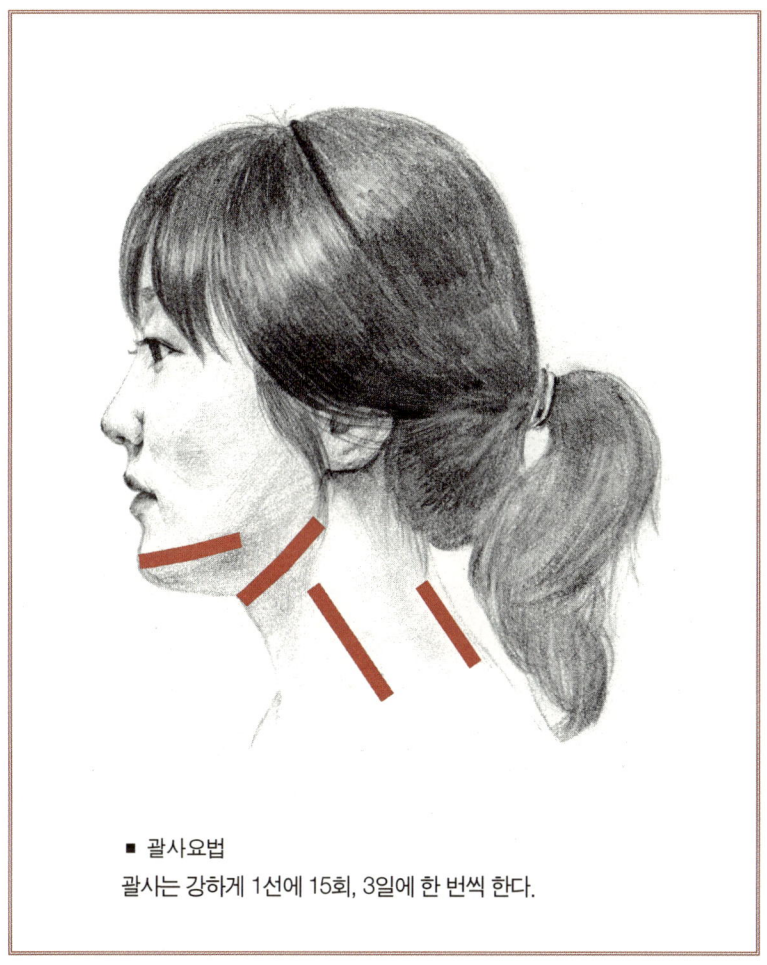

■ 괄사요법
괄사는 강하게 1선에 15회, 3일에 한 번씩 한다.

59. 저혈압

혈압에 관여하는 자율 신경계, 혈관 운동 신경계의 실조失措, 근육의 긴장 유전 등으로 인해 발생하며 피로, 불면, 이명, 집중력 저하, 사고력 감퇴 등이 나타난다.

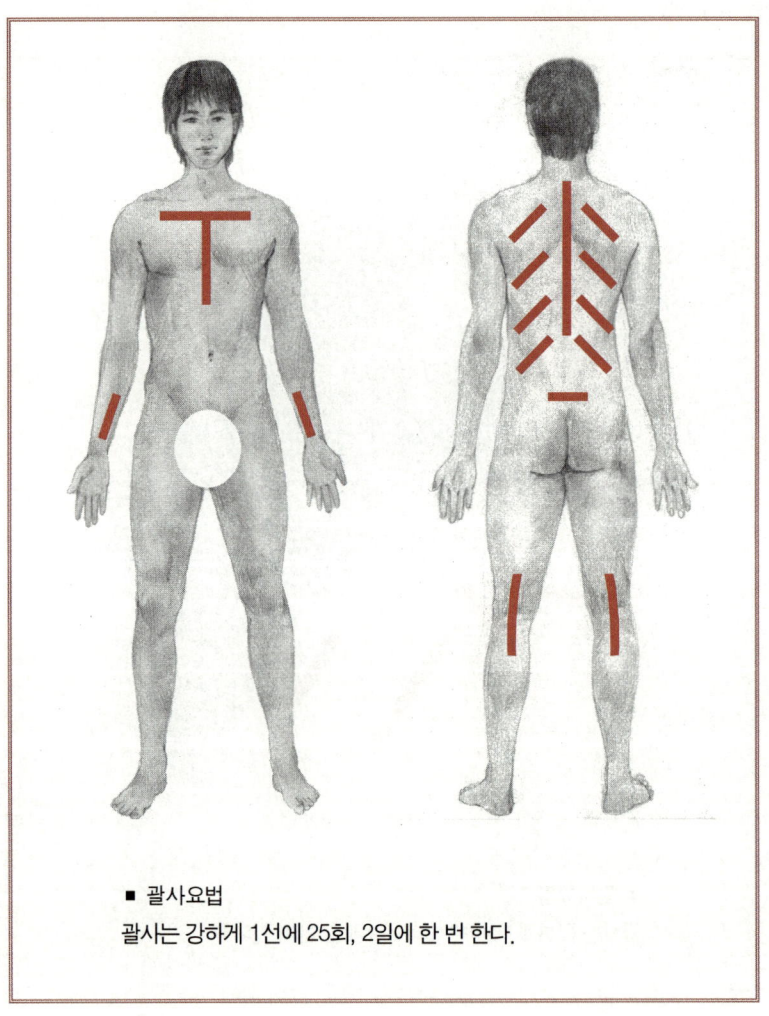

■ 괄사요법
괄사는 강하게 1선에 25회, 2일에 한 번 한다.

60. 빈혈

적혈구 수와 혈색소 양이 정상인에 비해 감소되는 현상으로서 두통, 어지러움, 이명, 졸도, 팔다리의 냉감, 운동 시에 호흡 촉박, 심계항진(가슴이 두근거림) 등이 일어난다.

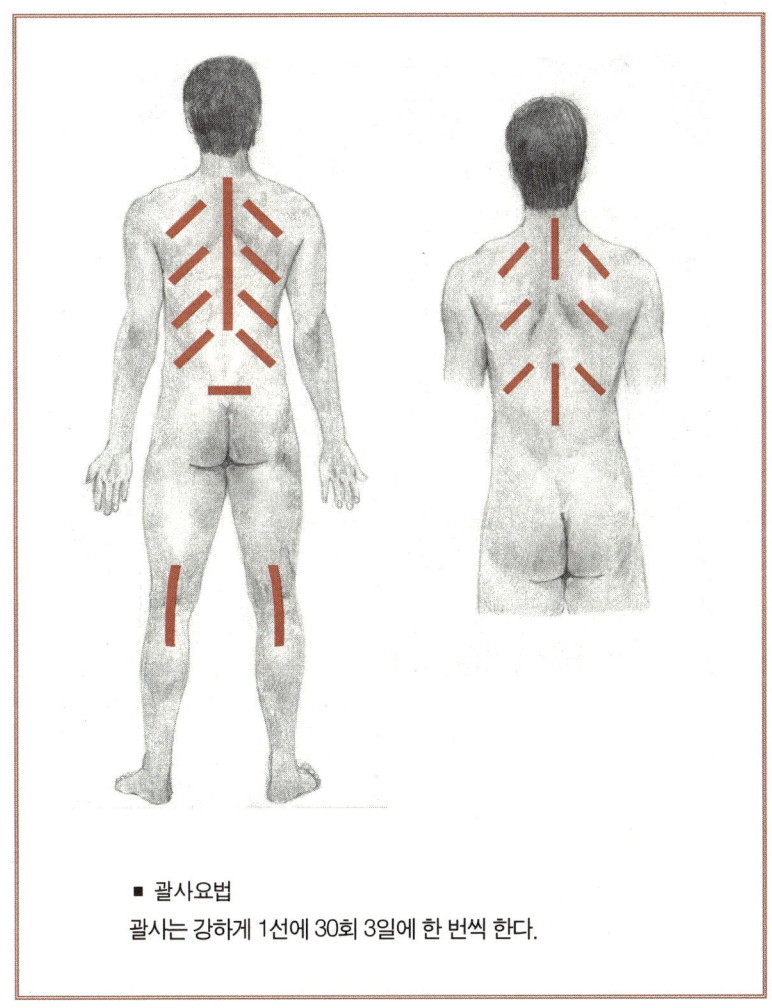

■ 괄사요법
괄사는 강하게 1선에 30회 3일에 한 번씩 한다.

61. 뇌졸중

갑자기 의식을 잃고 쓰러져 반신에 마비가 오는 증상을 뇌졸중이라 한다. 대개 이 병이 오기 전에는 두통 증상이 나타난다.

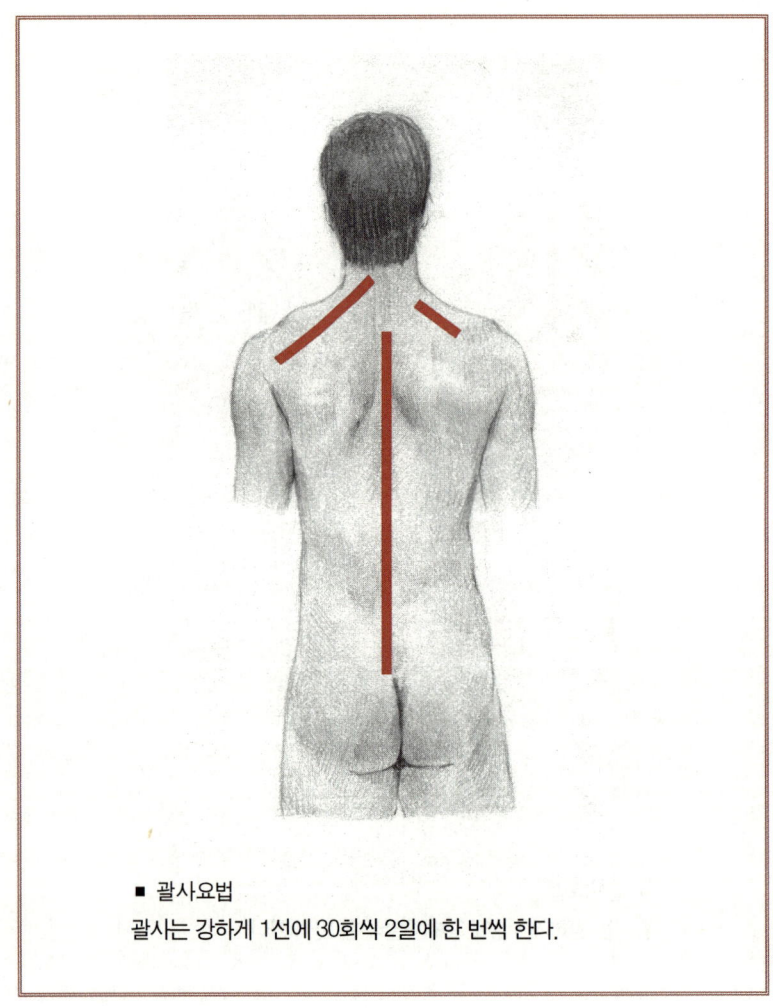

■ 괄사요법
괄사는 강하게 1선에 30회씩 2일에 한 번씩 한다.

62. 뇌일혈

대개 고혈압과 동맥경화증이 주된 원인으로 뇌혈관이 터지며 발병하는 증세이다.

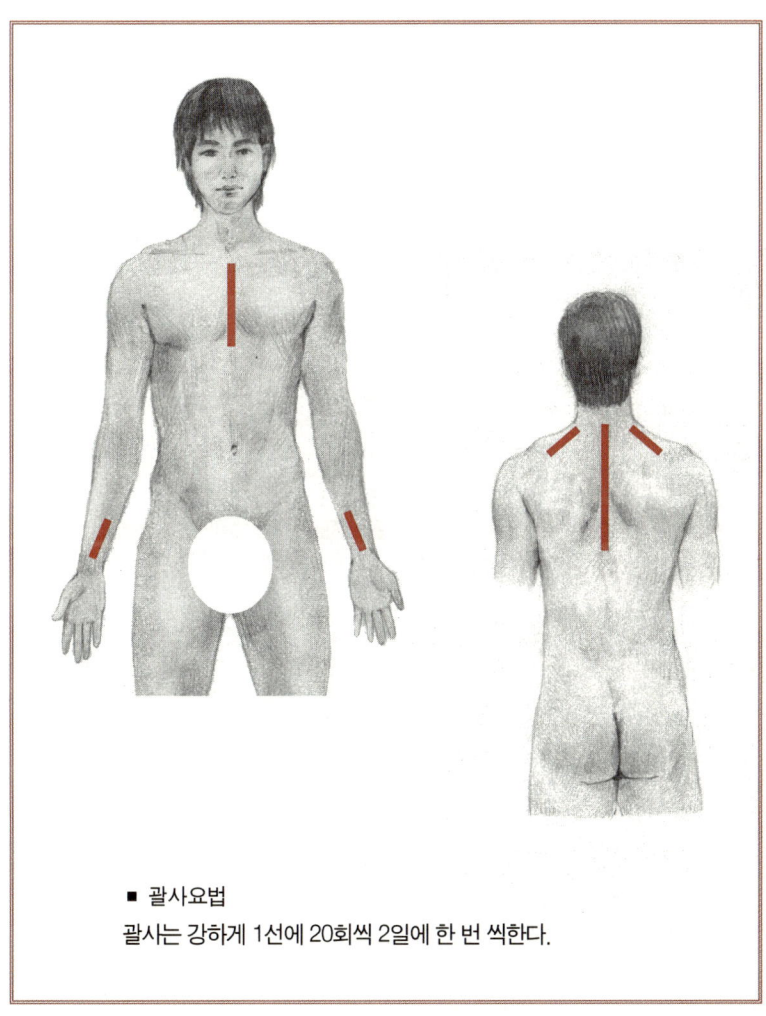

■ 괄사요법
괄사는 강하게 1선에 20회씩 2일에 한 번 씩한다.

63. 뇌빈혈

혈관 운동 신경의 공로에 의해 뇌 동맥이 수축되는 것으로서 신경질 적인 여성이 갑자기 놀라거나 공포, 오열 등의 정신 변화가 일어나 갑자기 졸도 한 것이다. 환자는 갑자기 얼굴이 창백해지고 팔 다리가 냉해진다. 식은 땀을 흘리고 맥박이 느리며 이명 및 구역질 구토 등을 동반한다. 심할 경우에는 눈이 캄캄해지며 의식을 잃고 졸도한다. 그러나 금방 의식을 되 찾는다.

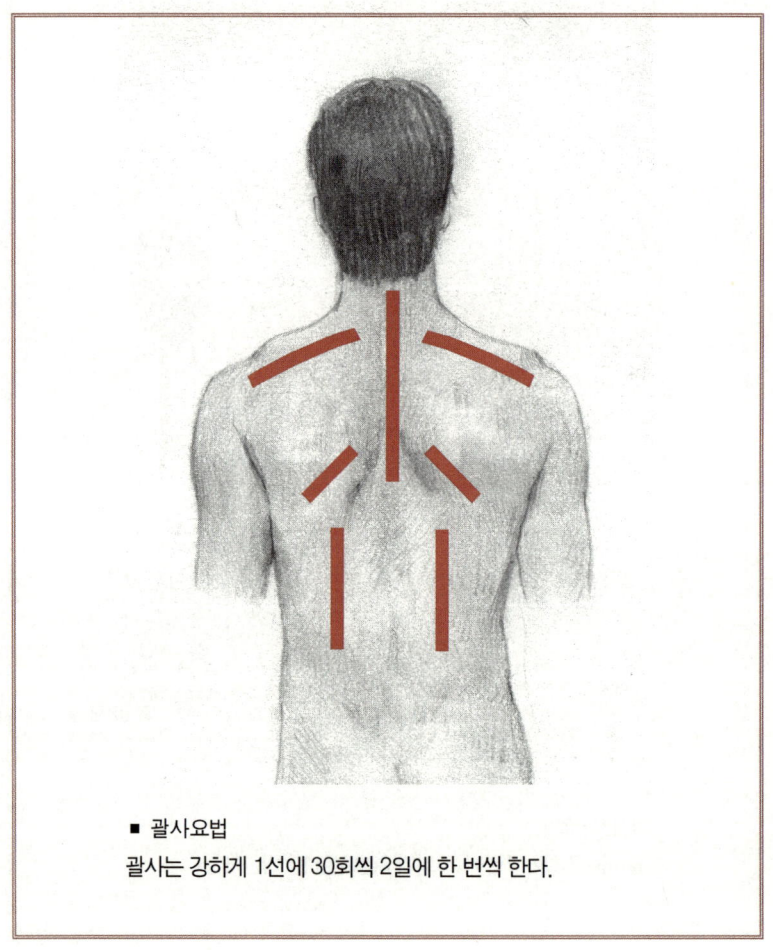

■ 괄사요법
괄사는 강하게 1선에 30회씩 2일에 한 번씩 한다.

64. 뇌충혈

동맥성 충혈은 급성으로 야기하는 일시적인 머리의 역상감이다. 과로나 정신 흥분, 특히 분노. 신장의 비대, 알콜 중독, 신체 다른 부위의 빈혈, 변비, 더운 여름에 머리를 노출시키거나 장시간 더운 실내에 머물러 뇌 표면이 가열될 때 나타난다. 눈이 충혈 되면 어지럽고 머리가 아프며 구역질, 구토 동공의 축소 등을 야기하고 때로는 졸도하여 인사 불성이 되기도 한다. 인사 불성 시에는 호흡이 깊어지고 맥박은 약하거나 강해진다.

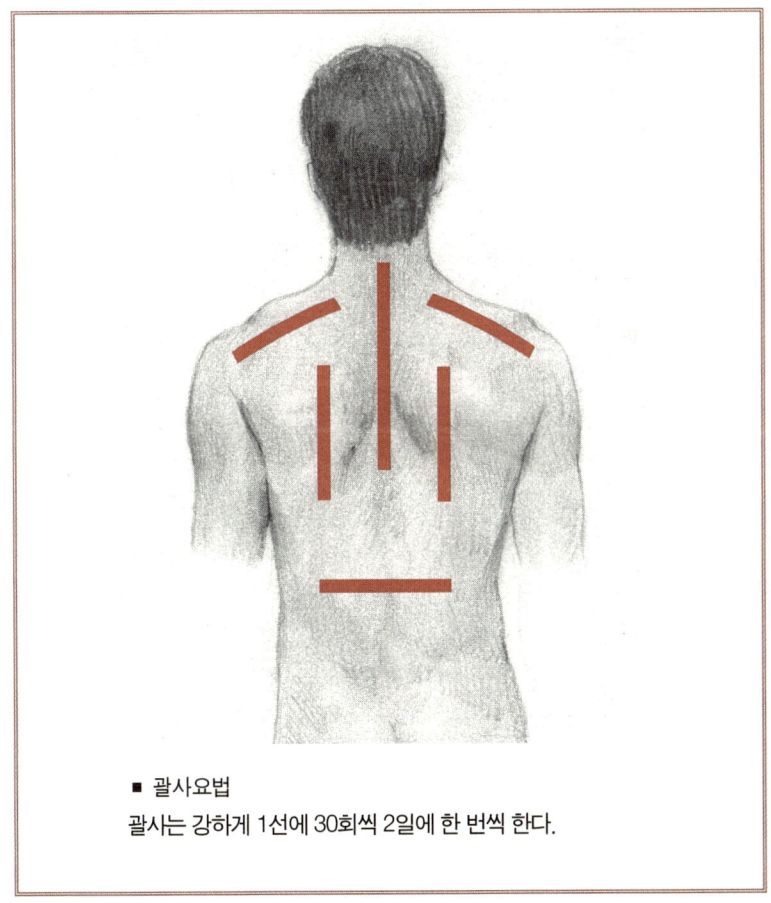

■ 괄사요법
괄사는 강하게 1선에 30회씩 2일에 한 번씩 한다.

65. 뇌출혈

아무런 예고도 없이 일어나기도 하고 어지럽거나 머리가 아프거나 귀에서 소리가 나거나 잠이 오지 않거나 눈의 망막 출혈 정신이상 등의 전조가 있은 다음에 발생하기도 한다. 일단 혈관이 파괴되면 돌연히 심한 뇌 증상이 나타나는데 이것을 졸중 발작이라고 한다. 심하면 의식을 잃고 출혈 부위에 따라 사망하는 수도 있다.

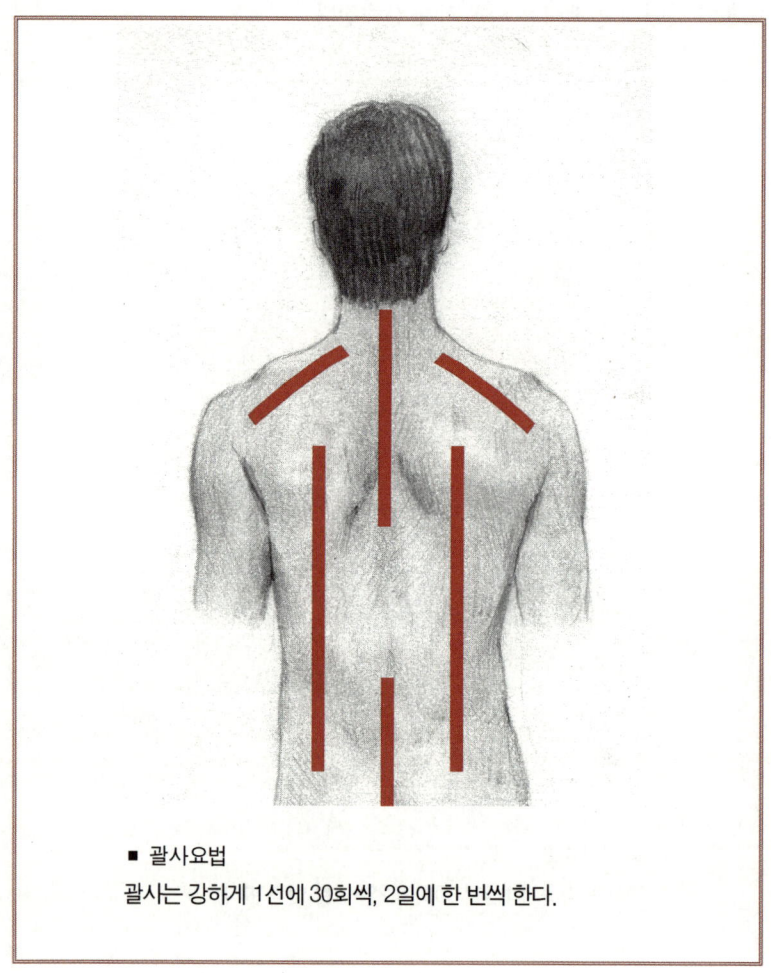

■ 괄사요법
괄사는 강하게 1선에 30회씩, 2일에 한 번씩 한다.

66. 뇌혈전

동맥의 말초 구역에 있는 뇌 섬유가 허약하여 괴사를 일으켜 기능이 제대로 작동되지 못 하는 경우이다. 뇌 혈전과 뇌 색전을 통털어 뇌 경색이라고 한다. 병이 야기된 혈관의 대소와 위치에 따라서 나타나는 증상도 다양하다. 의식장애 또는 한쪽에 마비가 되는 것과 상관없이 의식은 전혀 침해받지 않고, 침해받는다 해도 아주 단시간 동안 지속된다.

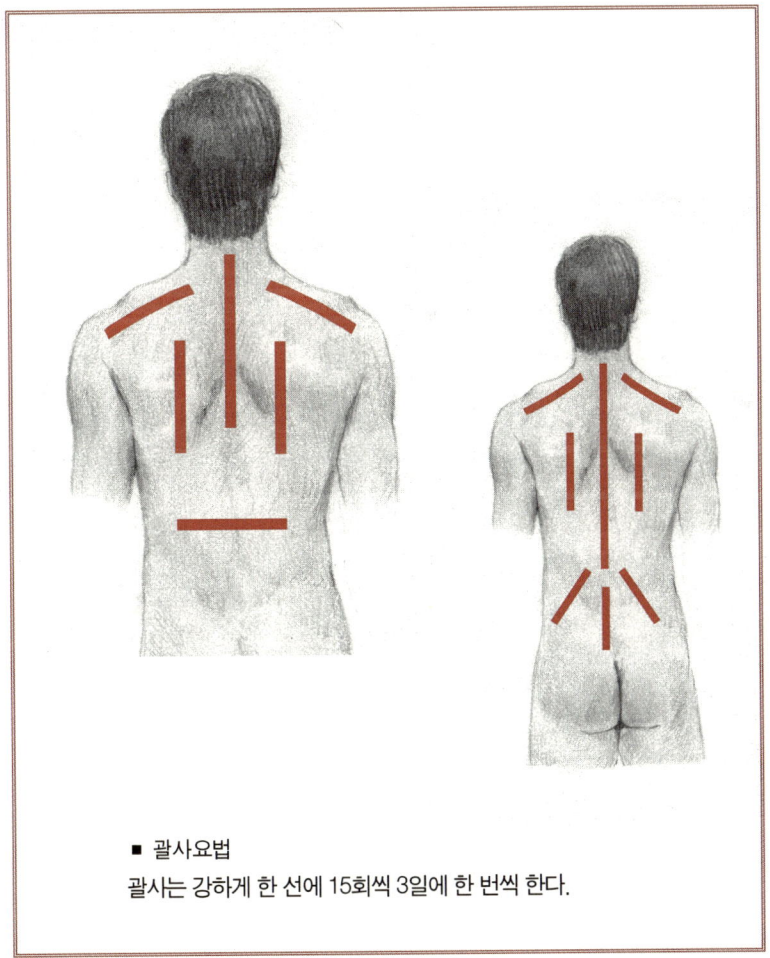

■ 괄사요법
괄사는 강하게 한 선에 15회씩 3일에 한 번씩 한다.

67. 뇌동맥 경화증

뇌 출혈과 뇌 경색의 기초 질환이다. 주로 나이가 많은 사람에게 나타나고 4,50대에 나타날 수도 있다. 유전적 관계가 많고 과식, 과음, 흡연과다, 과로 등으로 나타나며 망상, 두중, 두통, 이명, 수면장애, 팔다리의 저림 등이 나타나는데 특히 기억력 감퇴가 심하다. 전신 증상은 병이 심하면 나타나지 않는다.

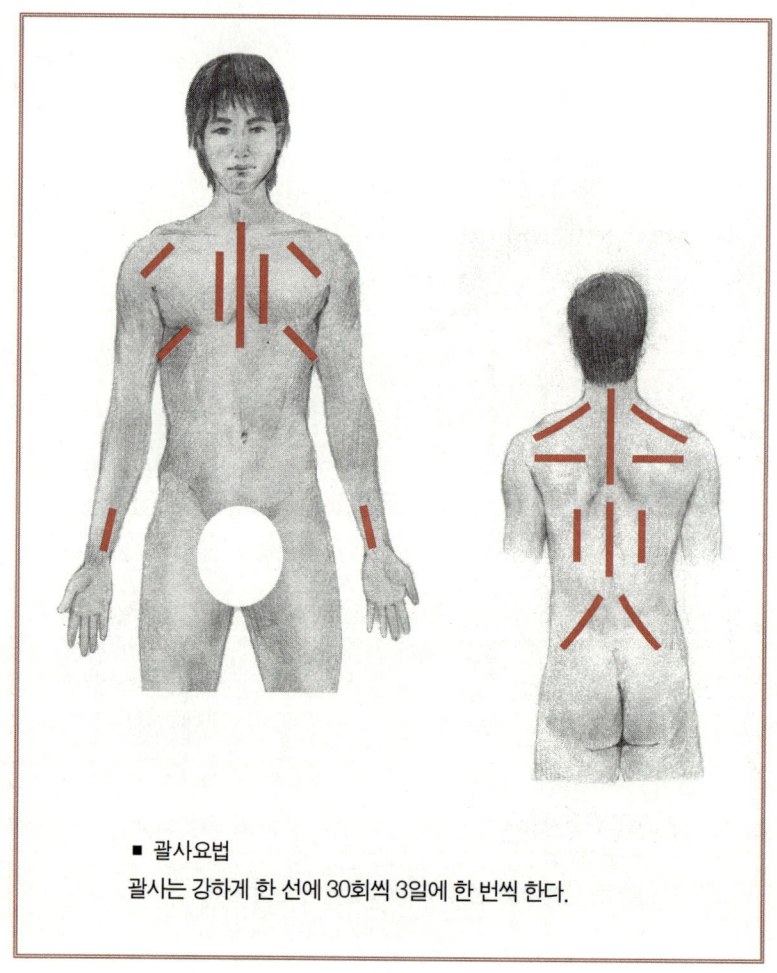

■ 괄사요법
괄사는 강하게 한 선에 30회씩 3일에 한 번씩 한다.

제2부 증상에 따른 치료법

04 신경계·근육계 질환

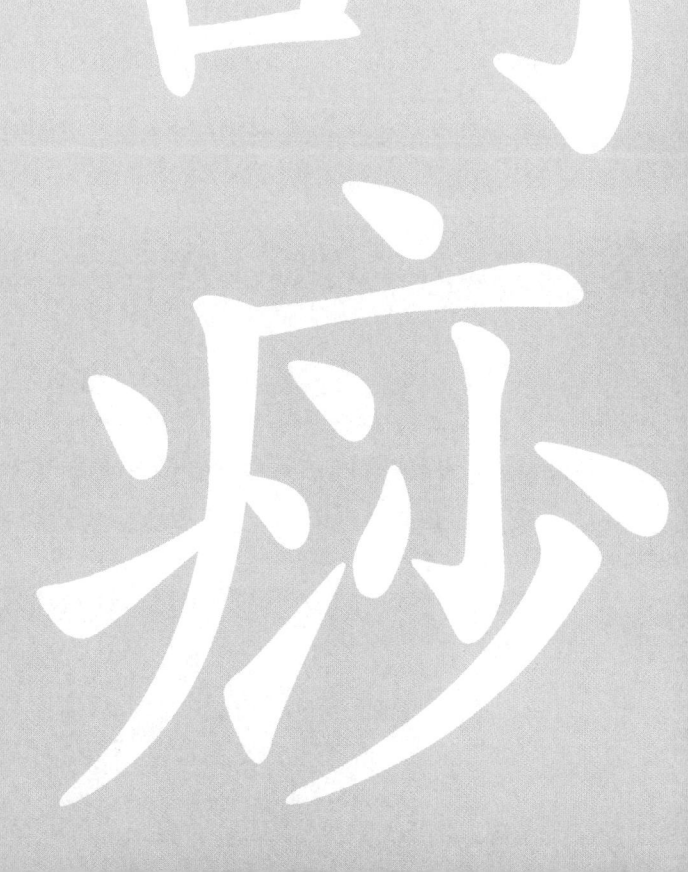

68. 류머티스

다수의 관절에 흐르면서 장액성 염증과 동통을 일으키고 동시에 심장, 혈관, 피부, 뇌 등에 염증성 변화를 일으키는 급성 질환이다. 증상은 오한, 고열에 이어 관절이 종창되고 동통을 일으키면서 시작하며 보통 39°~40° 전후의 고열이 나고 병의 진행 범위가 여러 군데로 퍼져 관절에 변화가 일어날 때에는 상당히 진행된 상태이다. 관절은 1~2개 이상의 사지 관절에 침해를 받는데 주로 무릎 관절, 족 관절에 침해를 받는다. 또한 침해받은 관절 주위로 계속 퍼져나가는 것이 특징이다.

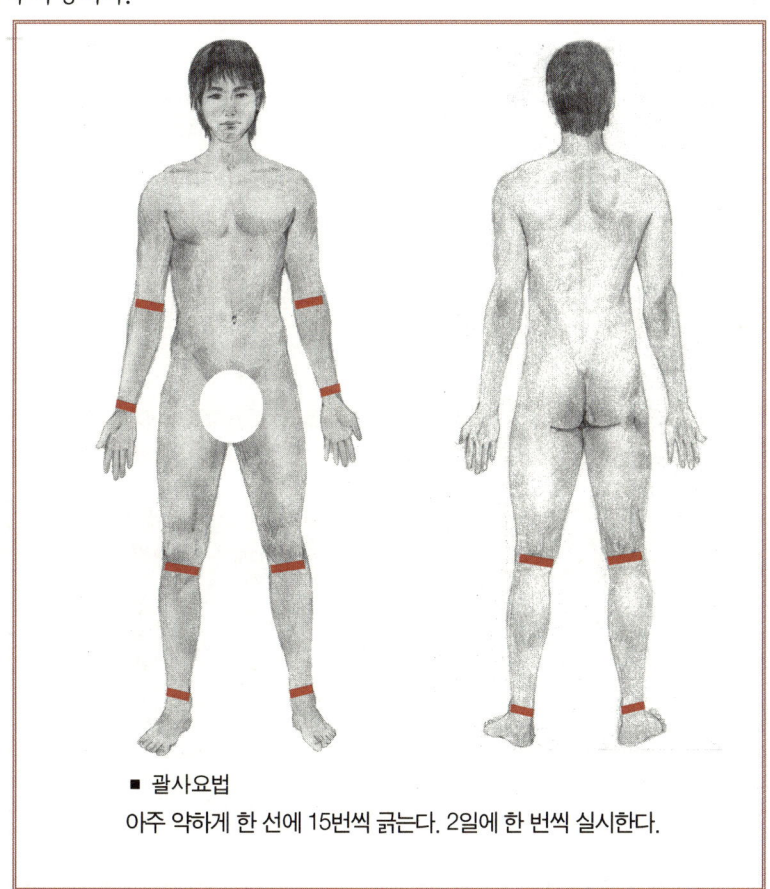

■ 괄사요법
아주 약하게 한 선에 15번씩 긁는다. 2일에 한 번씩 실시한다.

69. 만성 관절 류머티스

류머티스가 만성화되어 그 관절 주위 조직이 만성 염증이 생겨 골이 위축되는 만성 다발성 전염성 관절 질환이다. 대개 발열은 느리나 간혹 급격하게 발생하기도 하며 초기에는 관절통이 심하게 일어나며, 대부분은 한쪽 편에만 일어나지만 급성 발증 시에는 다발성 관절염으로 시작된다. 관절통이 일어나기에 앞서 전신에 권태감이나 피로감 등의 전구 증상이 일어나는 경우가 있다. 초기 증상으로는 식욕 부진, 체중 감소, 미열, 저혈압, 팔다리에 다한 및 쇠약감, 수족 관절 동통이 일어난다.

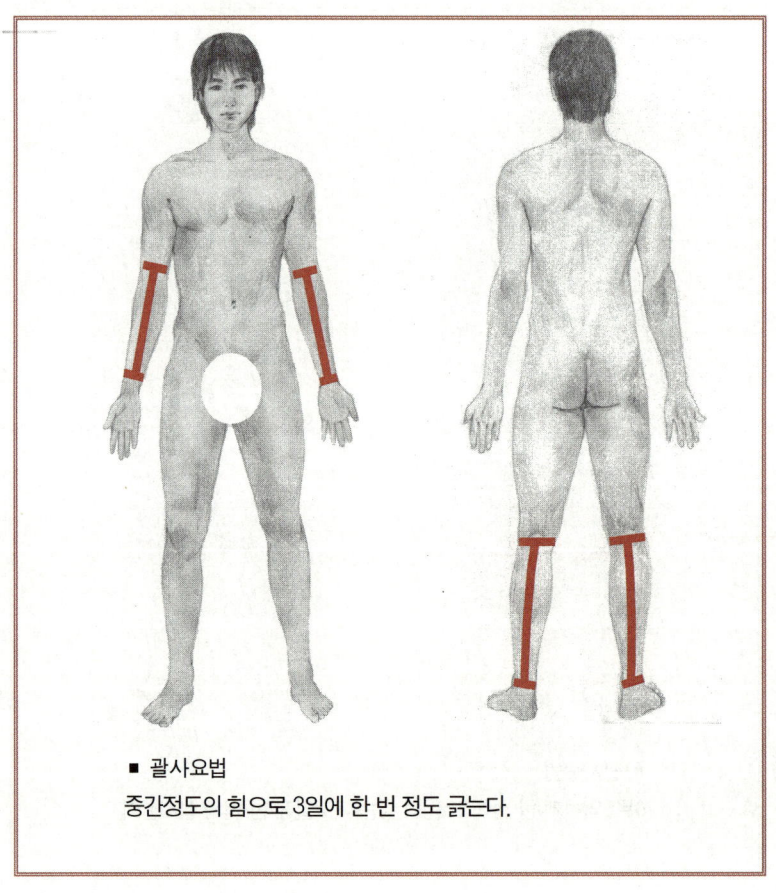

- 괄사요법
중간정도의 힘으로 3일에 한 번 정도 긁는다.

70. 연소성 류머티스 관절염

16세 이하의 남성에게 주로 일어나며 성인의 류머티스성 관절염과 약간 차이가 있다. 관절 증상 외에 고열, 발진, 흉막염, 신근염 등의 전신 증상이 일어나는 것을 스틸(Still)병이라고 한다. 이 병이 오래 지속되면 발육이 늦어지고 관절병의 변화가 다발성이다.

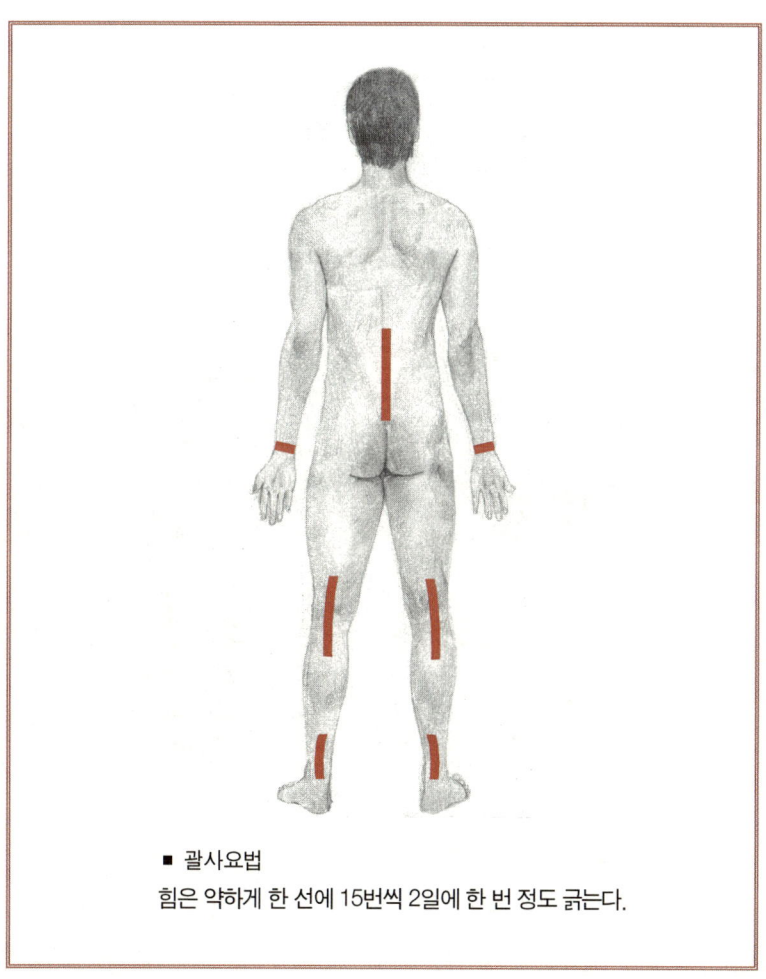

■ 괄사요법
힘은 약하게 한 선에 15번씩 2일에 한 번 정도 긁는다.

71. 장액성 관절염

균의 감염 없이 일어나는 무균성 염증으로 관절의 과로, 외상, 타박, 염좌 등에 의한 것이다. 무릎 관절과 고 관절에 많이 일어나며 관절 내에 장액성 삼출물이 생겨 파동을 일으키고 종창, 동통, 열감 등을 느끼고 보행에 장애가 약간 일어난다. 전신 증상은 없다.

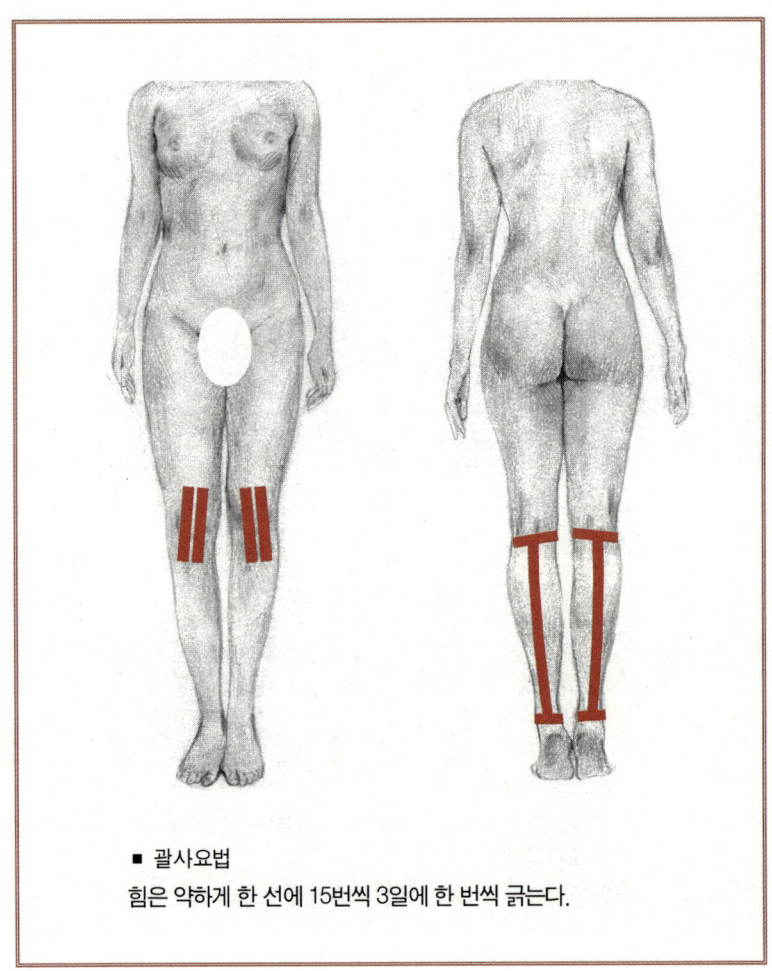

■ 괄사요법
힘은 약하게 한 선에 15번씩 3일에 한 번씩 긁는다.

72. 화농성 관절염

심한 패혈증이나 산후열 및 임균, 폐렴 구균, 연쇄 구균, 포도 구균 등이 원인이 되고, 관절 주위에 화농성(골수염)의 파급에 의해서도 일어난다. 갑자기 오한과 함께 발열하며 대개 단발성이나 간혹 다발성도 있다. 무릎에 가장 많이 발생한다. 관절에 심한 종창, 열감, 통증, 긴장 밑 기능 장애가 있다. 시간이 오래되면 관절이 강직되고 병적 탈고가 일어난다.

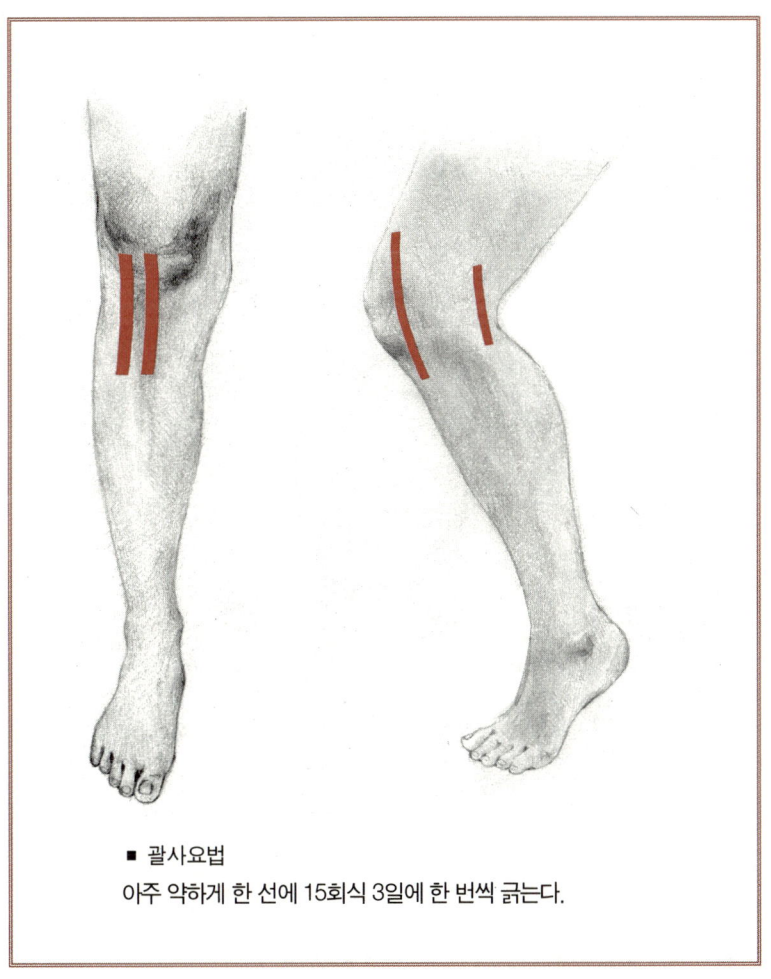

■ 괄사요법
아주 약하게 한 선에 15회식 3일에 한 번씩 긁는다.

73. 임균성 관절염

임질에 의해 발생, 임균의 혈행에 따라 파급되며 관절염을 일으킨다. 처음에는 전신 관절에 통증이 일어나지만 1~2일 사이에 한 관절 내지 두세 관절에만 국한한다. 가장 많이 침해받는 것이 무릎 관절이며 그 다음이 어깨 관절이다. 극심한 동통이 일어나고 관절 주위에는 종창이 일어나고 부종이 생긴다. 보통 2~3주 사이에 삼출물이 흡수되어 치료되지만 수 개월이 경과되는 수도 있다. 테이핑 요법으로 통증완화와 기능 회복에는 도움이 되지만 원인 제거는 전문의사의 지시에 따라야 한다.

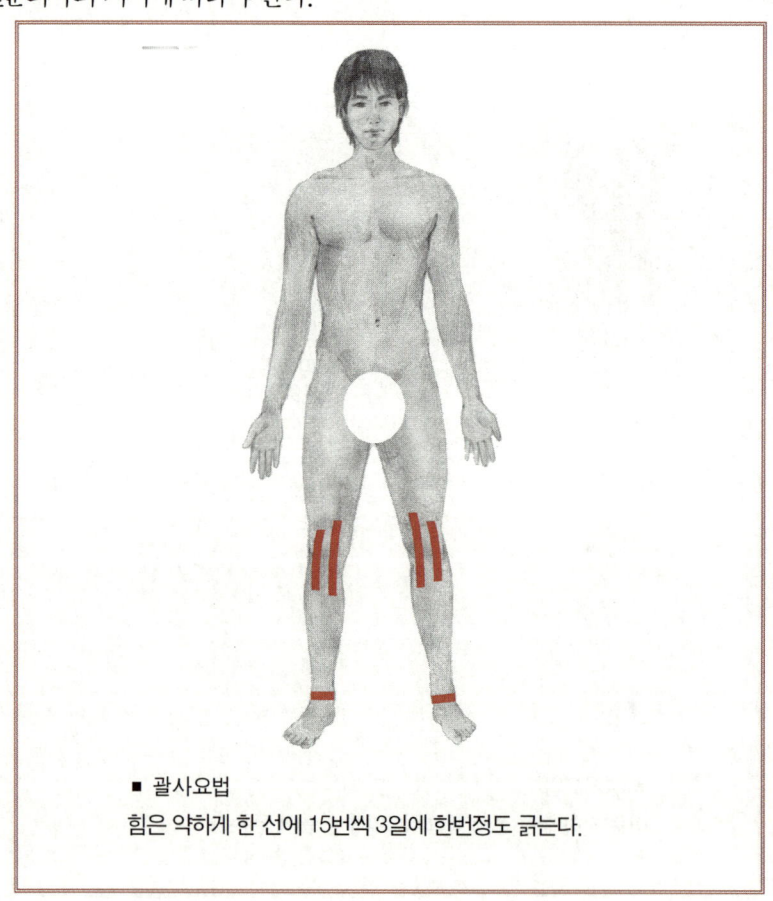

■ 괄사요법
힘은 약하게 한 선에 15번씩 3일에 한번정도 긁는다.

74. 변형성 관절증·1

  일종의 소모성 변화로서 관절에 퇴행성 변화(연골)와 증식성 변화(골)가 동시에 발생하여 서서히 진행되면서 관절이 변형되고 통증과 운동 제한이 일어나는 것을 말한다.

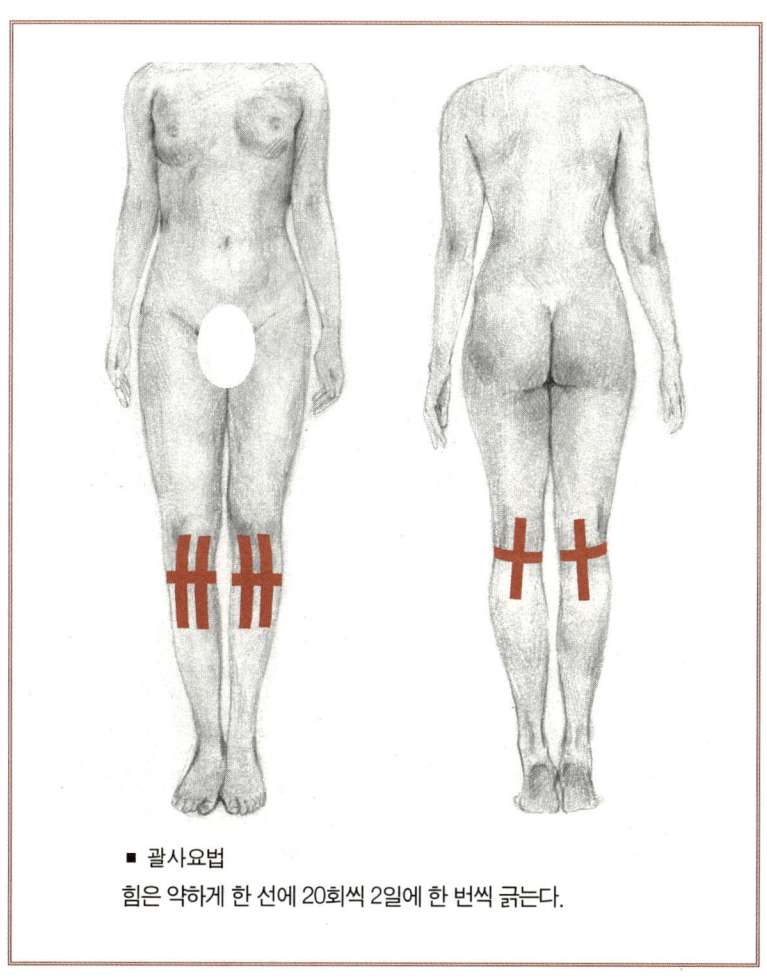

■ 괄사요법
힘은 약하게 한 선에 20회씩 2일에 한 번씩 긁는다.

75. 변형성 관절증·2

관절과 연골이 노화되면서 기계적인 영향(관절의 과도한 사용)이 오래 지속되어 일어나는 것으로 주로 50세 이상에게 많이 발생한다.

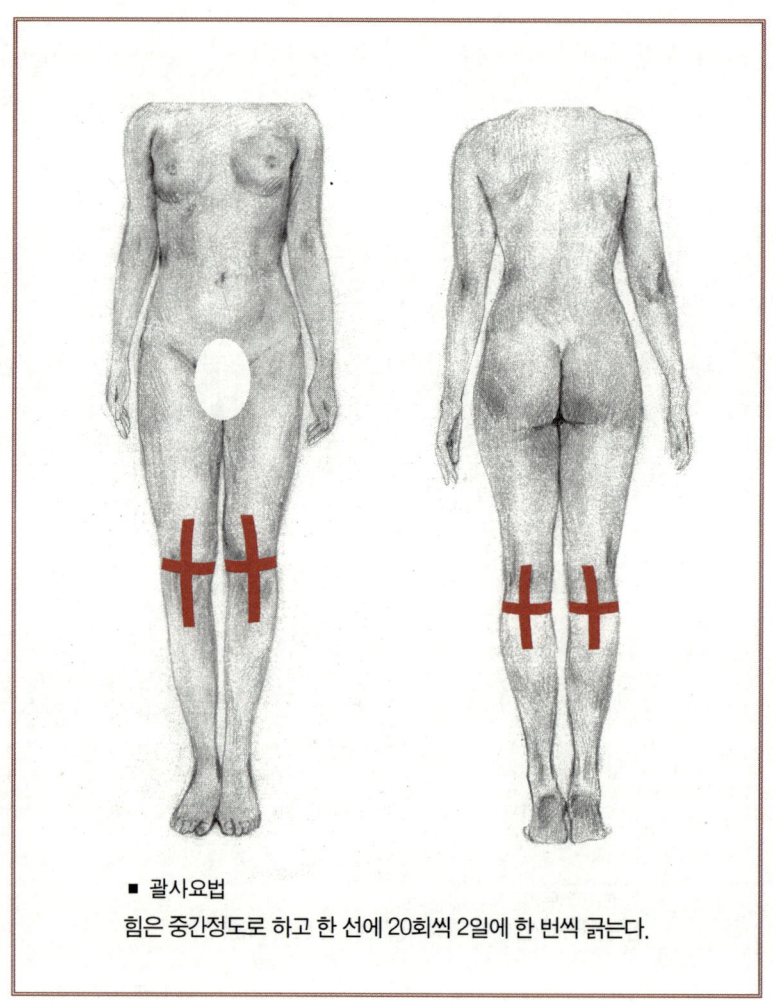

■ 괄사요법
힘은 중간정도로 하고 한 선에 20회씩 2일에 한 번씩 긁는다.

76. 변형성 관절증·3

후천성 관절 질환이나 외상(골절)의 손상에 의해 일어나는 것으로, 젊은 사람에게도 발생한다. 갱년기 후의 여성에게 있어서도 관절이 종창, 변형되는 것을 많이 볼 수 있다.

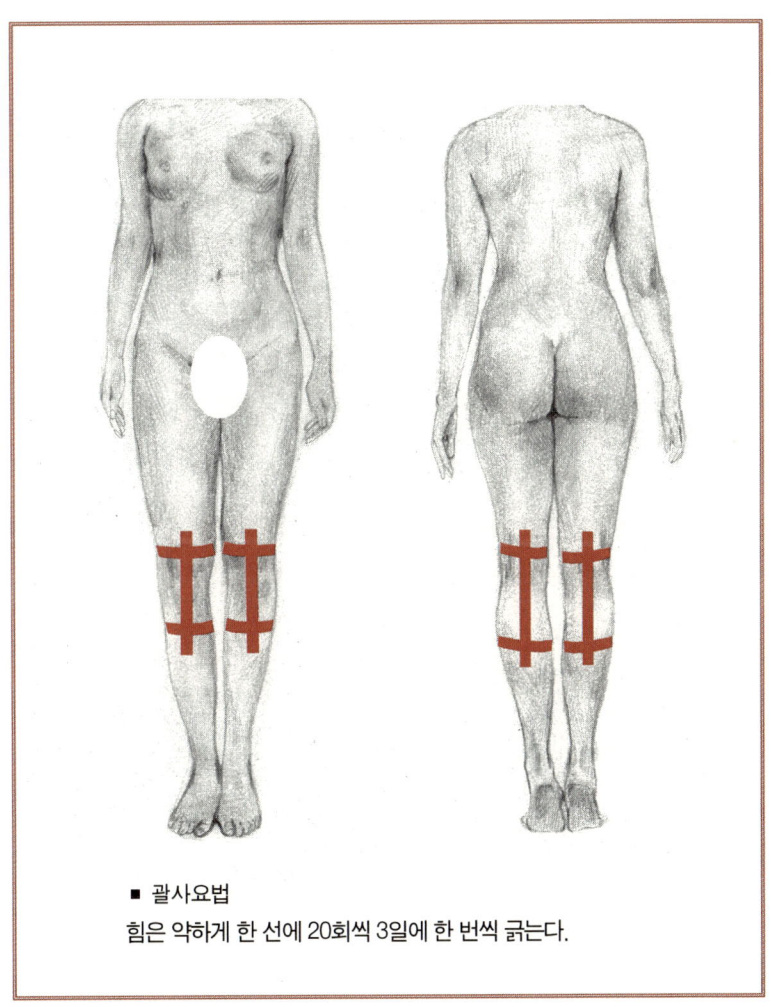

■ 괄사요법
힘은 약하게 한 선에 20회씩 3일에 한 번씩 긁는다.

77. 신경병성 관절증

특유한 관절 질환으로서 신경 질환에 수반되는 조직 영향 장애의 한 증상이다. 척수에 발생하는 것을 척수로 성 관절증이라고 하는데 이것이 가장 대표적이다. 무릎 관절에 제일 많이 발생하고 그 다음이 고관절, 견관절, 주관절 등이다. 대부분은 양측에 동시에 나타나며 관절에 다량의 장액이 고이고 관절은 변형 혹은 탈구가 된다.

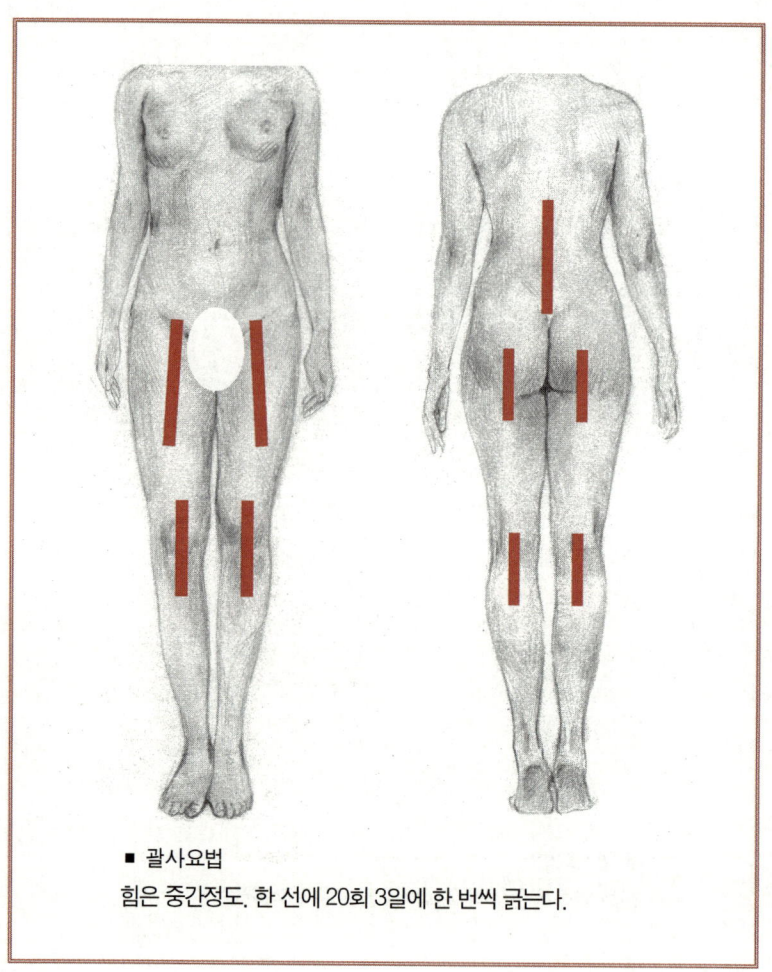

- 괄사요법

힘은 중간정도. 한 선에 20회 3일에 한 번씩 긁는다.

78. 관절 통풍

대사 장애에 의해서 혈액 중에 요산이 증가하여 요산염이 관절에 침착하여 통풍 발작과 통풍성 심착물이 생긴다. 10~20%는 유전성이다. 지나친 육식의 섭취, 음주 및 비만한 사람들이 잘 걸린다. 환자의 95% 이상이 남성이고 통풍 발작은 대개 밤에 일어나는 것이 특이하다. 대개 좌측에 일어나며 격통을 야기하면서 종창, 발열 등의 증상이 나타난다. 수 개월 내지 1~2년의 간격을 두고 반복 증상이 나타난다. 괄사 요법으로서 통증 완화 및 기능 회복에는 큰 도움이 되지만 원인 제거를 위해서는 전문 의사의 지시를 따라야 한다.

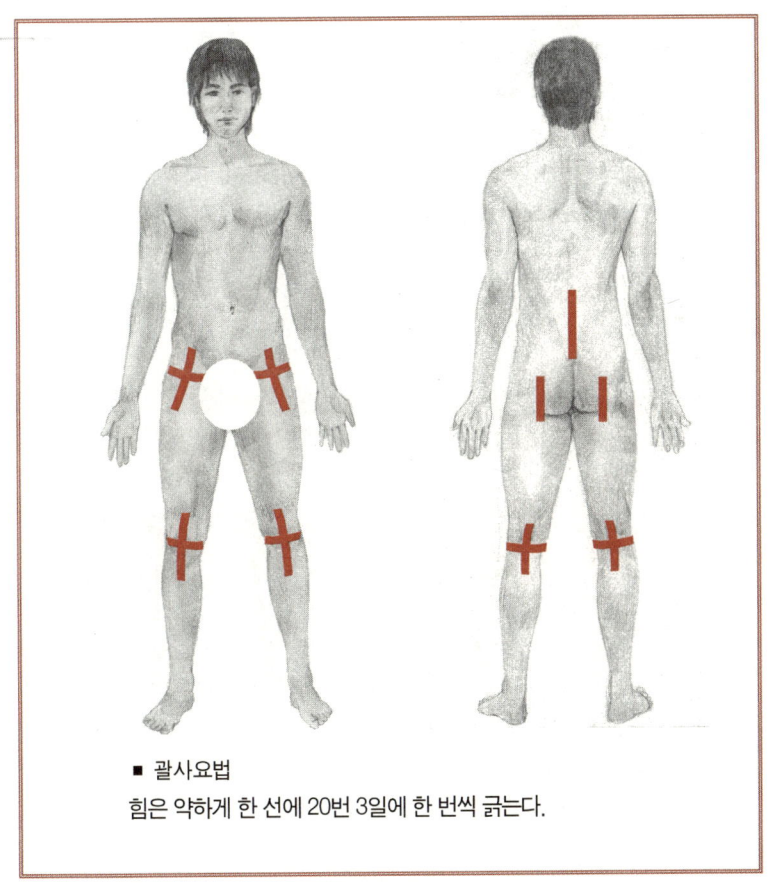

■ 괄사요법
힘은 약하게 한 선에 20번 3일에 한 번씩 긁는다.

79. 관절 구축과 관절 강직

구축은 관절염 상호간에 유착되지 않고 관절 주위 부분의 조직과 단단하게 구축되어 관절의 운동이 어렵게 되는 상태이다. 강직은 관절 내의 변형에 의해 서로 유착되어 관절의 운동이 완전히 또는 심하게 불가능하게 되는 상태이다. 구축이 오래 지속되면 결과적으로 강직이 된다.

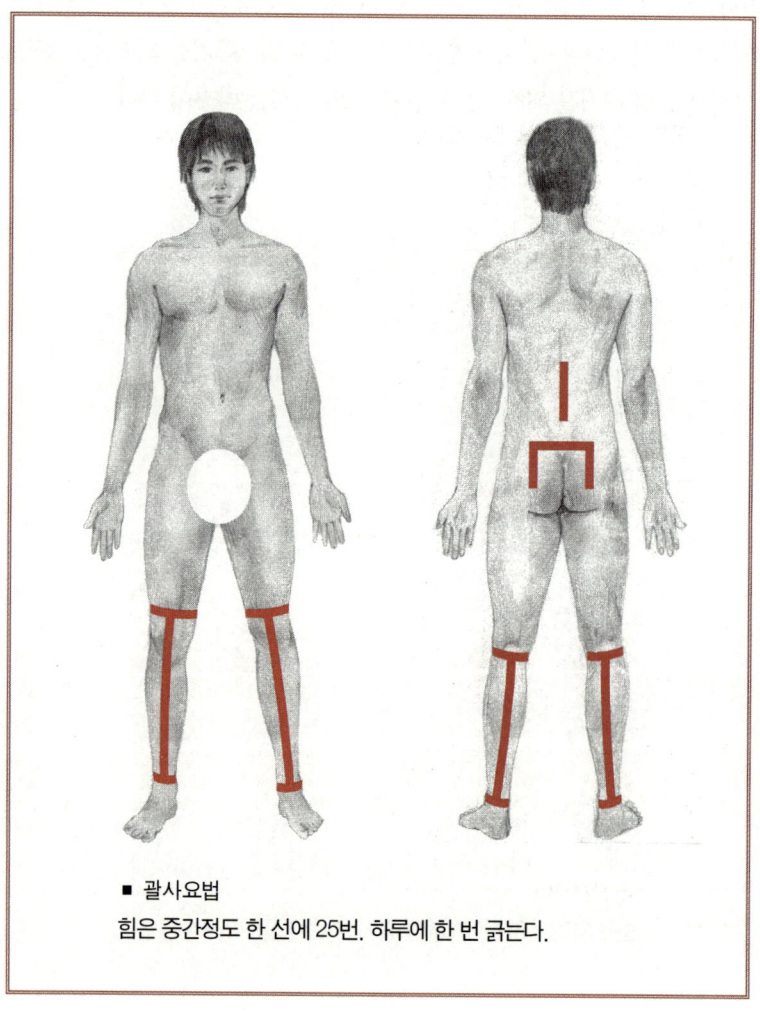

■ 괄사요법
힘은 중간정도 한 선에 25번. 하루에 한 번 긁는다.

80. 관절 타박

충돌이나 타격에 의해 활막이나 관절포가 손상되는 것이다. 관절에 동통이 심하고 압통을 호소하며 경미한 운동에도 제한받는다. 관절 내에 혈종 및 파동 등의 증상이 나타난다. 절대 과격한 운동을 피해야 하며 괄사 요법은 증상적 완화에 큰 도움이 된다.

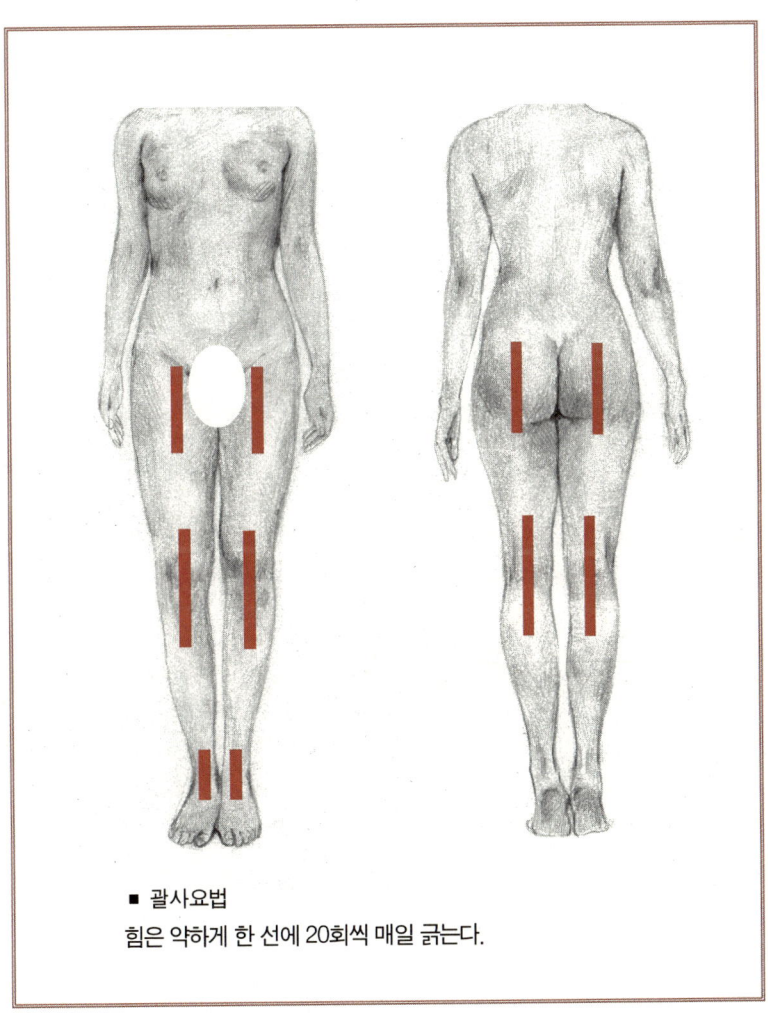

■ 괄사요법
힘은 약하게 한 선에 20회씩 매일 긁는다.

81. 관절 염좌

과도한 관절 운동 또는 관절의 생리적인 운동 범위를 넘어서서 운동이 강제로 일어나는 현상이다. 주로 폭력을 사용 할 때나 피해를 입을 때 생기는데 관절포나 인대는 상당히 손상되며 관절 상호간의 관계는 정상적으로 유지되기 힘들다. 피해를 입은 관절은 상당한 통증을 호소하며 수 분이 지난 뒤에도 통증이 계속되면 관절포나 인대의 열상, 혹은 그 이상의 손상이 생기는 경우다. 괄사요법을 강하게 한 뒤에도 통증이 지속될 시에는 전문 의사에게 가야 한다.

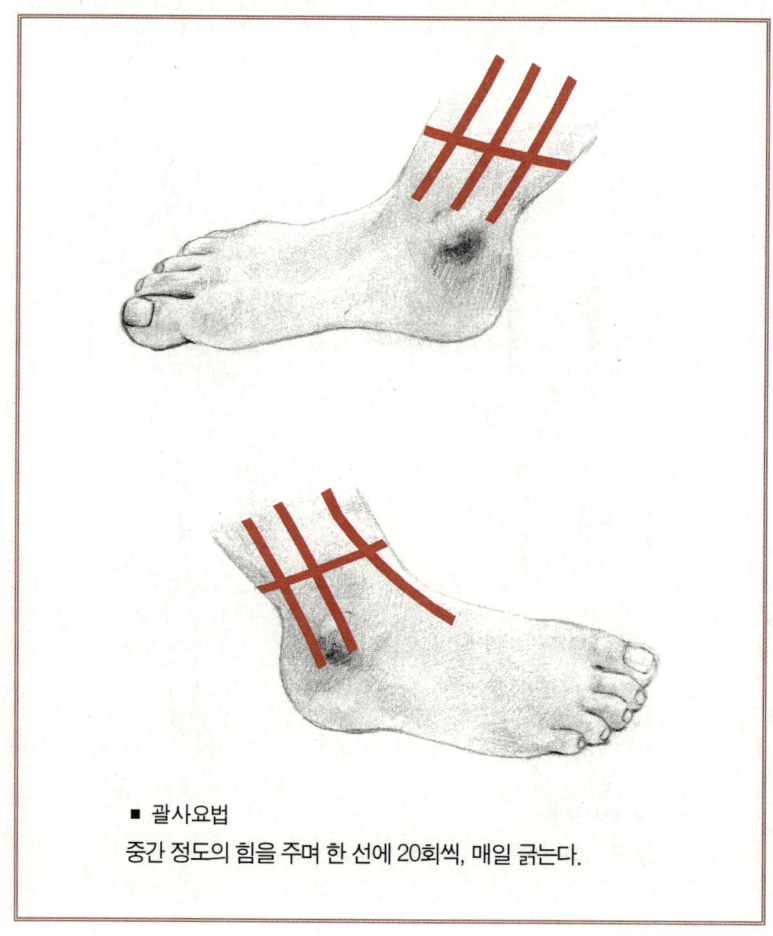

■ 괄사요법
중간 정도의 힘을 주며 한 선에 20회씩, 매일 긁는다.

82. 관절 탈구·1

외력에 의해 관절을 작용하여 그 관절의 생리적 운동 범위 이상으로 운동이 가해지면 관절포나 인대가 손상을 입어 관절포가 찢어진 틈으로 돌출되어 나오는 상태이다. 탈구 시에 관절면의 일부가 접촉되어 있는 것을 부전 탈구라고 하며, 관절면의 접촉이 완전히 상실된 것을 완전 탈구라고 한다. 이 때에는 전문 의사에게 가서 깁스를 하고 깁스를 뗀 다음에 괄사요법을 하면 좋다.

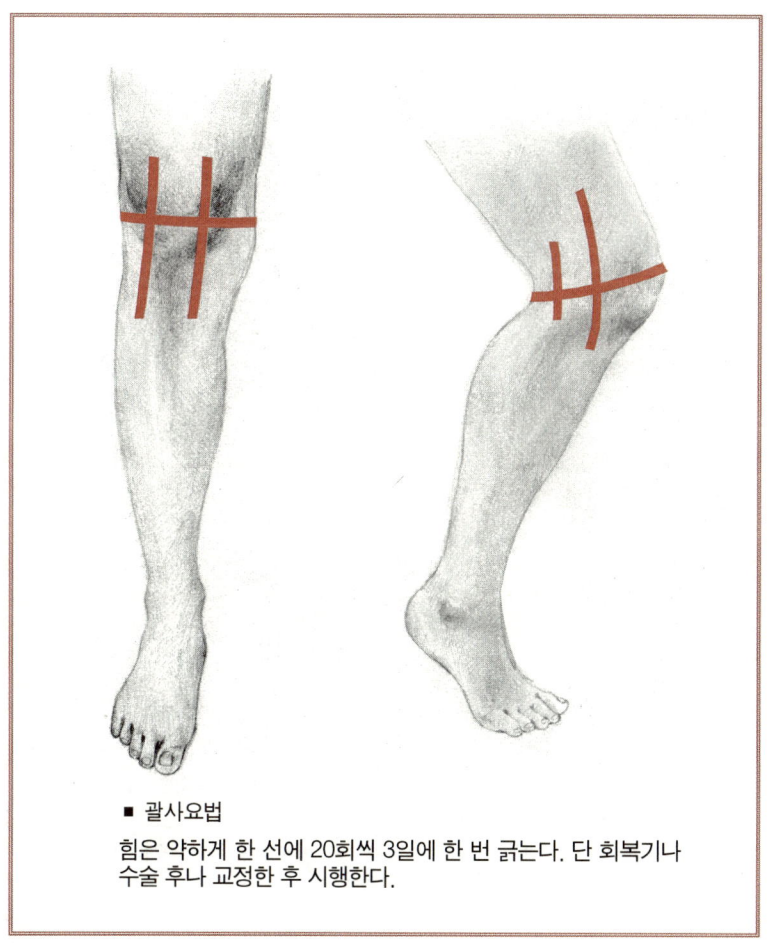

■ 괄사요법
힘은 약하게 한 선에 20회씩 3일에 한 번 긁는다. 단 회복기나 수술 후나 교정한 후 시행한다.

83. 관절 탈구 · 2

외상성 탈구. 바깥의 힘에 의해 힘이 가한 반대 편에 있는 관절포가 손상을 입어 탈구되는 것이다. 간접 외력에 의한 경우는 정상적인 관절 운동 이상으로 운동이 약해지며 탈구의 정도는 외력의 정도와 공간의 길이와 관계가 있다. 관절의 형태 변화, 골의 돌출, 피부 함몰, 관절의 위치에 이상이 있으며, 정상적인 자세로 있으면 고통이 생기기 때문에 독특한 자세를 취하게 된다.

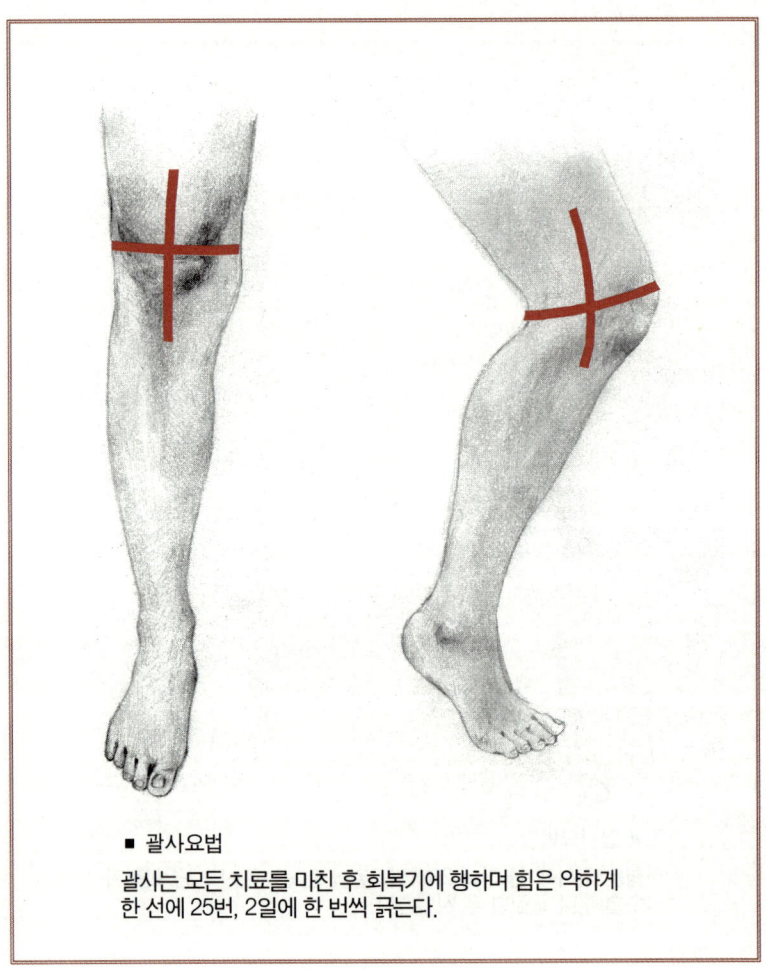

■ 괄사요법
괄사는 모든 치료를 마친 후 회복기에 행하며 힘은 약하게 한 선에 25번, 2일에 한 번씩 긁는다.

84. 관절 탈구 · 3

　병적 탈구. 외력 이외의 원인으로 인해 발생하는 탈구이다. 선천성을 제외하고 후천적인 것은 관절 구축이나 관절 강직이 합병된다. 선천적인 경우는 골의 발육 결함에 의해 발생하는 것으로 고관절에 잘 나타난다. 외상적인 것이 아니므로 관절포 내의 탈구로서 구축을 일으키지 않는 한 관절의 운동은 자유롭고 또한 통증은 없다. 각 관절 및 원인에 따라서 다르나 항상 관절부의 변형과 기능장애를 수반한다. 특히 불량한 자세의 구축이나 강직을 일으키는 경우는 기능장애가 더 심해지게 된다.

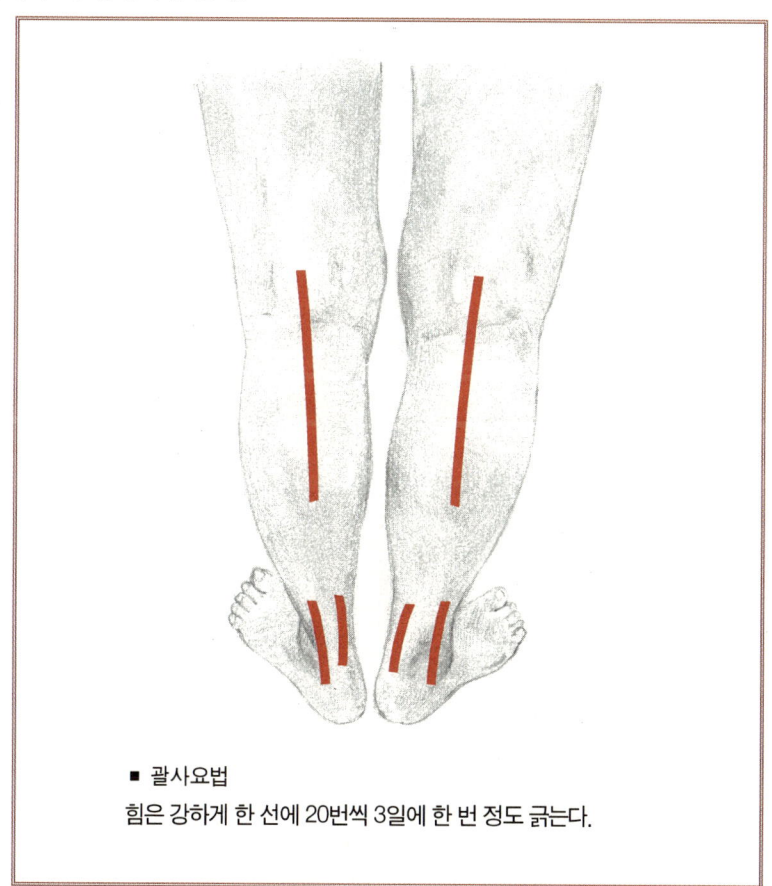

■ 괄사요법
힘은 강하게 한 선에 20번씩 3일에 한 번 정도 긁는다.

85. 편파성 외상

경추 염좌라고도 하는데, 주로 자동차의 충동 시에 발생하는 외상이다. 충돌 시에 먼저 목이 강하게 뒤로 휘청거리게 되고 이어서 중량이 무거운 머리가 뒤로 젖힌다. 충돌 시에 그 반대쪽으로 목이 전굴되고 이어 후굴된다. 이 현상은 급정차 시에도 마찬가지로 일어난다.

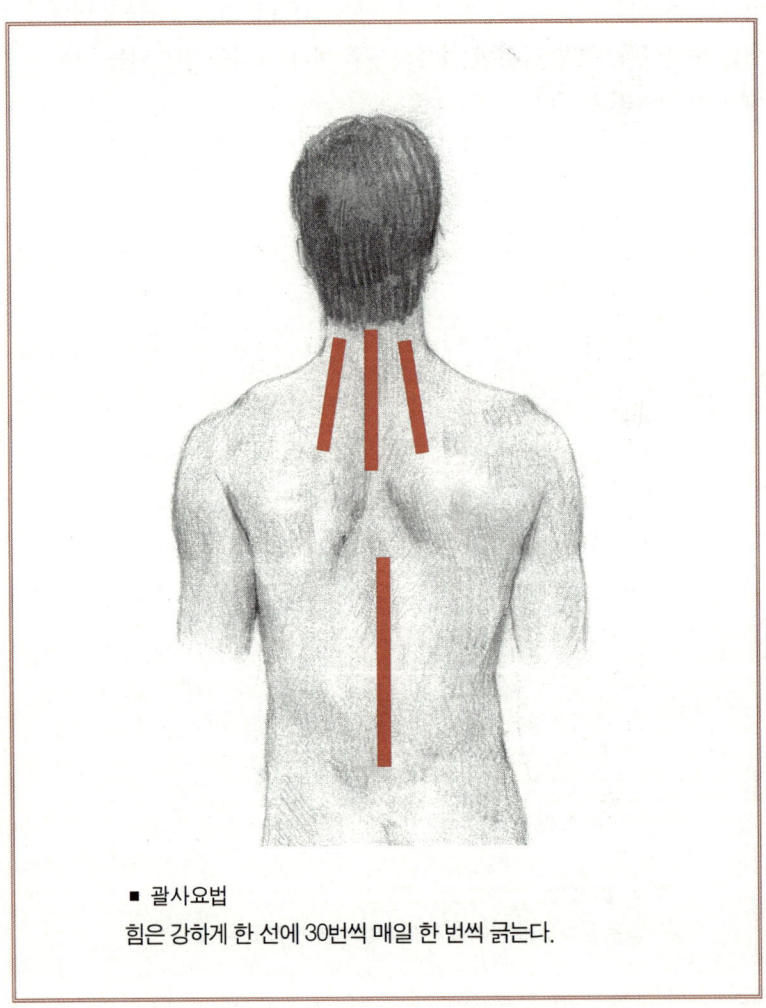

■ 괄사요법
힘은 강하게 한 선에 30번씩 매일 한 번씩 긁는다.

86. 오십견

견관절 동통과 운동이 제대로 되지 않는 질환으로서 40세 이후에 발생하며, 오십견을 동통성 견관절, 고착증, 동통견 또는 동결견이라고도 부른다. 50~60세 층에 많이 발생하고 주로 견관절의 동통과 운동이 자유롭지 못하며 발증 상태는 급성으로 시작하는 것과 처음부터 만성적인 것 등 일정하지 않고, 동통의 상황이나 정도도 일률적이지 못하다. 동통은 견갑부, 승모근부, 항부에 방산되는 것까지 다양하다. 또 어깨에서 상환까지 동통이 발생되기도 하고, 심한 경우는 손가락까지 이른다. 대개 야간에 더욱 심하다.

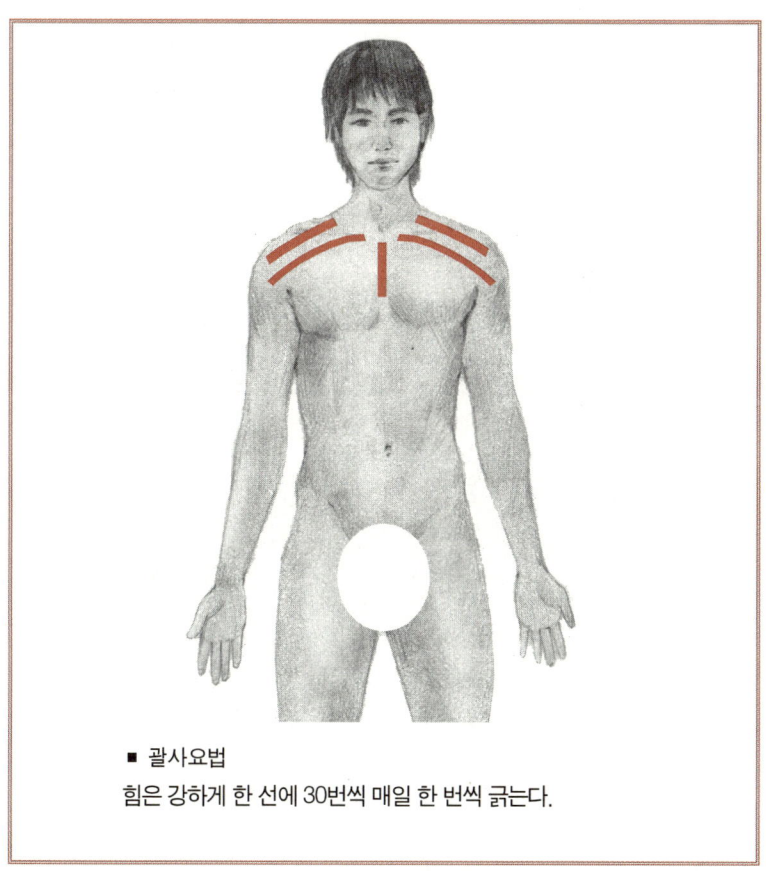

■ 괄사요법
힘은 강하게 한 선에 30번씩 매일 한 번씩 긁는다.

87. 결합 직염(근막증, 근육 류머티스)

외상, 피로, 한랭하고 습윤한 자리에서의 장기간 작업, 기온의 급변, 정신적 흥분 등으로 일어나며 유독한 대사상물이 울체되어 종창으로 야기된다. 발병 부위는 목, 어깨, 허리 및 가슴 등이며, 근육의 압통과 종창으로 인해 운동 장애가 일어나며 경과도 일정치 않다. 피로감과 권태감을 잘 느낀다. 단 장기간 부자유한 자세를 취하면 통증을 느끼게 된다.

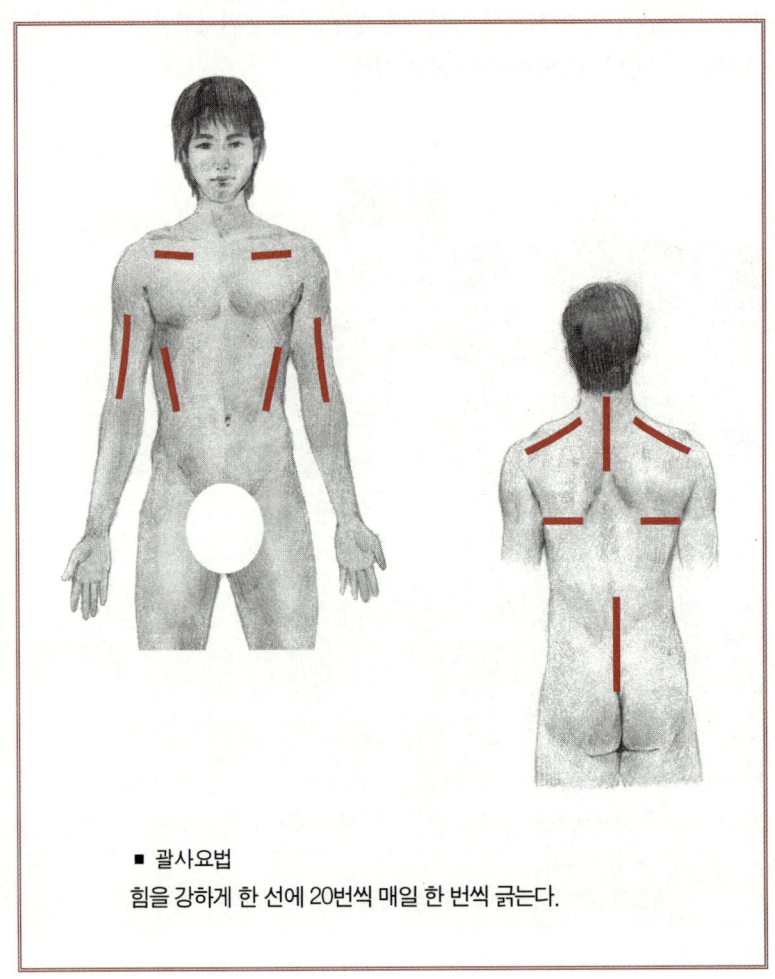

■ 괄사요법
힘을 강하게 한 선에 20번씩 매일 한 번씩 긁는다.

88. 근피하 손상

근의 과도한 굴신에 의해서 근이 단열되는 것으로서 부전발열과 완전 반열이 있다. 갑작스러운 운동이나 타박 시에 발생하며 심한 통증과 기능 장애가 일어난다. 아킬레스건의 단열이 가장 많이 발생하는데 괄사 요법으로 좋은 효과를 볼 수 있다.

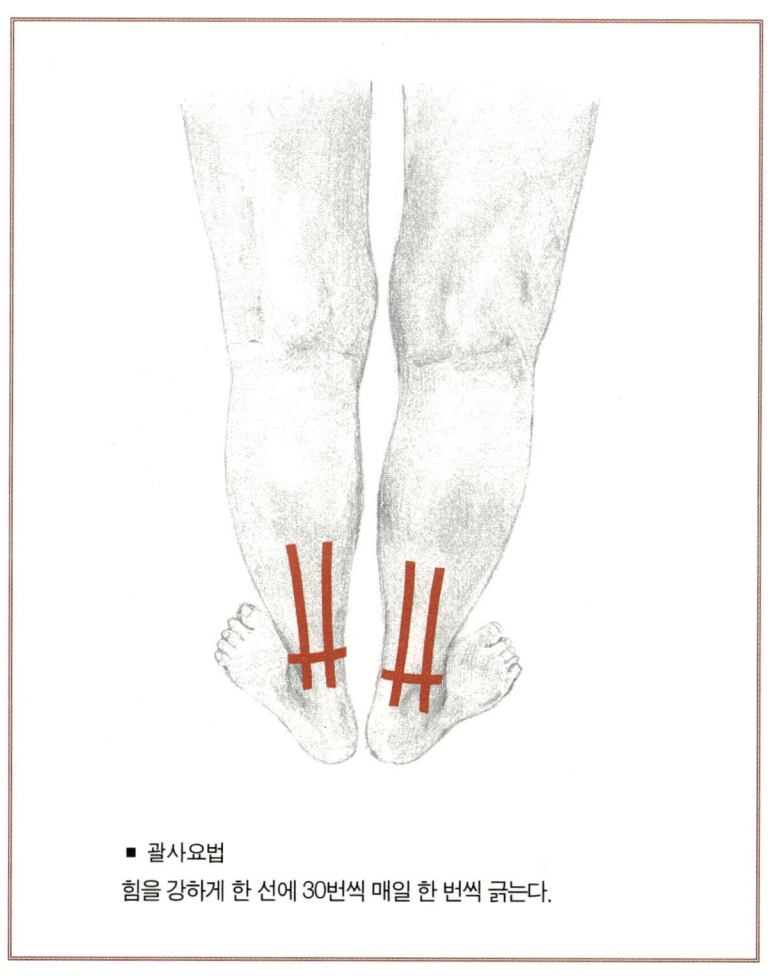

■ 괄사요법
힘을 강하게 한 선에 30번씩 매일 한 번씩 긁는다.

89. 견완 증후군

경 신경총과 완 신경총의 흉부에 자율 신경 밑 혈관 등이 자극을 받아 발생하는 견부 상지의 동통을 말한다. 손가락 등이 저리고 지각 능력이 둔화되는 장애를 받게 된다.

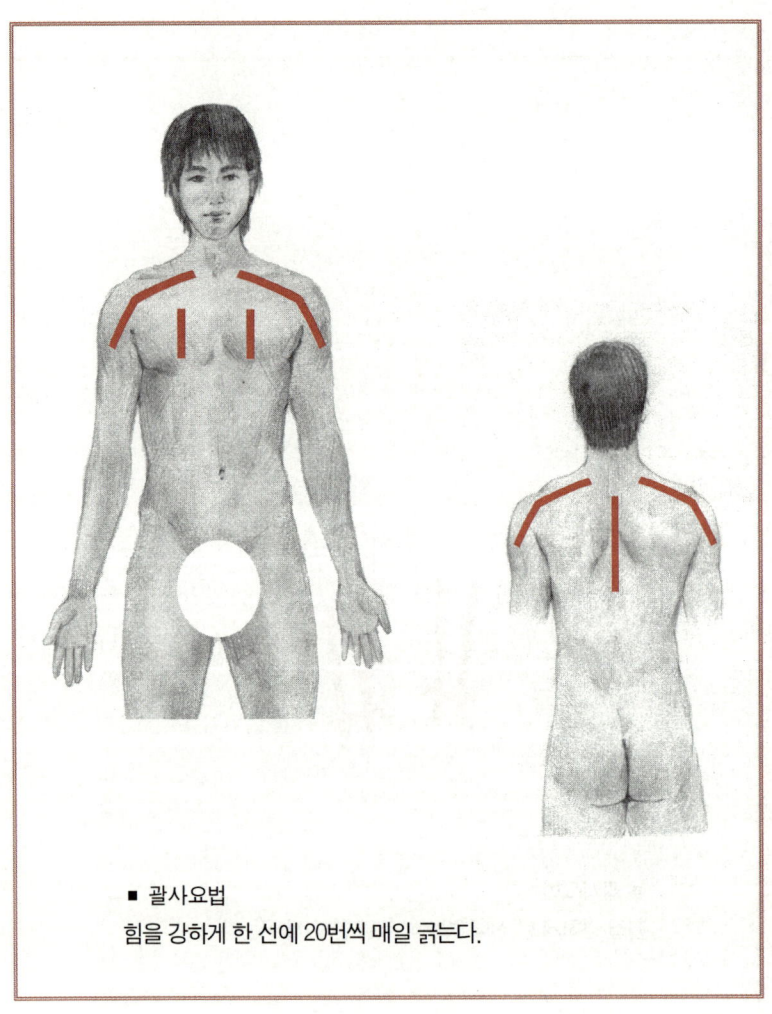

■ 괄사요법
힘을 강하게 한 선에 20번씩 매일 긁는다.

90. 경추 추간판 헤르니아

목과 척추골, 연골에 나타나는 증상으로 추간판의 수핵이 발출되어 척추 신경, 때로는 척추 자체를 자극하여 몸을 앞으로 숙이거나 뒤로 젖히는 것이 자유롭지 못하다.

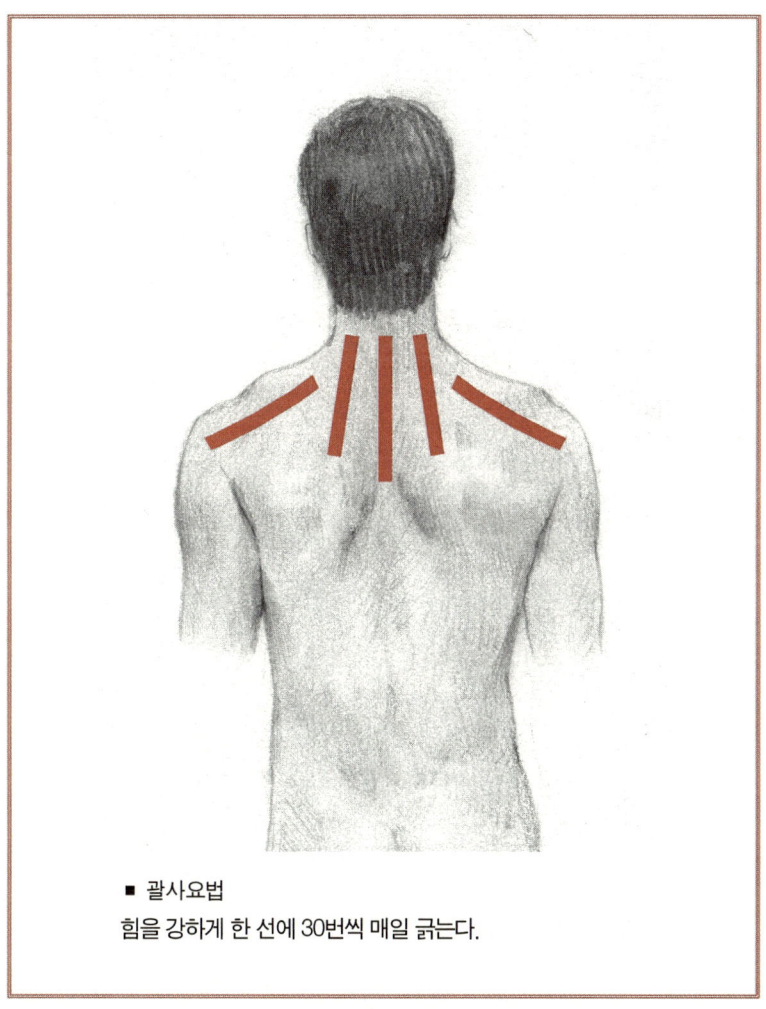

■ 괄사요법
힘을 강하게 한 선에 30번씩 매일 긁는다.

91. 사각근 증후군

제 1늑골에 정지하는 전 사각근과 중 사각근 모두에 생기는 것으로서 양근의 신경이 압박을 받게 되면 쇄골 상에서 경부, 견부, 상지, 흉부에 이르기까지 통증을 유발하게 된다. 2~30대에 많이 발생한다.

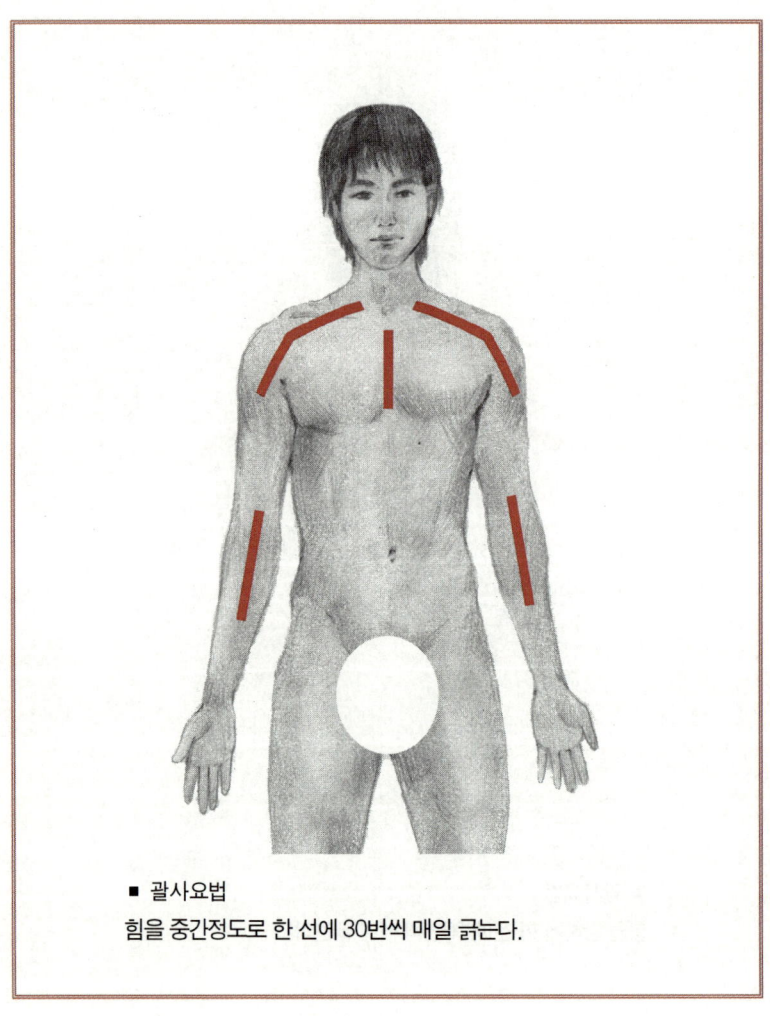

■ 괄사요법
힘을 중간정도로 한 선에 30번씩 매일 긁는다.

92. 요통

요통은 처음부터 좌골 신경통과 같이 발생하는 경우가 있고, 요통이 점차 좌골 신경통으로까지 전이되는 경우도 있다. 대개 외상으로 많이 나타나며 평소 운동 부족으로 갑자기 무거운 물건을 들었을 때, 상반신의 자세를 갑자기 변화시킬 때 또는 무의식적으로 허리를 비틀 때 등에 발생하기 쉽다.

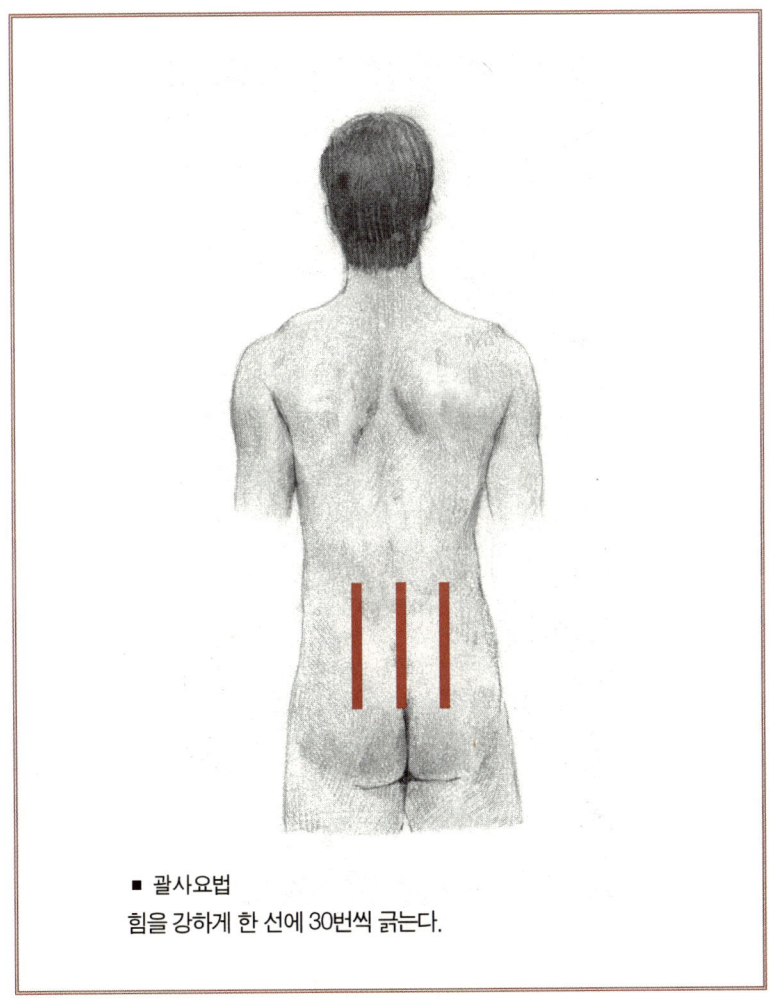

■ 괄사요법
힘을 강하게 한 선에 30번씩 긁는다.

93. 변형성 척추증

척추의 노화현상. 40~60세 사이에 많이 발생하며 야윈 사람보다 비만형인 사람에게 잘 걸린다. 추간판이 퇴행, 노화하여 발생하는 것으로 통증이 심하다.

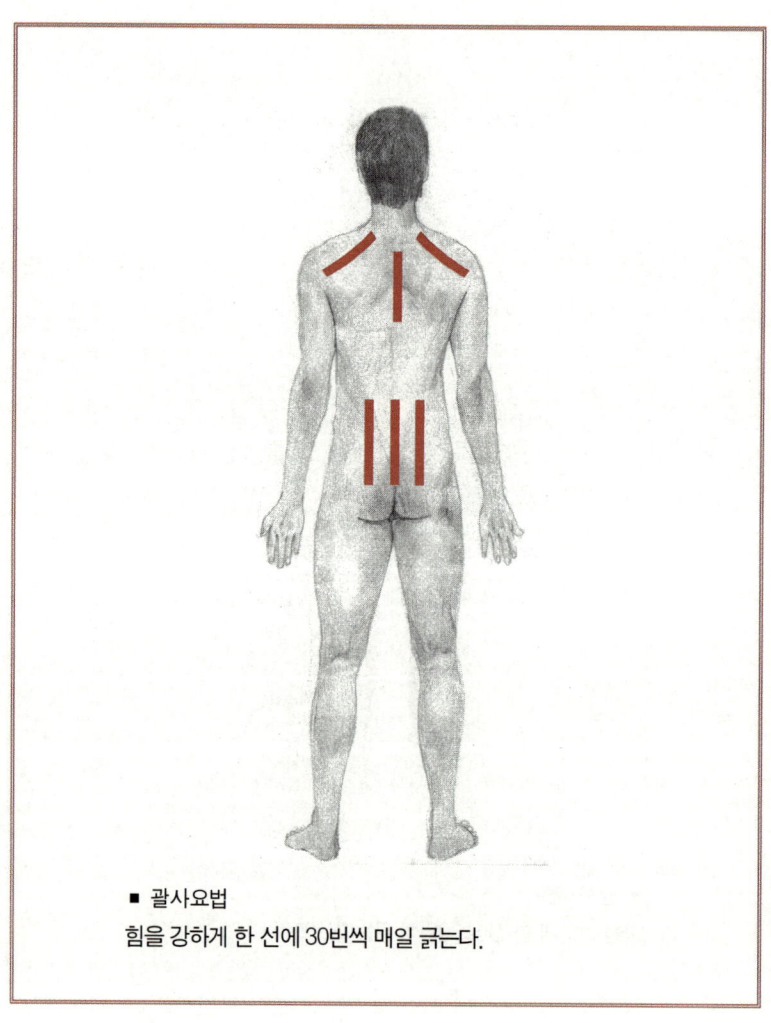

■ 괄사요법
힘을 강하게 한 선에 30번씩 매일 긁는다.

94. 요부 염좌

무거운 짐을 든다던가 몸을 앞으로 비트는 순간에 갑자기 극심한 통증이 발생하여 허리를 펴지 못하는 증상이다. 세수하려고 허리를 절반쯤 구부린 뒤에 오래 앉아 있다가 일어나는데 시간이 지나면서 통증이 점점 심해진다. 괄사로 신기한 효과를 볼 수 있다.

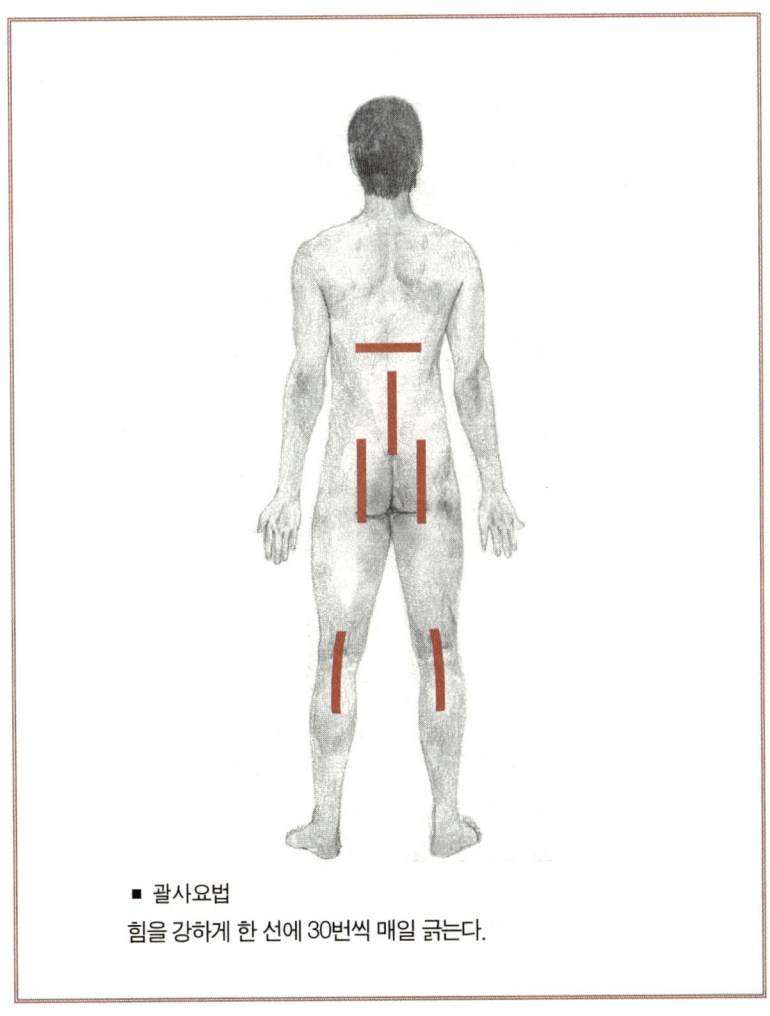

■ 괄사요법
힘을 강하게 한 선에 30번씩 매일 긁는다.

95. 자세성 요통

요골과 첨골부에 기질적인 변화가 없는데도 자세를 바꾸거나 작업 시에 동작이 별로 좋지 않아 허리 아랫부분 근육에 과중한 부담이 가해져 요통을 일으킨다.

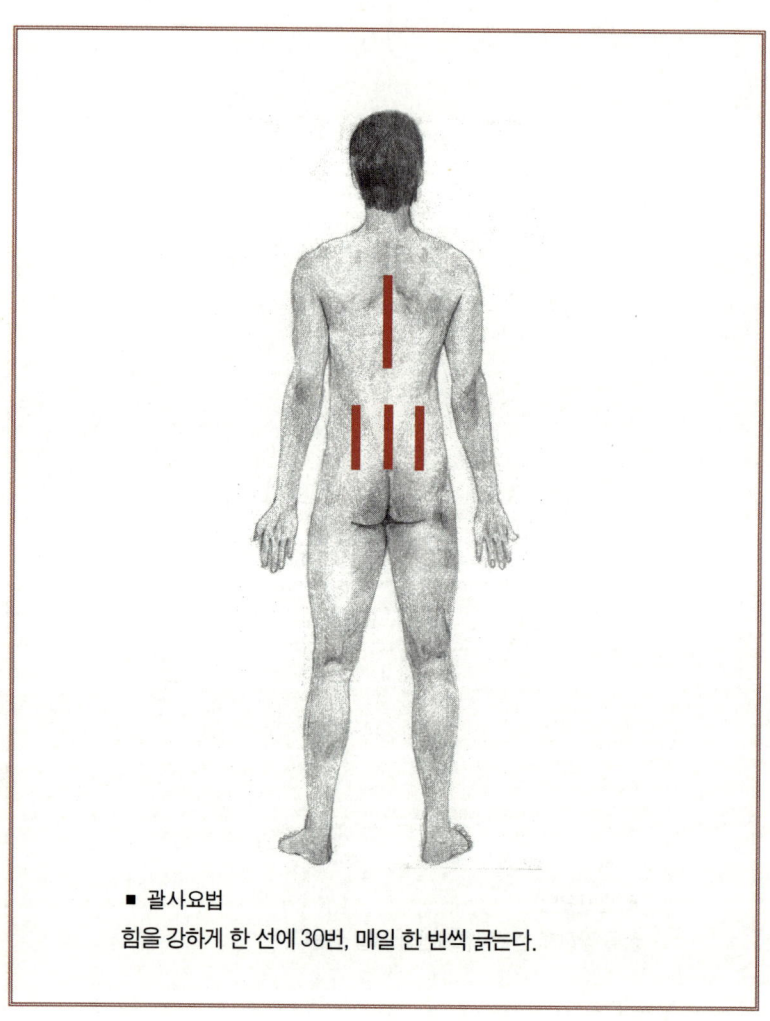

■ 괄사요법
힘을 강하게 한 선에 30번, 매일 한 번씩 긁는다.

96. 반사성 요통

신장, 뇨관 결석, 십이지장 궤양, 담석증, 자궁 후굴 및 유주 신경 등에 내장 질환이 있으면 내장 지각 반사로서 요통이 일어난다. 괄사요법으로 매우 신기한 효과를 볼 수 있다.

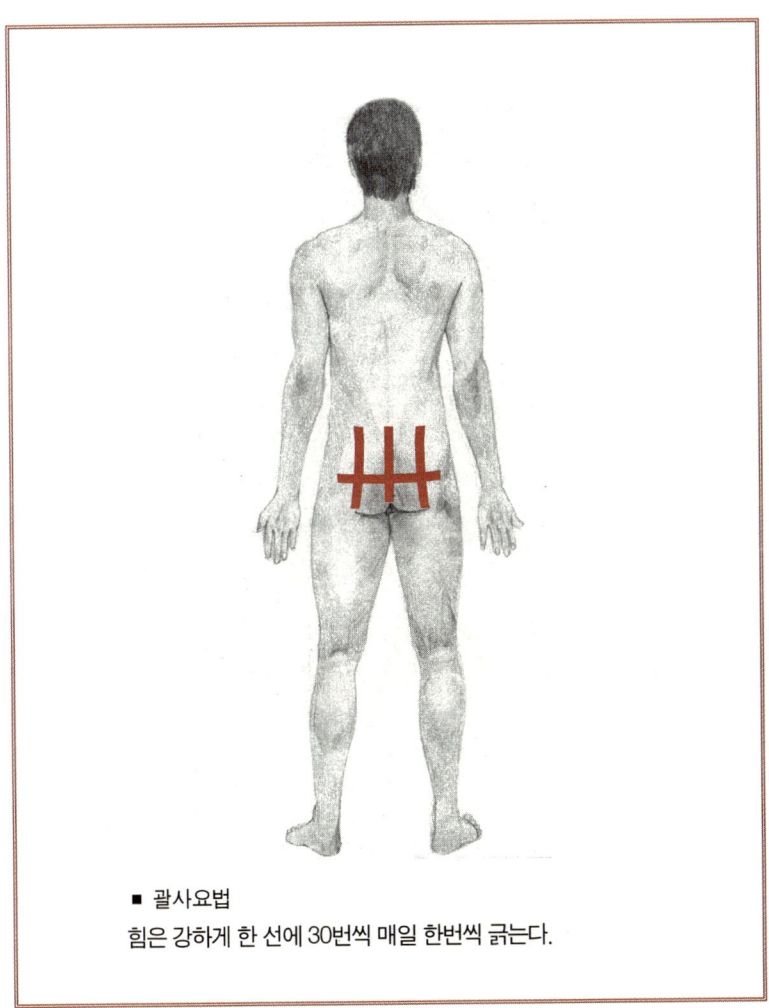

■ 괄사요법
힘은 강하게 한 선에 30번씩 매일 한번씩 긁는다.

97. 사경 (염경)

머리가 비스듬히 구부러진 자세를 취하는 증상이다. 습관적으로 이러한 행동을 하는 수도 있지만, 가장 전형적인 선천성 사경에 있어서는 분만 시 외상, 염증, 합병설, 자궁 내에서의 압박감 등이 원인이 된다. 머리는 이완되어 옆으로 완전히 기울어지고 앞면은 건강한 쪽으로 회전된다. 이 상태가 장시간 지속되면 얼굴, 치아, 머리 형태 등이 좌우 불균형을 이루게 된다. 괄사 요법을 매우 장기간 시행해야 한다.

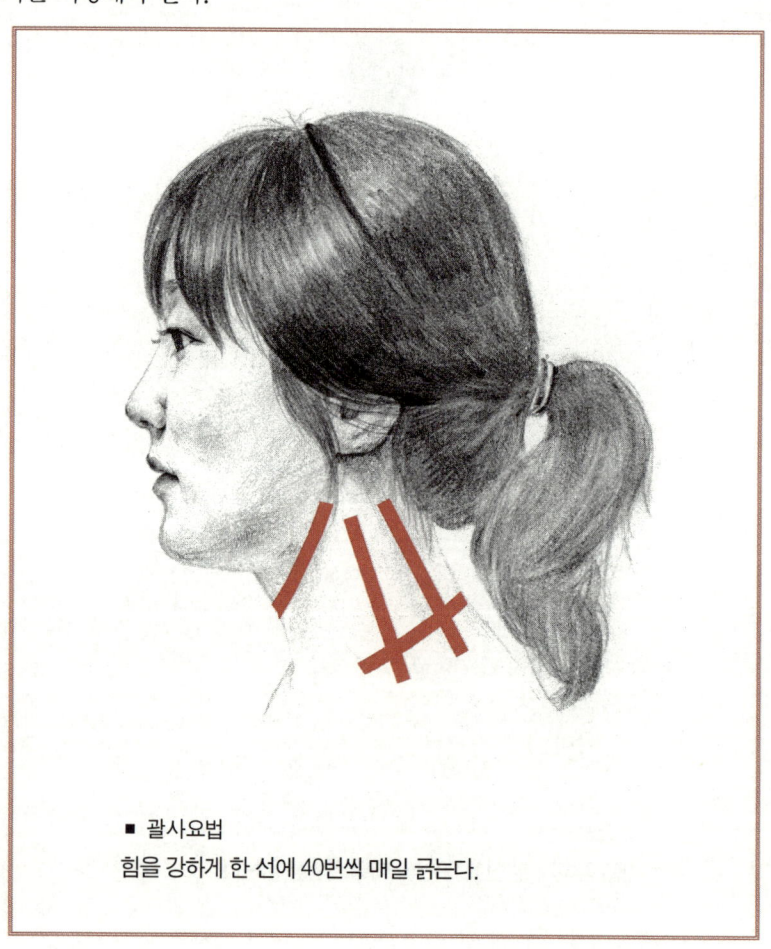

■ 괄사요법
힘을 강하게 한 선에 40번씩 매일 긁는다.

98. 선천성 고관절 탈구

내분비성 고관절 이완과 신생아의 일어나는 자세이상으로 주로 발생한다. 아이가 일어서기나 보행을 시작하는 것이 늦으며 1년 3개월이 되도록 걷지 못하면 비정상으로 보아야 한다. 괄사요법을 꾸준하게 해야 한다.

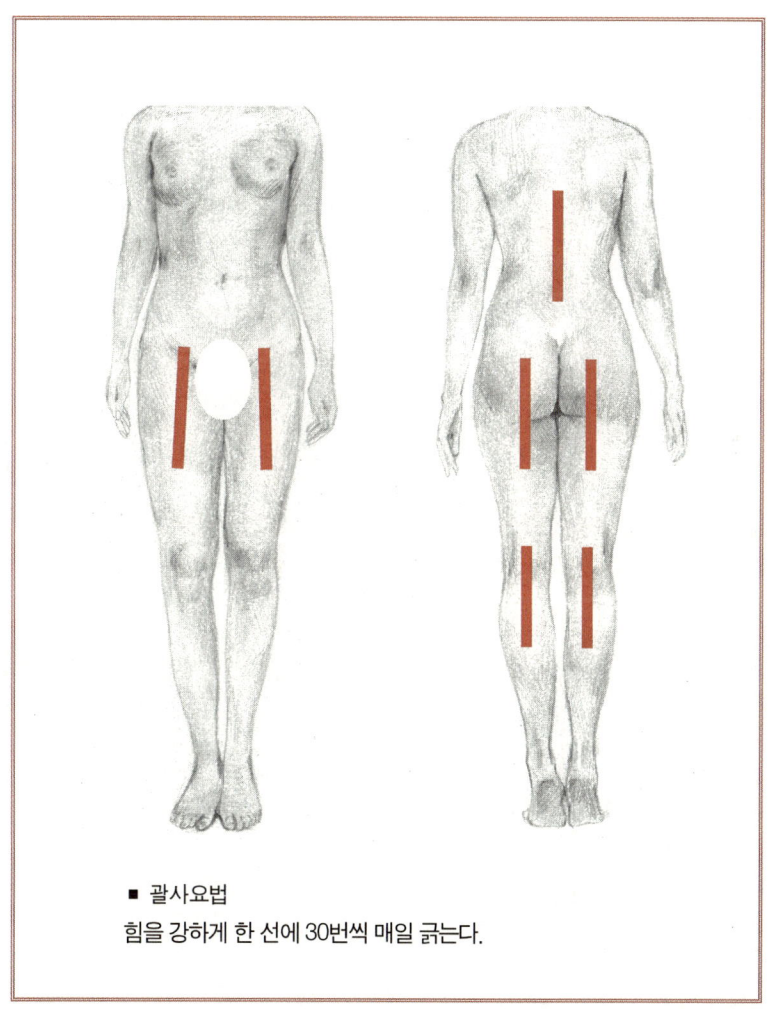

- 괄사요법
  힘을 강하게 한 선에 30번씩 매일 긁는다.

99. 내반슬

무릎을 정면에서 보아 비틀어진 경우이며, 그 중 하태가 내측 방향으로 구부러진 것을 내반슬이라고 한다. 구루병이나 어머니 태중에서의 강제적인 자세 등으로 인해 발생한다. 무릎이 변형되고 보행 이상이 나타나며 피로를 느낀다.

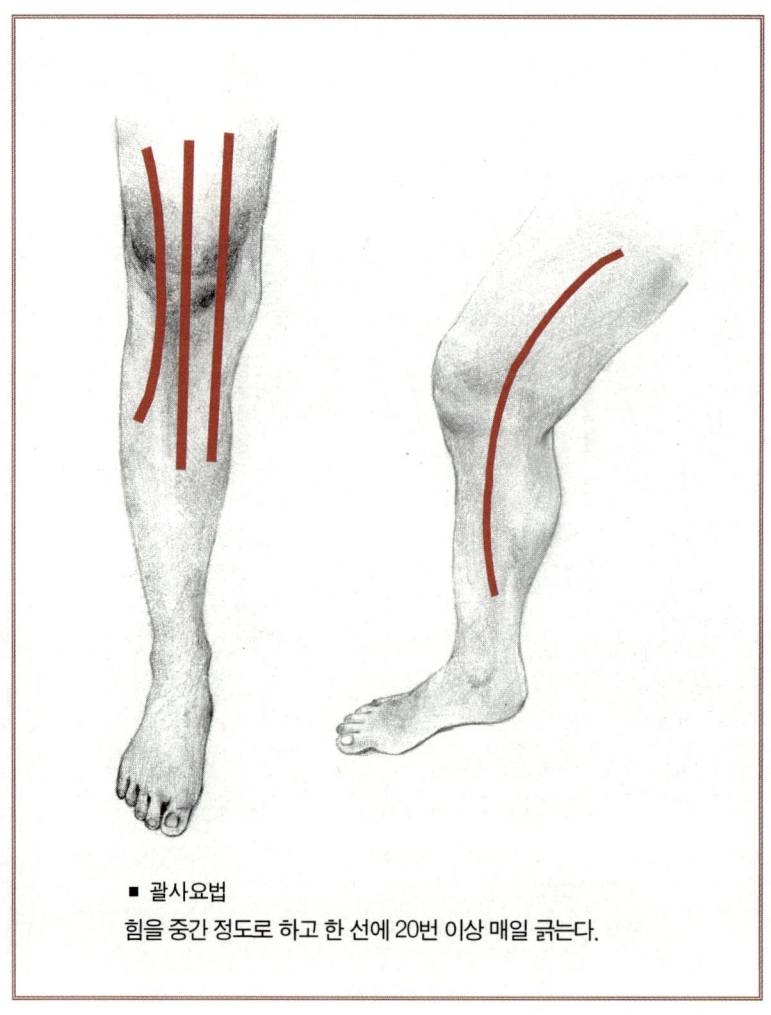

■ 괄사요법
힘을 중간 정도로 하고 한 선에 20번 이상 매일 긁는다.

100. 외반슬

무릎을 정면에서 볼 때 구부러진 것이 하태 외측 방향으로 구부러진 것을 외반슬이라고 한다. 해부학적으로 보아 대퇴골과 하태골의 각도가 외측에 있어서 173~174°인 것이 정상인데 비해 이보다 각도가 작은 경우를 외반슬이라고 한다.

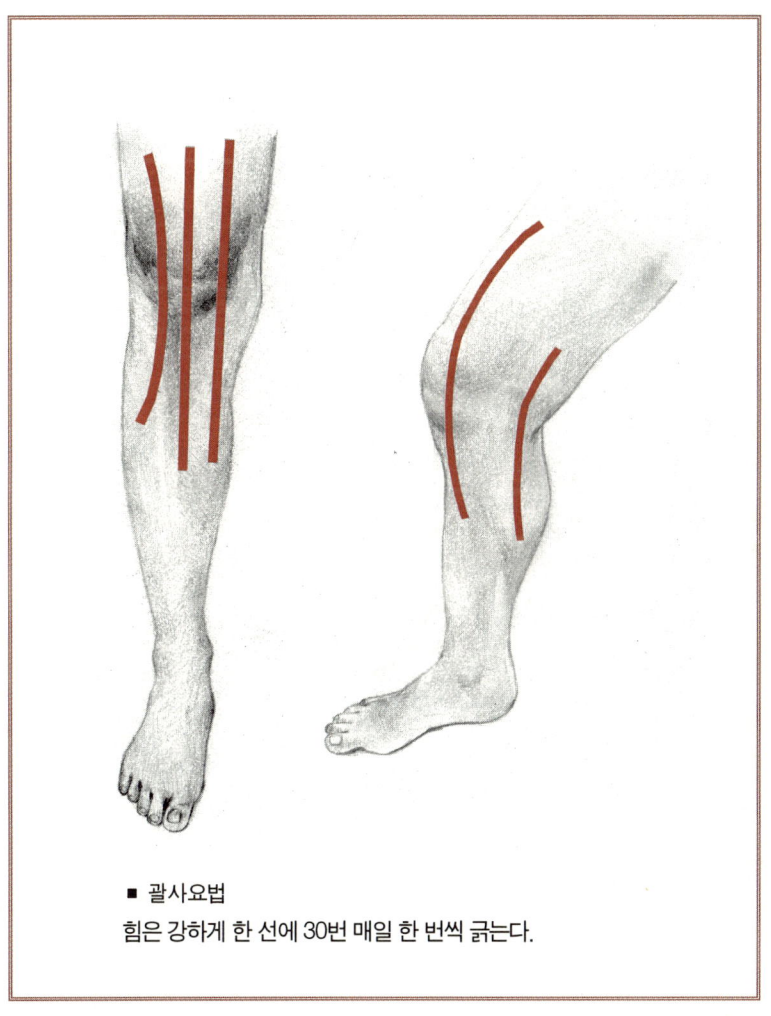

■ 괄사요법
힘은 강하게 한 선에 30번 매일 한 번씩 긁는다.

101. 편평족

가장 흔하게 볼 수 있는 평족에 대해서 발을 정상적으로 유지해 주는 근육과 인대의 지지력이 약해져 체중의 부담을 감당하지 못해서 발생한다. 하루종일 신발을 신거나 콘크리트 혹은 아스팔트 등의 단단한 바닥 위에서 장시간 일하는 사람들에게 흔히 보이는 증상이다. 장시간 서 있으면 동통이 일어나고 안정하면 동통은 사라진다.

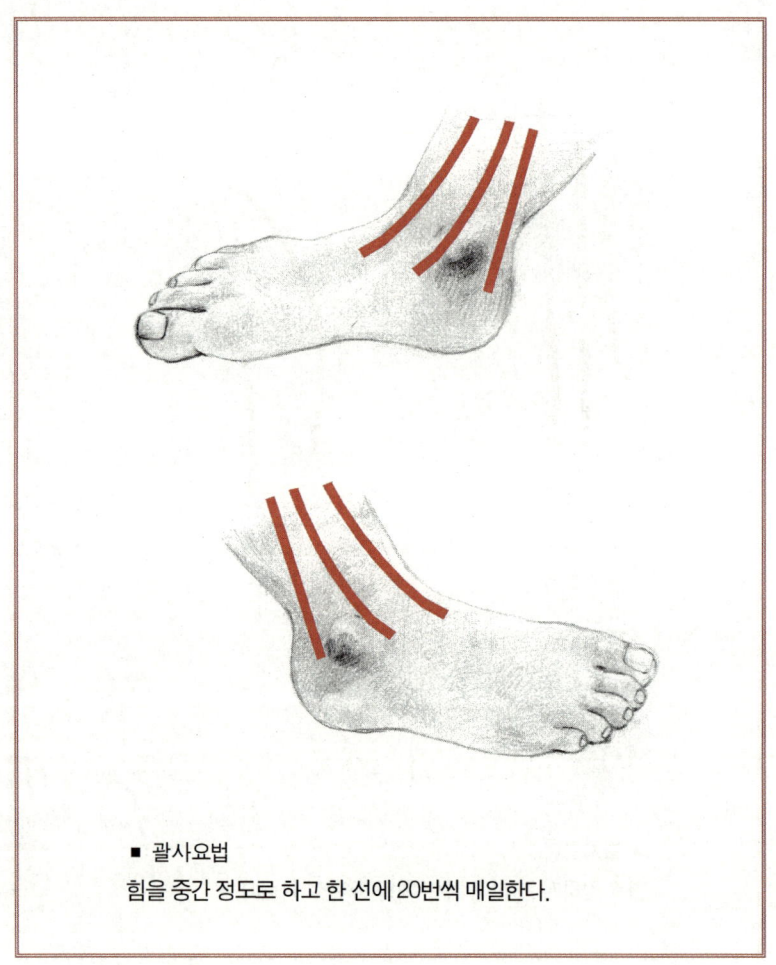

■ 괄사요법
힘을 중간 정도로 하고 한 선에 20번씩 매일한다.

102. 선천성 내반족

임신 상태에서 부자유한 자세로 장시간 생활함으로 인해서 이러한 아이가 태어난다. 발등의 바깥과 비골 하부에 이상 변화가 나타나고 족관전일 굴곡에 지장이 있으며 고관절과 슬관절이 서로 장애를 입는 수도 있다. 한쪽 발보다 양쪽 발 모두가 그런 경우가 대부분이다.

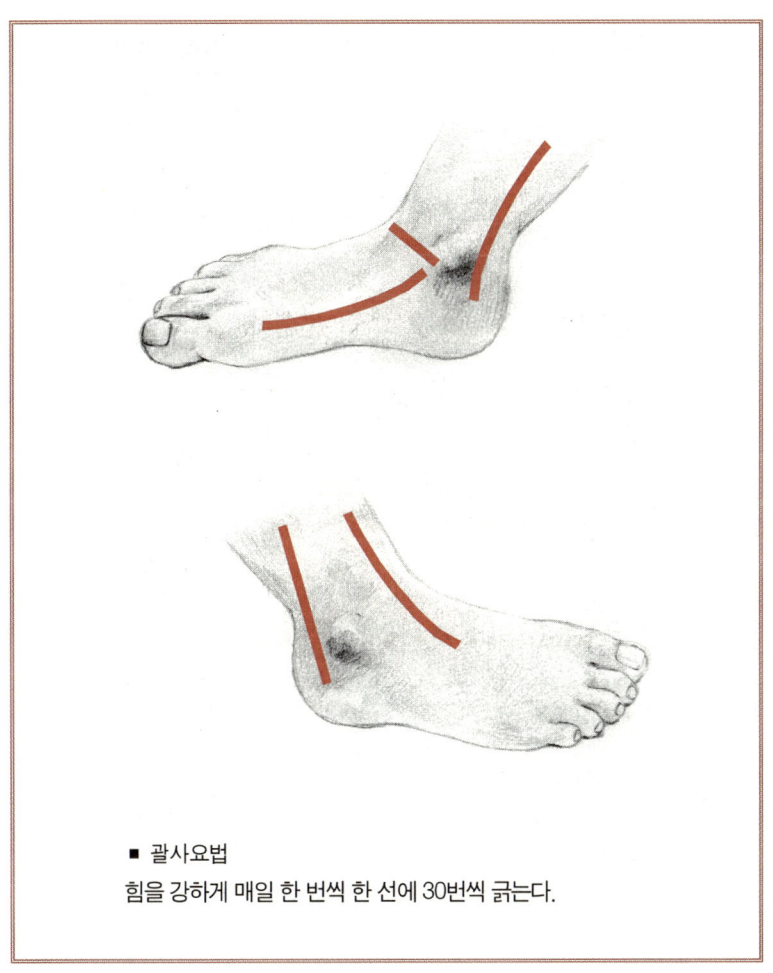

■ 괄사요법
힘을 강하게 매일 한 번씩 한 선에 30번씩 긁는다.

103. 첨족

족관절이 움직이지 못하고 고정된 상태로 일어날 시에 발끝이 아래로 쳐져 땅에 닿고 발바닥은 땅에서 떨어진 상태를 말한다.

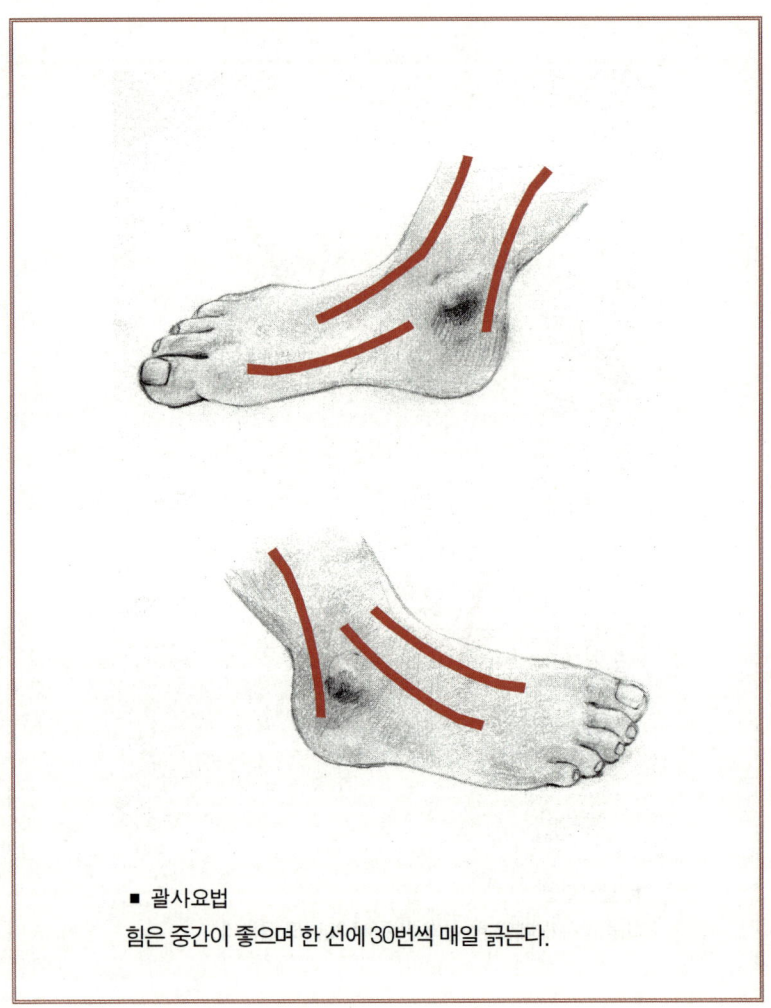

■ 괄사요법
힘은 중간이 좋으며 한 선에 30번씩 매일 긁는다.

104. 척추 측만증

초·중학생때 많이 발생하고 남성보다 여성이 많이 걸린다. 이 병은 우측이 많고 통증도 없이 서서히 진행된다. 특히 흉추측이 악화되기 쉽다. 그리고 척추의 발육이 정지되면 측만도 정지된다. 보통 척추의 척방부위와 견갑골 높이의 좌우 부분과 늑골 후부에 이상 증후가 나타나는 것을 말한다.

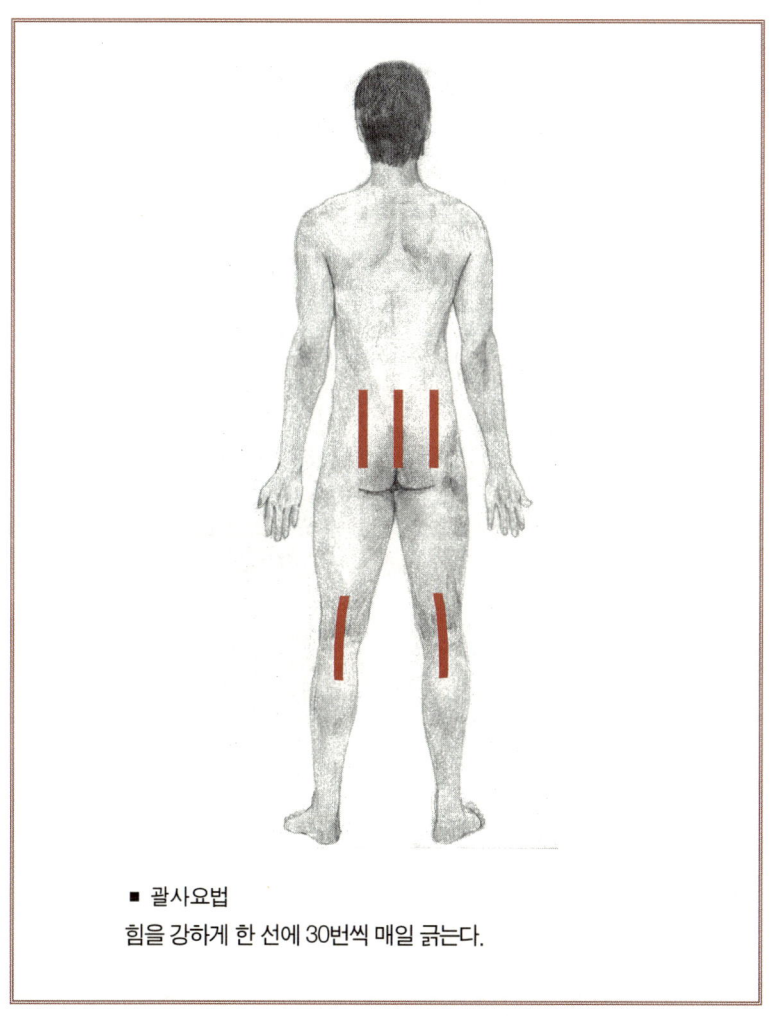

■ 괄사요법
힘을 강하게 한 선에 30번씩 매일 긁는다.

105. 3차 신경통

병의 자리에 따라 신경통 부위가 넓다. 많은 분지가 골관을 통과하고 있으며 그 신경에 장애를 입기 쉽기 때문에 신경통에 걸리기가 아주 쉽다. 감기나 전염병, 뇌 및 두개골의 질환, 구강이나 눈 질환, 자궁 난소 장애 등으로 동통은 몹시 심하고 빠르다. 어떤 원인도 없이 발작이 일어나고 정신 흥분 시에도 일어난다. 시간은 대개 수 분간이고 길어도 20분 이내이다. 발작과 발작 사이의 시간도 일정치 않다. 동통은 신경이 분포한 영역에 따라 한정되지는 않고 후두부, 어깨, 등까지도 퍼진다.

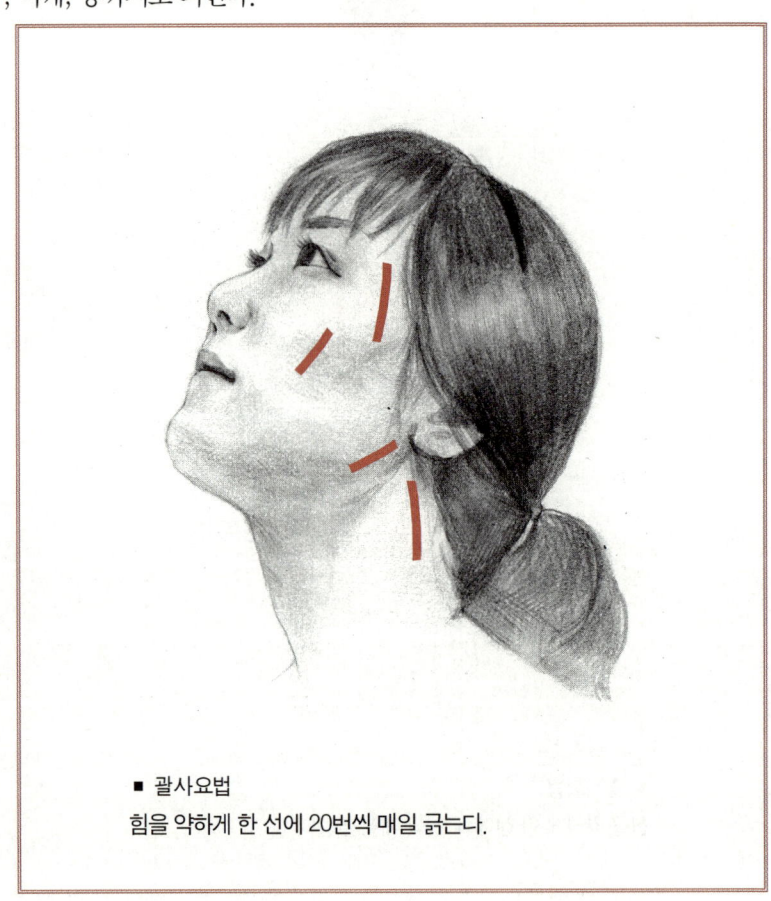

■ 괄사요법
힘을 약하게 한 선에 20번씩 매일 긁는다.

106. 안 신경통

아픈 자리는 윗 눈꺼풀과 이마, 머리꼭대기 사이에 압통증이 생기고, 윗 눈꺼풀에서 통증이 옆으로 퍼져 내안각점(정명)에 통증이 있다. 그리고 신경통이 눈 아래 후방에만 국한되는 것을 모양체 신경통이라고 한다.

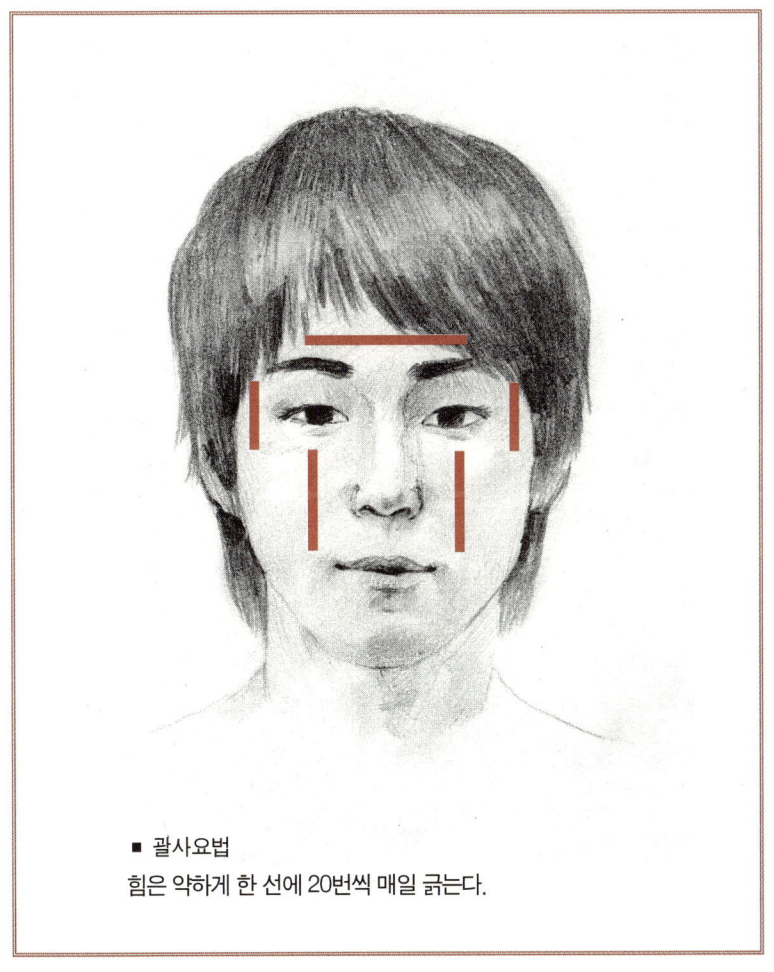

■ 괄사요법
힘은 약하게 한 선에 20번씩 매일 긁는다.

107. 후두 신경통

경추에 질환, 결핵, 후두에 하중, 감기, 과로 등이 원인이며, 주로 노인에게 많이 일어난다. 뒷머리에서 머리 꼭대기까지 극심한 통증이 일어나고 간간히 등까지 통증이 번지는 수도 있다.

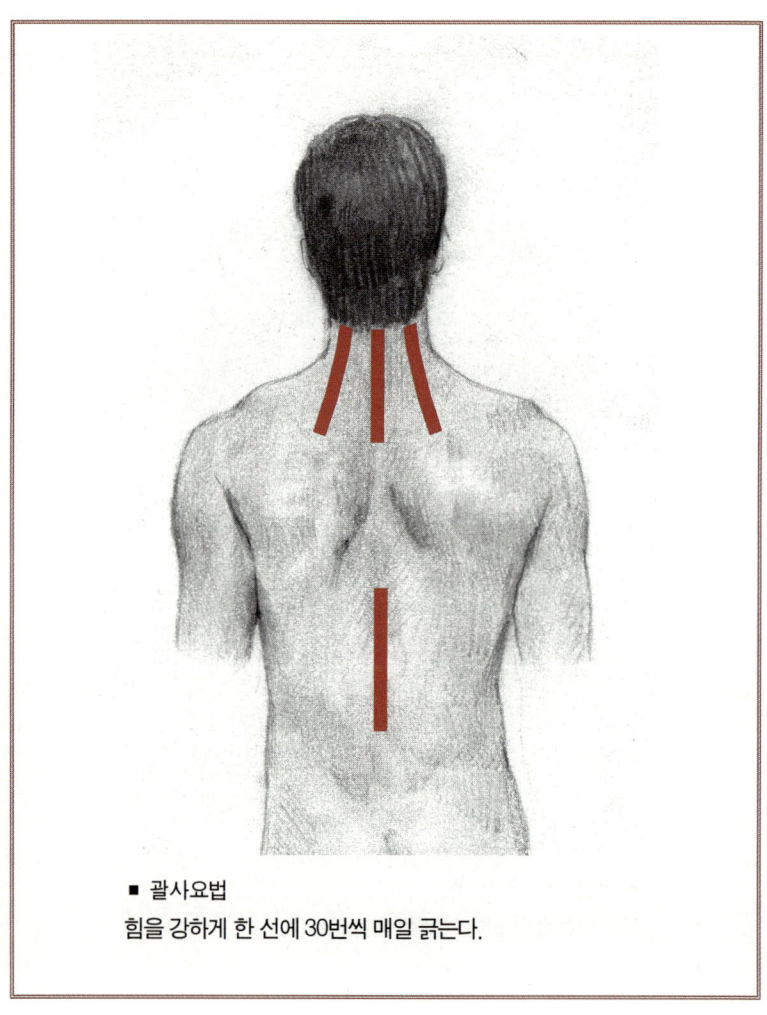

■ 괄사요법
힘을 강하게 한 선에 30번씩 매일 긁는다.

108. 완 신경통

일반적으로 중년기와 노년기에 발생하는데, 외상, 경추의 손상, 목의 압박, 팔의 과로, 감기, 동맥경화증, 당뇨병 등으로 인해 발병한다. 통증은 3차 신경통이나 후두 신경통과 달리 계속적으로 느끼는 것이 특징이다. 그리고 중증 시에는 손가락에 장애를 일으키고 피부가 얇아지며 위축된다.

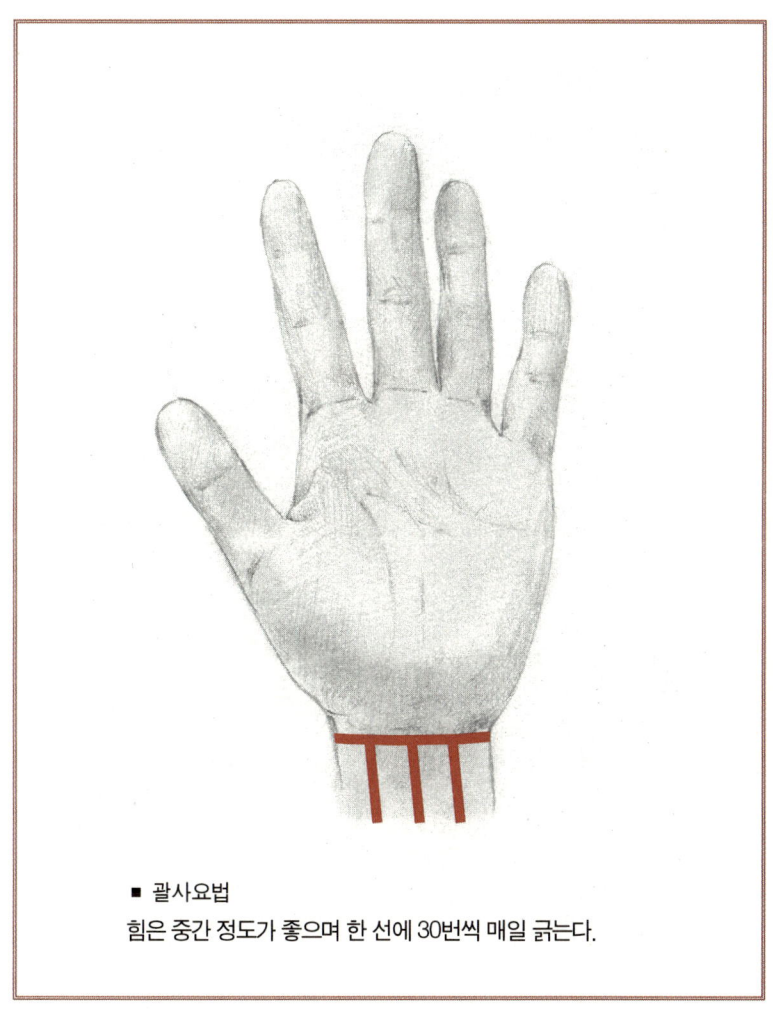

■ 괄사요법
힘은 중간 정도가 좋으며 한 선에 30번씩 매일 긁는다.

109. 전흉 신경통

어깨 위 아래의 신경 및 겨드랑이에서 일어나는 신경통으로, 통증은 대개 앞가슴의 윗 부분, 어깨에서 팔꿈치까지 바깥쪽에서 나타난다. 그 압통 부위는 쇄골 중앙에까지 이른다.

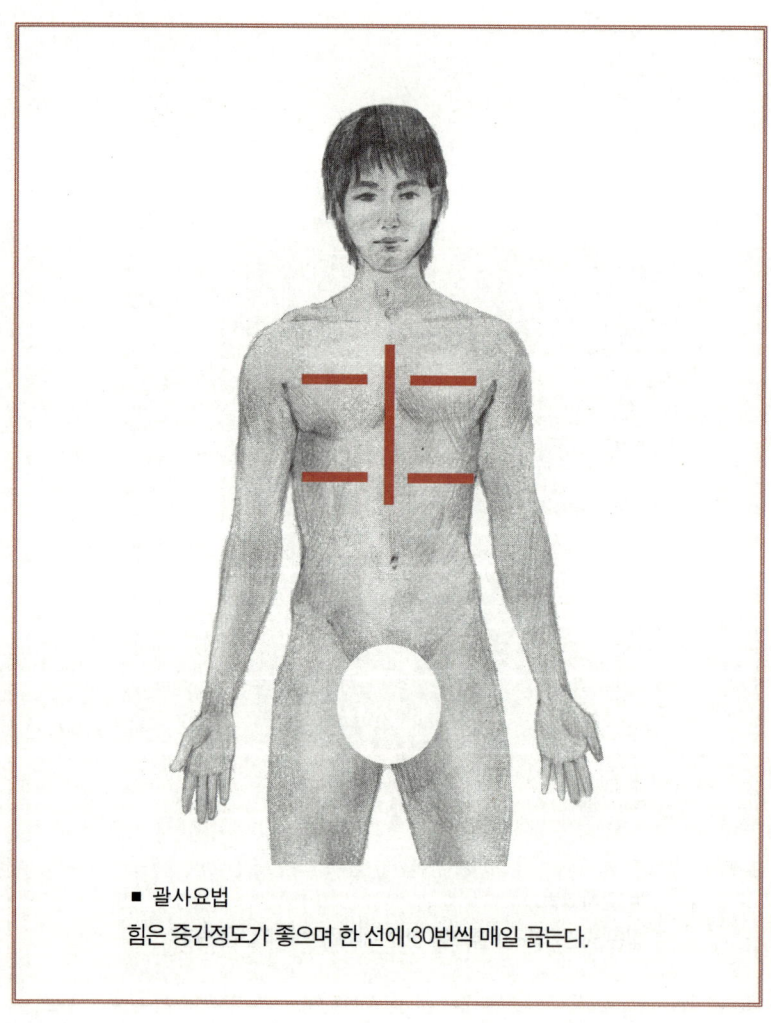

■ 괄사요법
힘은 중간정도가 좋으며 한 선에 30번씩 매일 긁는다.

110. 요골 신경통

통증이 윗 팔꿈치 뒤에서부터 아랫 팔꿈치 뒷면을 지나 손등에까지 이르고, 첫째 둘째 손가락의 뒷면과 셋째 손가락의 뒷면에까지도 그 통증이 나타난다.

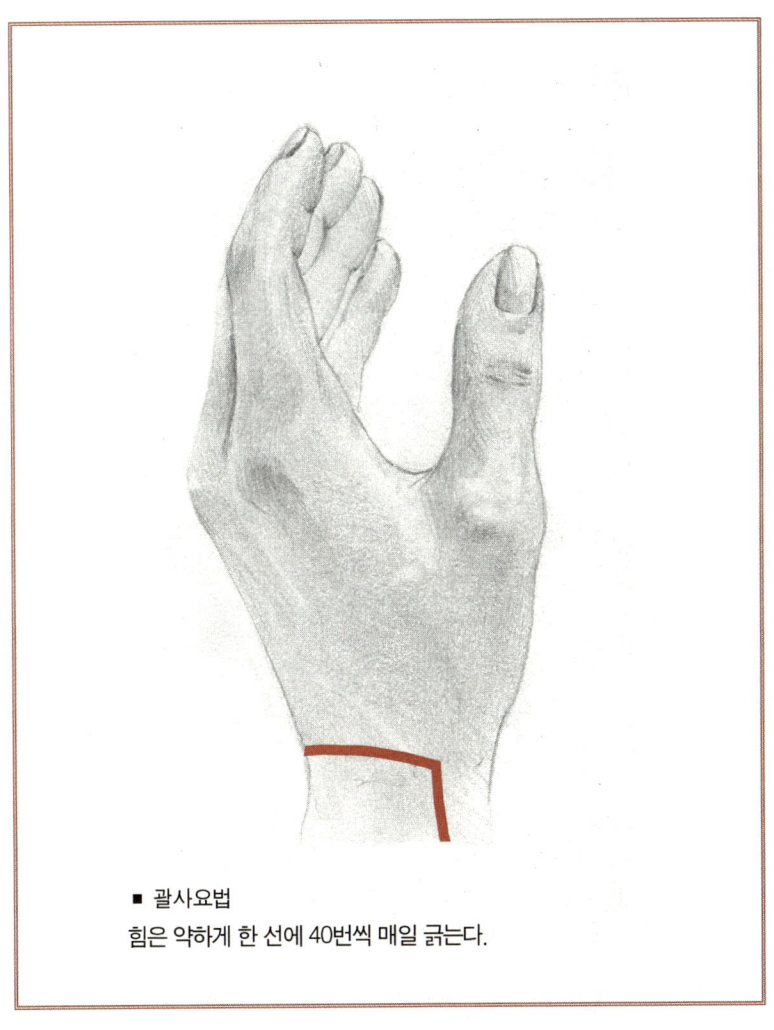

■ 괄사요법
힘은 약하게 한 선에 40번씩 매일 긁는다.

111. 정중 신경통

요골 신경통이나 척골 신경통보다 발생 빈도가 적다. 팔목 전면, 손바닥, 첫째 둘째 넷째 손가락에 통증을 느낀다.

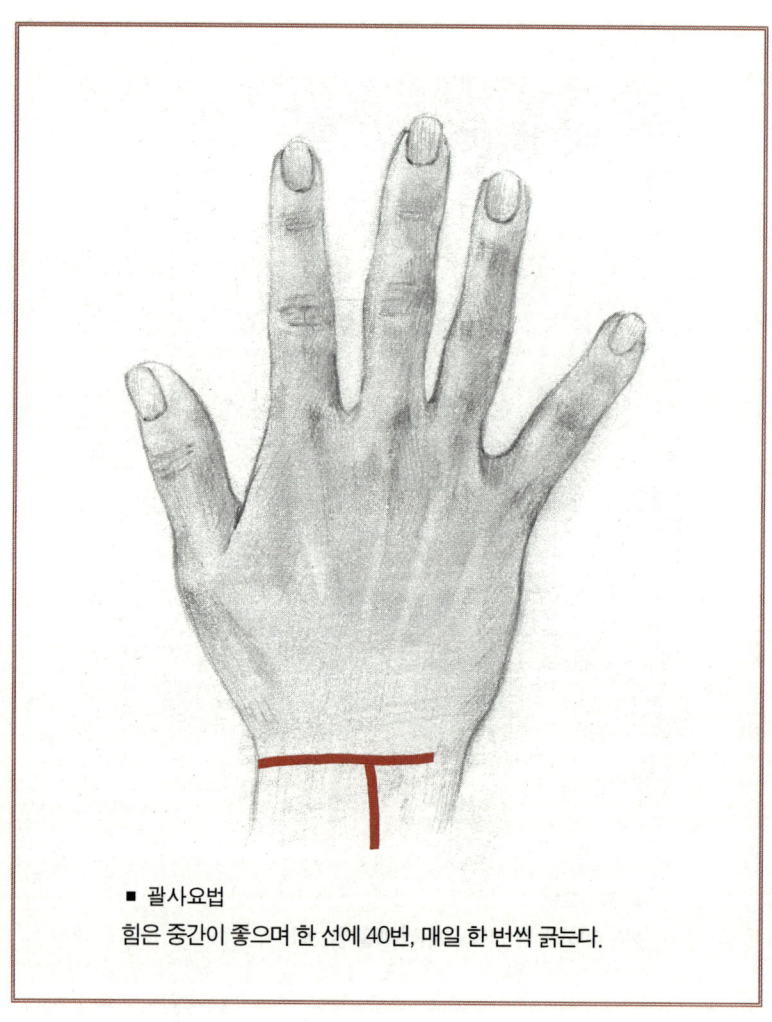

■ 괄사요법
힘은 중간이 좋으며 한 선에 40번, 매일 한 번씩 긁는다.

112. 척골 신경통

통증은 손목 앞면과 척골(새끼손가락 방향)및 가운데 손가락의 외측, 넷째 다섯째 손가락의 뒷면 등에 나타난다.

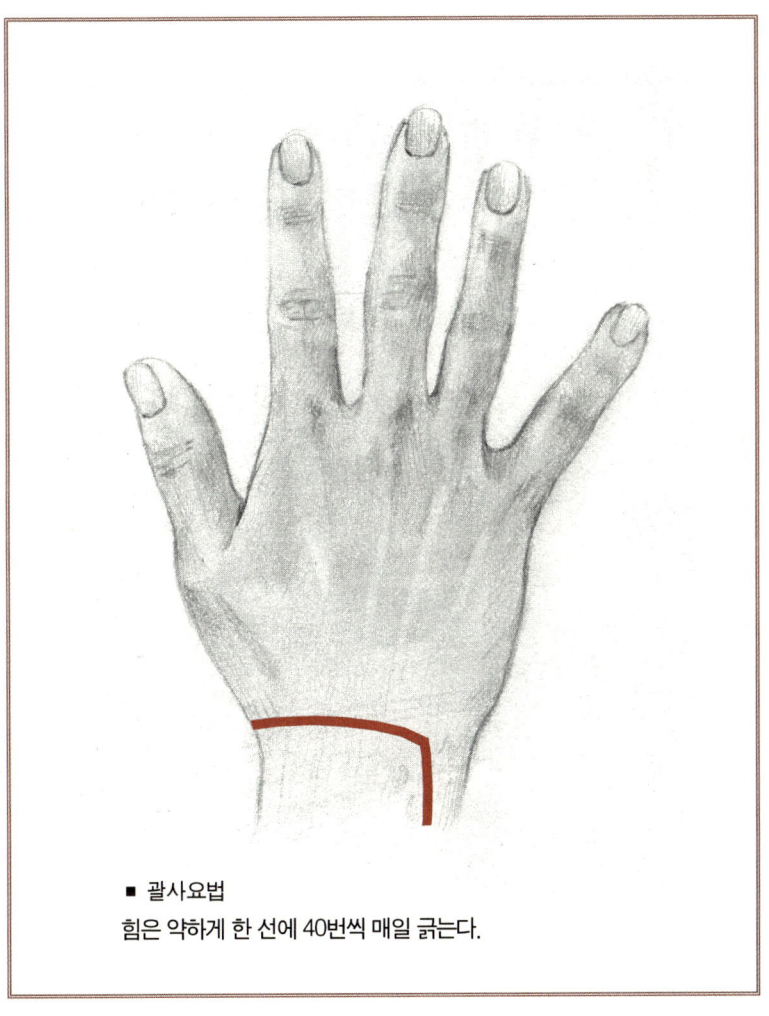

- 괄사요법
힘은 약하게 한 선에 40번씩 매일 긁는다.

113. 늑간 신경통

가슴 전체의 신경통을 말한다. 빈혈성 부인들에게 잘 걸리며 늑골의 타박이나 골절, 흉추 질환, 대동맥류의 압박 등으로 인해 일어난다. 대개 우측보다는 좌측에 많이 생기고 제 5~제 9 늑간 사이에 잘 걸린다. 통증은 아주 강렬하고 특히 흉곽의 운동, 즉 심호흡이나 기침, 고함을 지르거나 대화하는 도중에도 통증을 느끼는데 매우 극심한 경우도 있다.

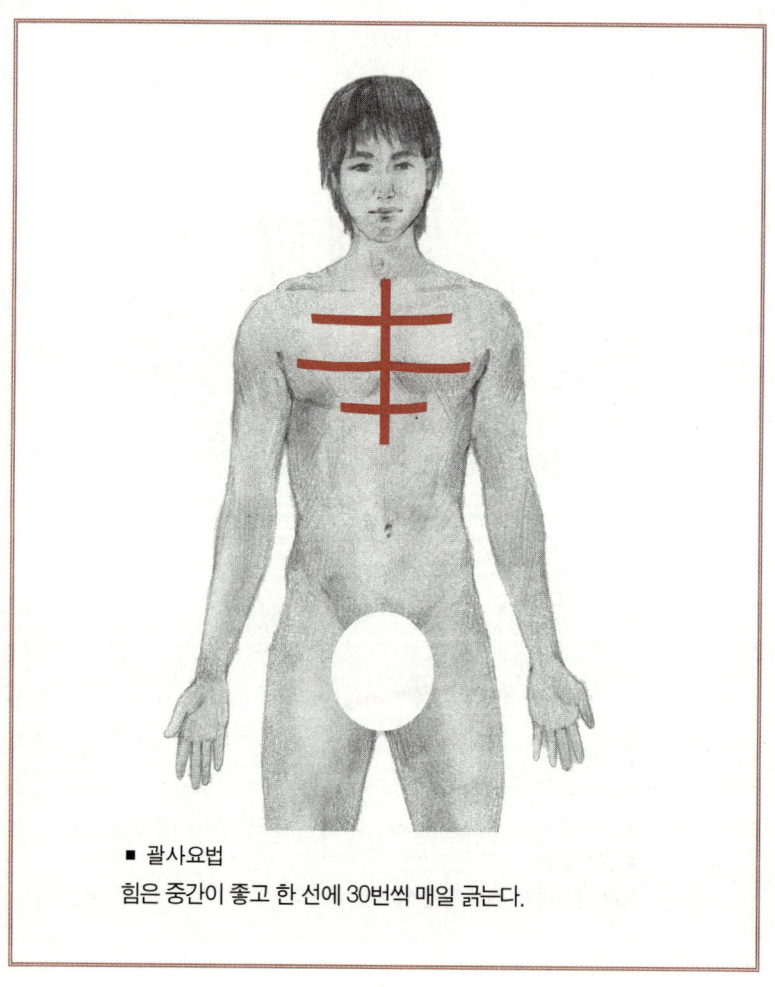

■ 괄사요법
힘은 중간이 좋고 한 선에 30번씩 매일 긁는다.

114. 요 신경통

장단지, 하복부, 장골, 음부 등에 일어나는 신경통이다. 대개 과로한 작업, 냉한 곳에서의 장시간 작업, 습기가 많은 곳에서 생활한다든지 할 경우에 발생한다.

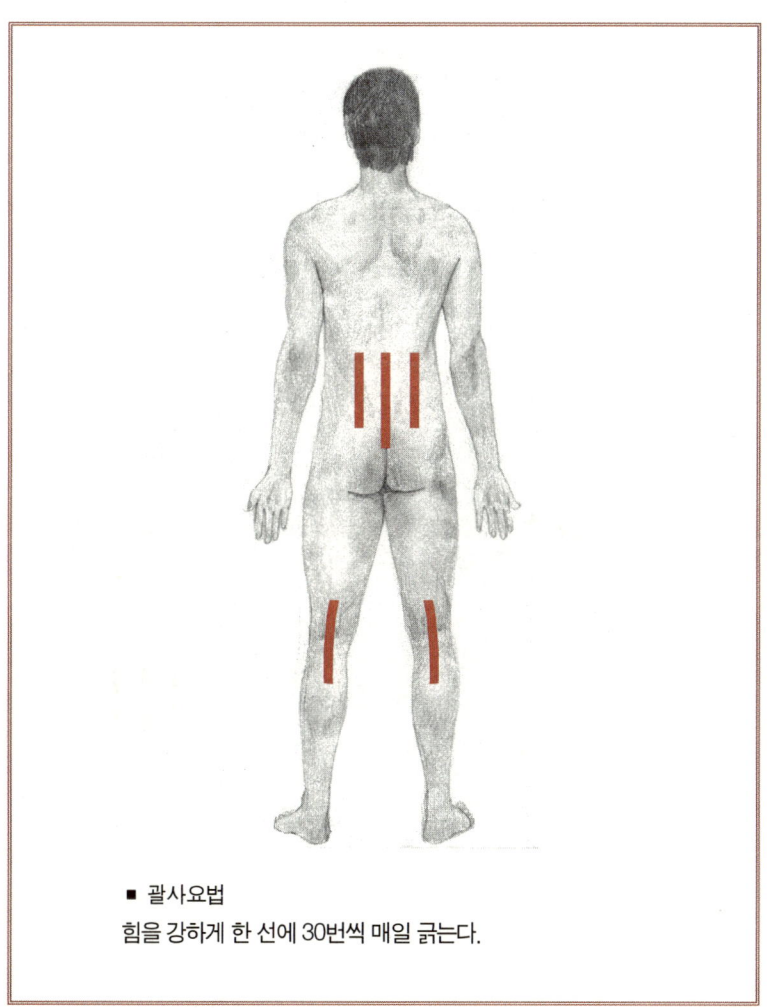

■ 괄사요법
힘을 강하게 한 선에 30번씩 매일 긁는다.

115. 요복 신경통

장골, 하복 신경 및 음부 대퇴 신경에 일어나는 신경통이다. 감기, 허리의 운동 과로, 타박, 염좌, 종양 및 자궁의 위치 이상 등으로 인해 일어나며 신경질적 인자, 신장 질환, 척추 질환, 요추 질환 등으로 인해 일어나는 수도 많다. 일반적으로 요통으로 취급하는 수가 많다. 통증은 허리와 엉덩이 부분에서 잘 일어나고 아랫배에 방산되기도 한다. 재발하기 쉽고 통증은 지속적이며 특히 몸을 굽히거나 회전 운동 시에 심해진다. 통증이 심할 경우에는 걷기는 물론 일어서기도, 바로 앉아 있기도, 돌아눕기 조차 못 하게 된다.

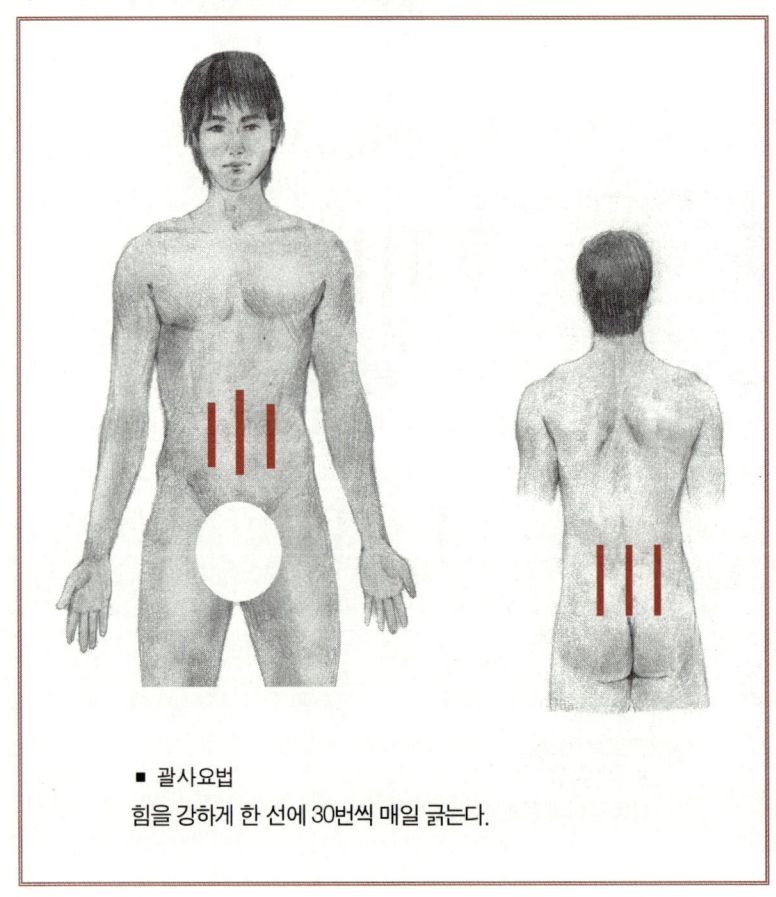

■ 괄사요법
힘을 강하게 한 선에 30번씩 매일 긁는다.

116. 대퇴 신경통

대체로 요복 신경과 원인이 같으며, 발의 냉각과 과로로 인해 발생한다. 발생 수는 대단히 적다. 통증은 대퇴의 전면과 하퇴 내측에서 발의 내측에 걸쳐 나타나고 앞 통증은 인대 중앙에 집중적으로 나타난다. 대퇴 외측 신경통과 같이 나타날 수가 있다.

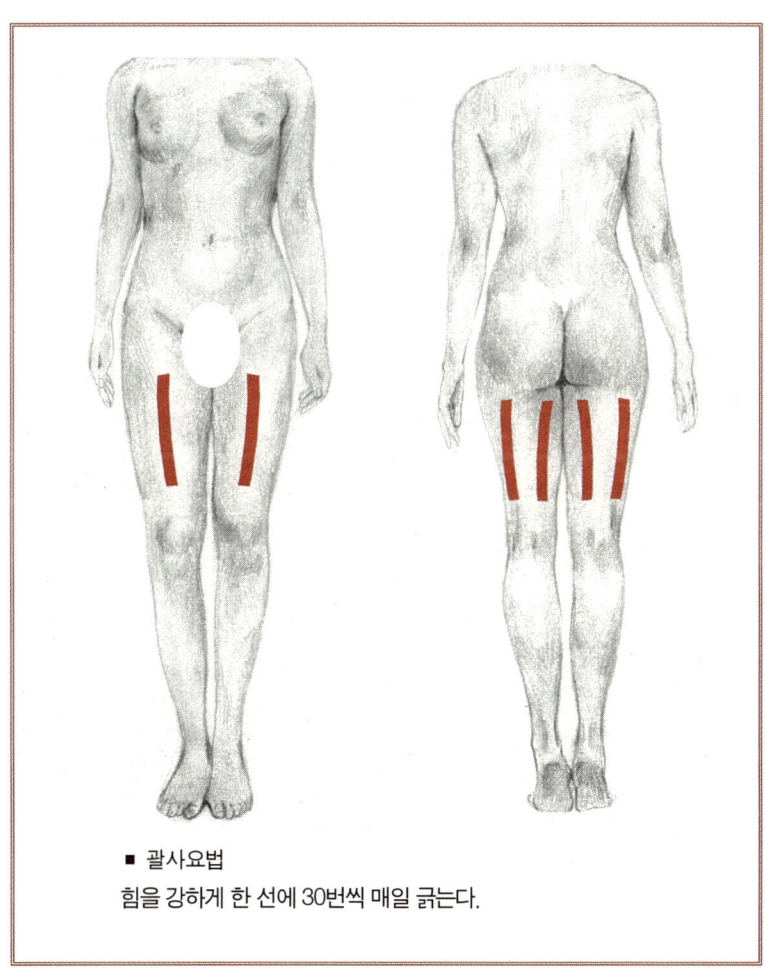

■ 괄사요법
힘을 강하게 한 선에 30번씩 매일 긁는다.

117. 외측 대퇴 신경통

중년의 남성에게 많이 발생하며 하지의 과로 및 압박 등으로 인해 발병한다. 대퇴 외측의 통증과 함께 감각 둔화를 일으키는 특이한 신경통이다. 대개 통증은 대퇴 외측의 상부 즉 장골극의 하부, 대퇴 외측의 중앙에 나타난다.

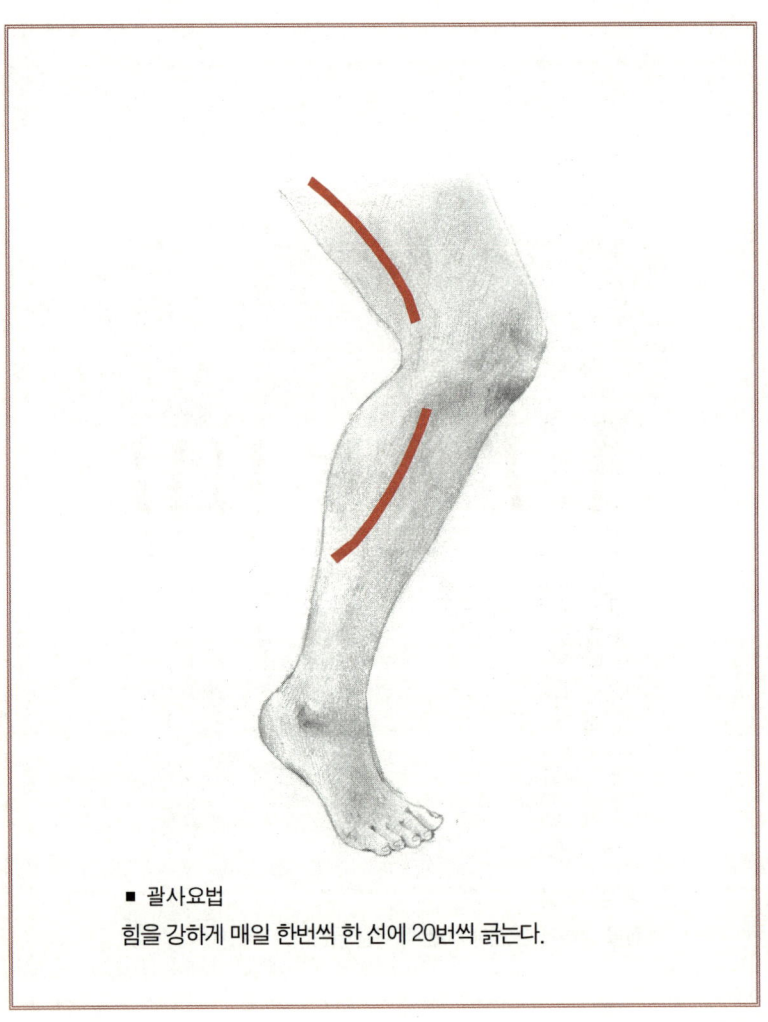

- 괄사요법
힘을 강하게 매일 한번씩 한 선에 20번씩 긁는다.

118. 좌골 신경통

30~60세의 남성에게 잘 걸리며 습기가 많은 곳이나 찬 곳에서 생활하는 경우, 또 부자연스러운 자세로 인한 자극, 변비, 종양, 요추 질환, 알콜 중독, 신진 대사 질환(당뇨병, 통풍)등으로 인해 발병한다. 대개 한 쪽에 동통이 비교적 지속적으로 일어난다. 특히 야간에 통증이 심하며, 하지의 운동이나 냉각 등에 의해 찬 곳에서 생활하면 통증은 더욱 심해진다. 아침기상시와 걸을 때에 통증은 한층 더 심해지고, 때로는 강한 전류가 흐르는 것처럼 위에서 아래로 방산되는 수도 있다.

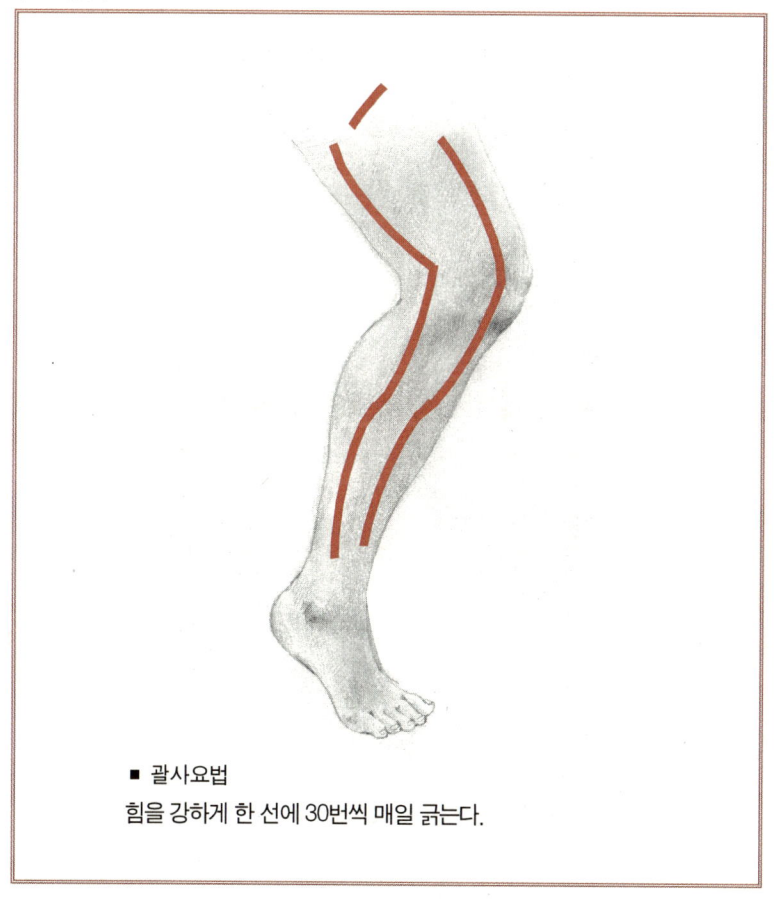

■ 괄사요법
힘을 강하게 한 선에 30번씩 매일 긁는다.

119. 단발성 신경염

몸의 감각이 둔해지고 아픈 부위의 신경에 통증이 있다. 전체적으로 몸에 마비가 일어나며 중증이 되면 근육의 위축과 정기 변성 반응이 나타나는 수가 있다. 운동 마비가 전혀 없거나 간혹 있다하더라도 아주 경미하고 동통은 현저하게 나타난다.

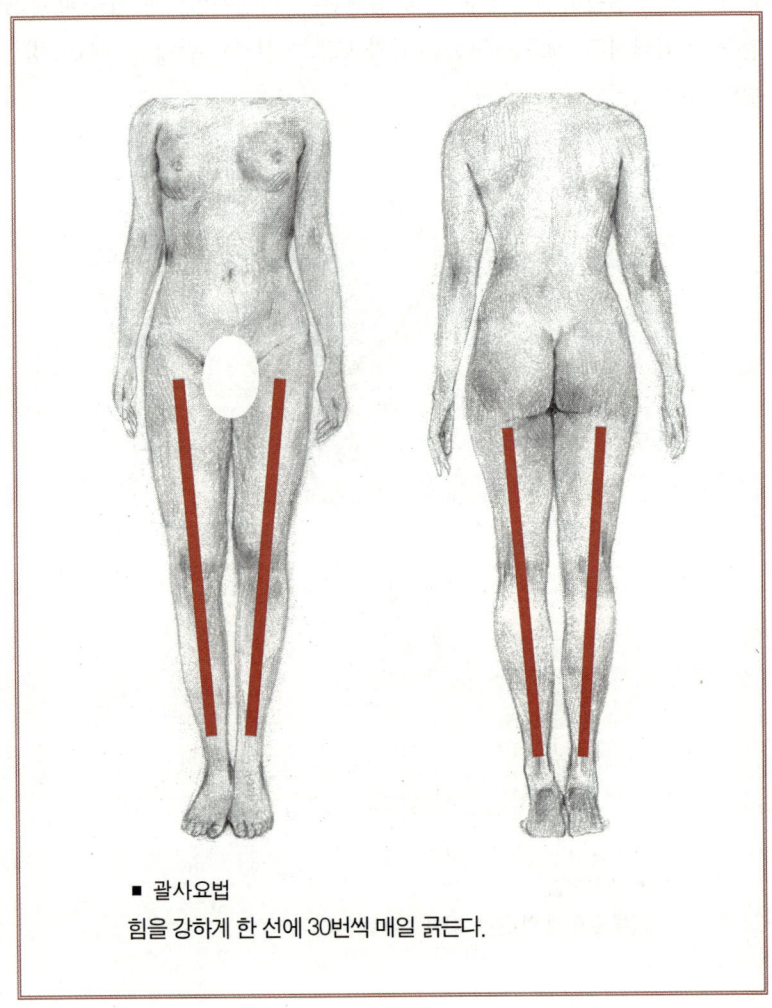

■ 괄사요법
힘을 강하게 한 선에 30번씩 매일 긁는다.

120. 다발성 신경염

대개 알코올 중독성 신경염이다. 구리, 아연, 금 등의 수산화탄소 등에 의해서도 일어난다. 당뇨병이나 통풍 등의 대사 질환으로 오는 수도 있다.

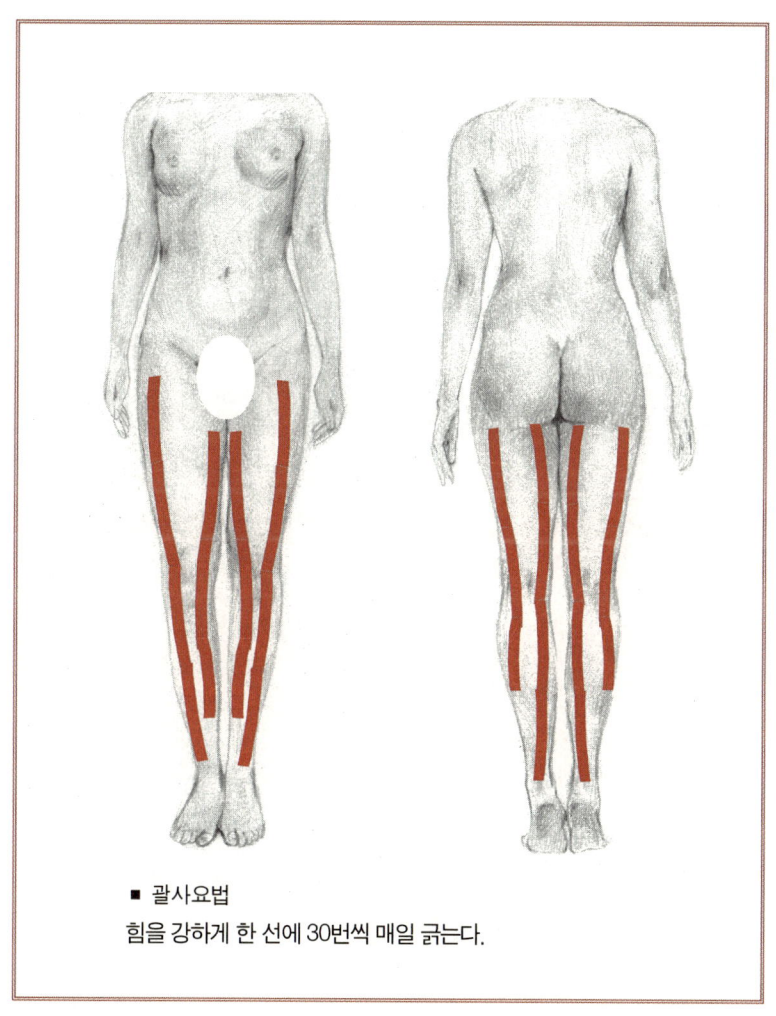

■ 괄사요법
힘을 강하게 한 선에 30번씩 매일 긁는다.

121. 알코올 신경염

과음하는 사람들에게 많이 발생한다. 제 1기는 장시일에 걸치며 이 시기는 감각 자극 증상이 심해 동통과 지각 이상이 다리에 나타남으로서 압통을 호소하게 된다. 심할 경우에는 완전 마비를 일으키는데 이것은 하체, 족배근, 대퇴근까지 침해하여 보행, 특히 높은 곳에 올라가는 것이 곤란해진다.

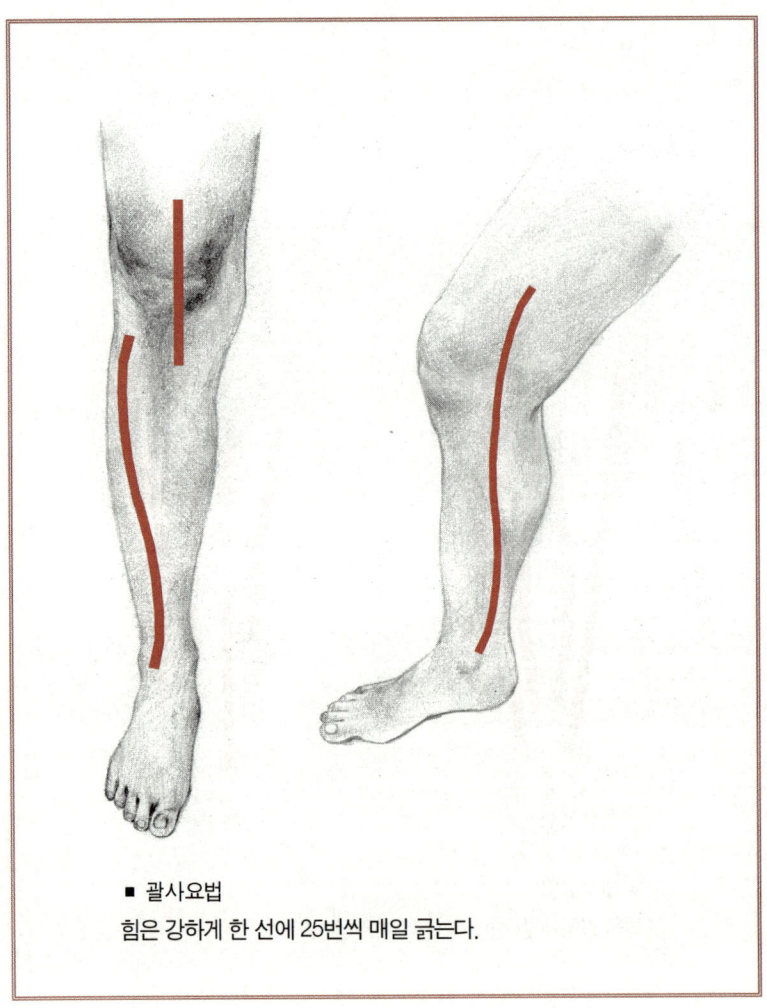

- 괄사요법
힘은 강하게 한 선에 25번씩 매일 긁는다.

122. 말초성 경련

자신의 의사와 관계없이 또는 의지에 반해서 일어나는 근의 병적인 발작성 수축 현상이다.

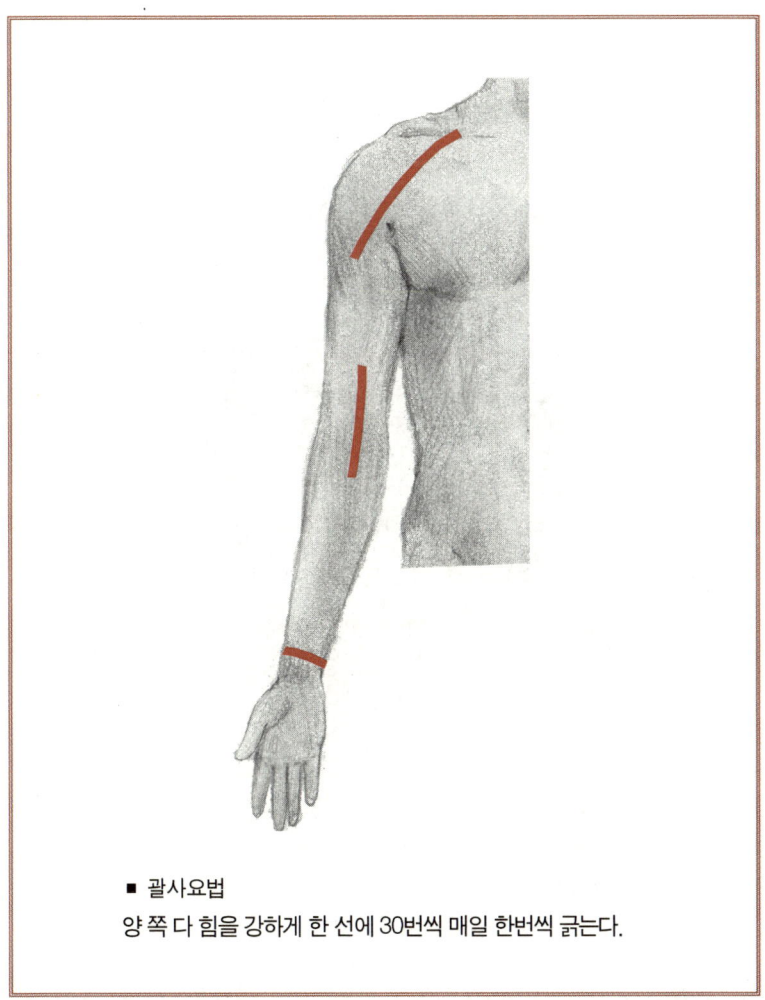

■ 괄사요법
양 쪽 다 힘을 강하게 한 선에 30번씩 매일 한번씩 긁는다.

123. 안면 신경 경련

보통 중년 남성들에게 잘 걸리며 정신 흥분, 감기, 히스테리 등으로 인해서 발생한다. 얼굴 한쪽 부분에 갑자기 발작적으로 일어나는 경우가 많고, 정신 흥분 상태에서 대화 할 때에 더욱 잘 일어난다. 발작 시에는 이마에 주름살이 생기고 뺨이 뻣뻣해지고 심한 경우에는 입술이 비틀어지고 눈은 자주 깜빡거린다.

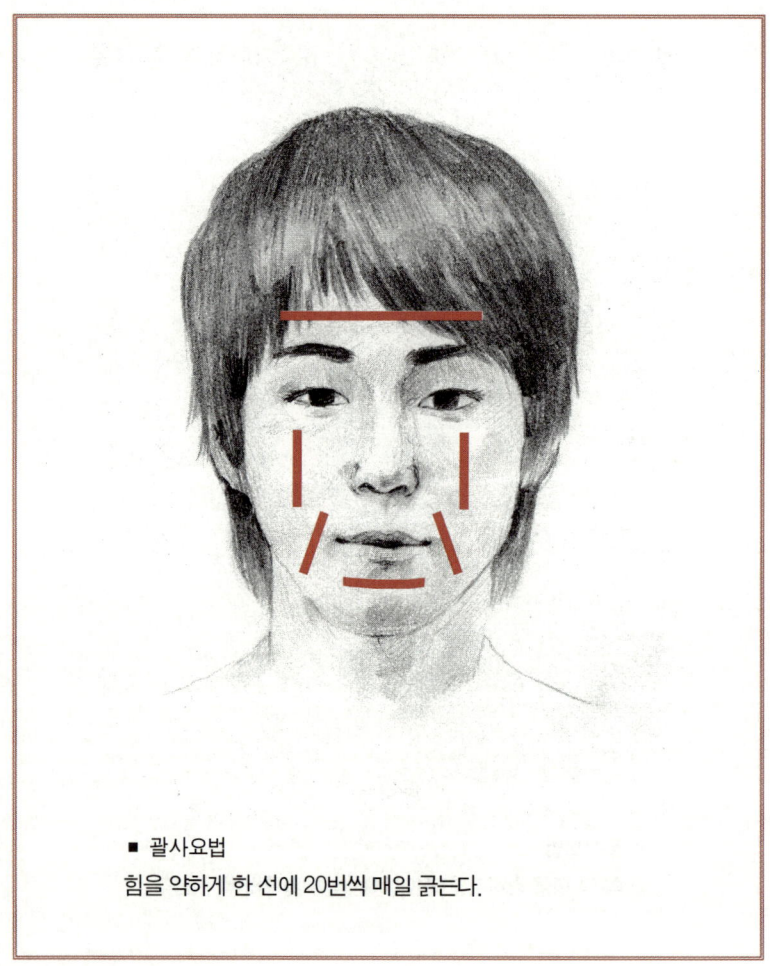

■ 괄사요법
힘을 약하게 한 선에 20번씩 매일 긁는다.

124. 견갑근 경련

뒷목과 어깨에 일어난다. 팔은 들어올리지 못하고 견갑근이 올라가며 머리는 조금 뒤로 기울어진다.

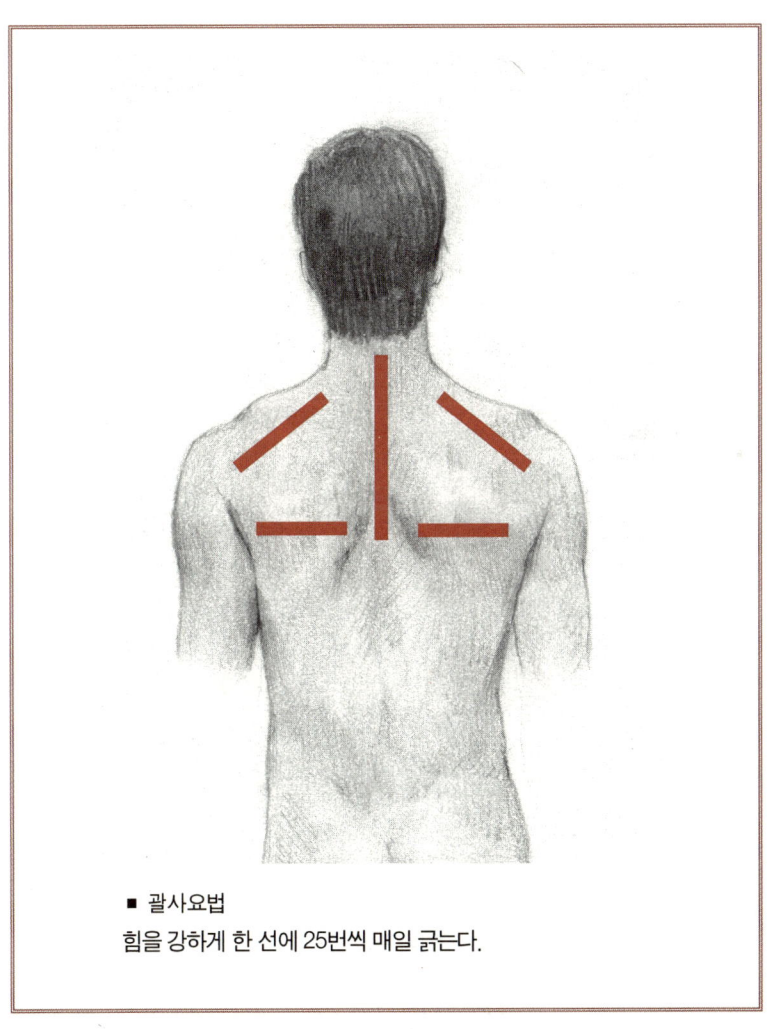

■ 괄사요법
힘을 강하게 한 선에 25번씩 매일 긁는다.

125. 횡경막 경련

딸꾹질이라고도 한다. 폐가 숨을 들이마셔서 아래로 내려가면 흡기가 갑자기 기도 내로 몰려들어가 성대가 좁아지고 기류가 멈추게 되어 일종의 잡음이 발생하는 것이다. 대개 빨리 멈추지만 심한 경우에는 수 시간 내지 수 일, 또는 수 주간 계속되어 대단히 불안한 고통을 준다.

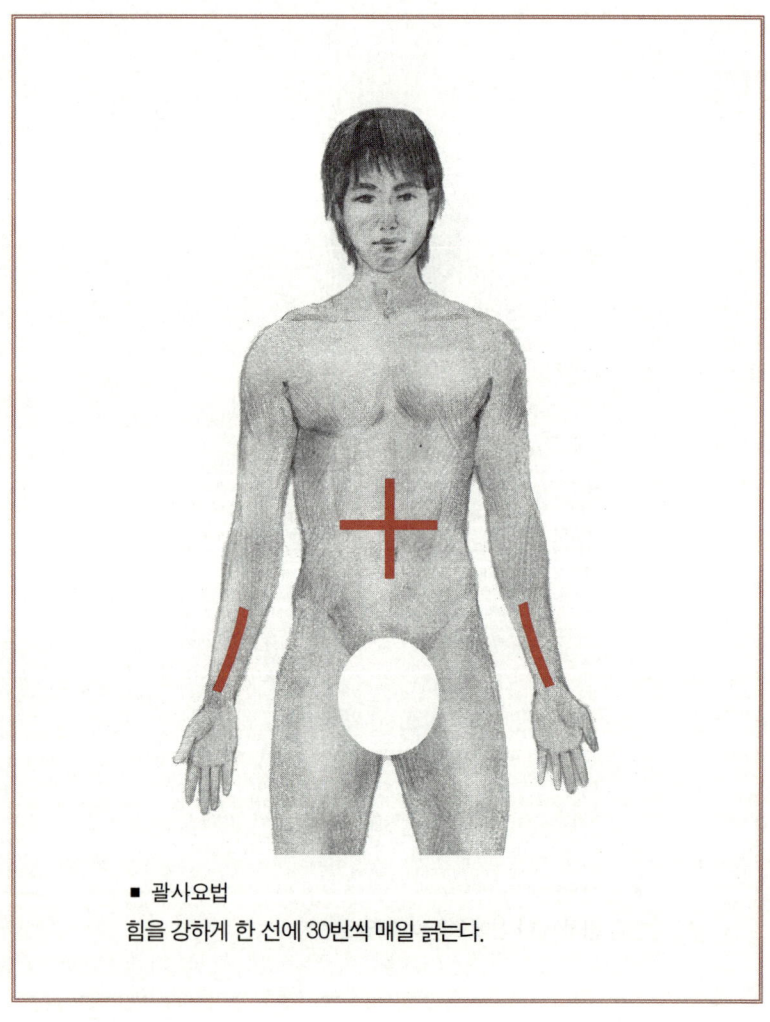

■ 괄사요법
힘을 강하게 한 선에 30번씩 매일 긁는다.

126. 하지근 경련

강직성으로 종종 일어나는데 주로 밤에 잠을 자다가 발을 펴거나 굽힐 때에 일어난다. 통증이 아주 심하여 강직성 경련이 발생하며 판자처럼 단단하게 굳는다. 운동 중에 일어나게 되면 발의 운동이 불가능해져서 넘어지는 수도 있다. 대개 수 초 혹은 수 분 동안 지속된 뒤에 경련이 멈추게 된다.

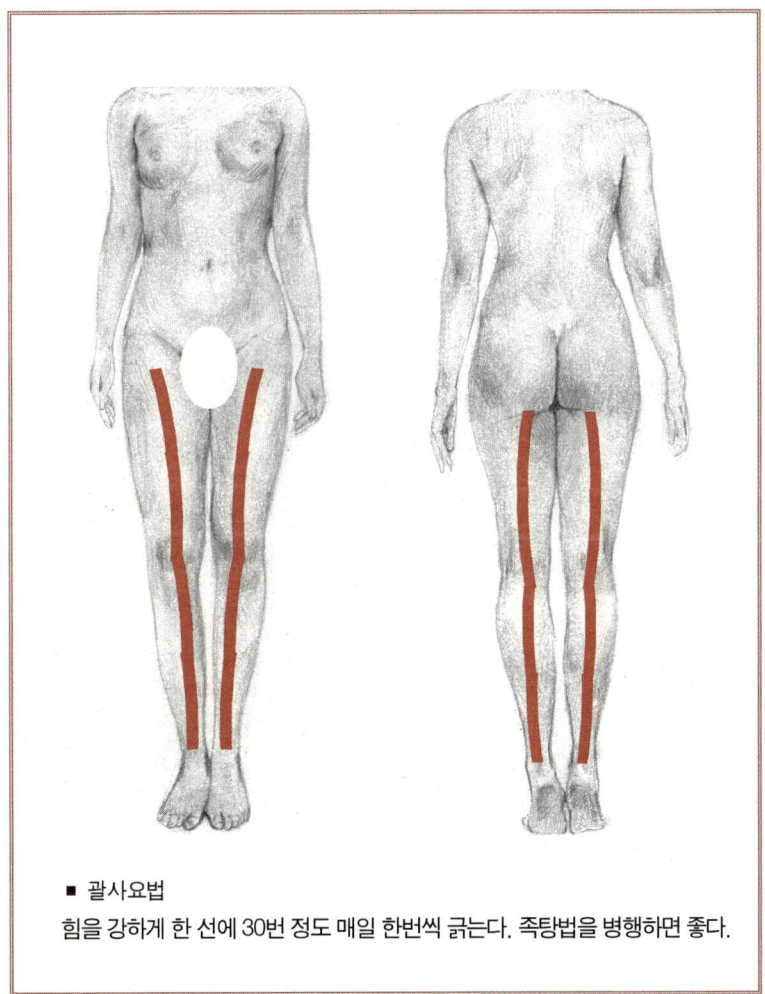

■ 괄사요법
힘을 강하게 한 선에 30번 정도 매일 한번씩 긁는다. 족탕법을 병행하면 좋다.

127. 안근 마비

사시, 안근하수, 안구의 운동장애등이 일어나고 안구주위에 대한 마사지와 자극을 동시에 해주면서 괄사를 해주면 잘 낫는다.

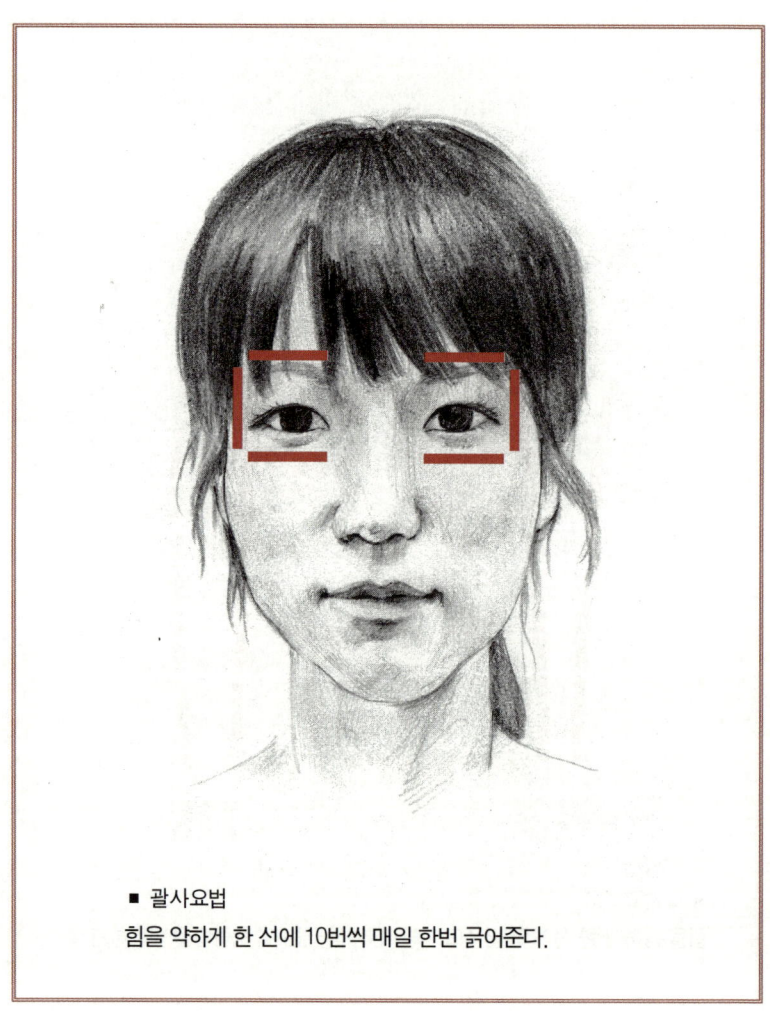

■ 괄사요법
힘을 약하게 한 선에 10번씩 매일 한번 긁어준다.

128. 안면 신경 마비

외상이나 분만, 한냉이나 감기, 류머티스, 알코올 중독 등으로 발생한다. 대부분이 얼굴의 왼쪽 오른쪽 중 한쪽에서만 발생하며 마비는 갑자기 일어난다. 발병 전 또는 발병과 동시에 어깨나 귀 아랫부분에 통증이 나타나고 마비시에는 마비된 안면근이 이완하여 무표정으로 된다.

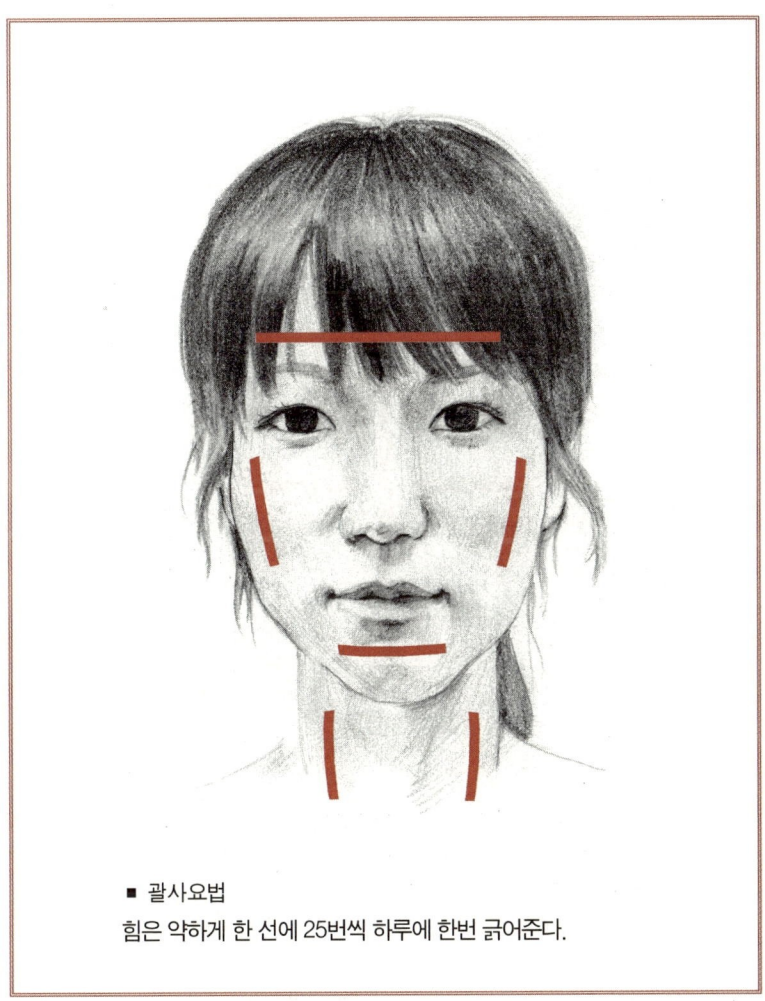

- 괄사요법
  힘은 약하게 한 선에 25번씩 하루에 한번 긁어준다.

129. 성모근 마비

쇄골과 견갑골과 함께 전방으로 쳐지고 파의 중량이 쇄골의 외단에 가해져서 쇄골의 위치가 비틀어지게 된다.

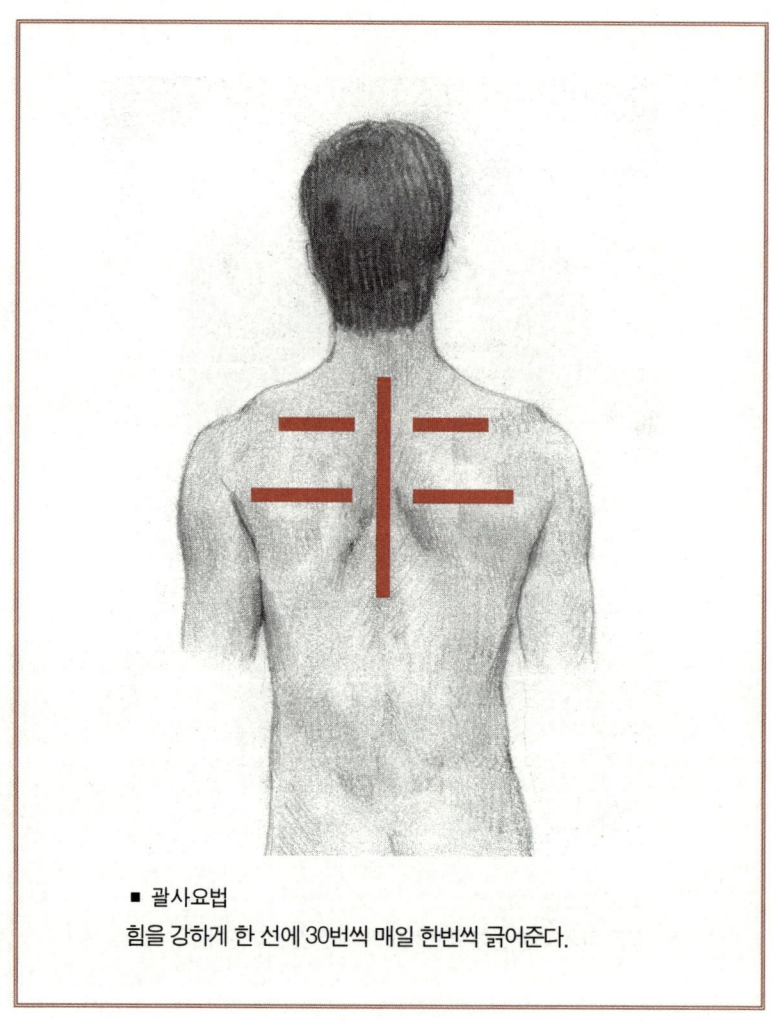

- 괄사요법
힘을 강하게 한 선에 30번씩 매일 한번씩 긁어준다.

130. 흉쇄유돌근 마비

한 쪽의 마비는 반대쪽의 동통을 초래한다. 머리는 건강한 쪽의 흉쇄유돌근 쪽으로 기울어지고 안면은 아픈쪽으로 돌아가면서 동시에 턱이 약간 올라간다.

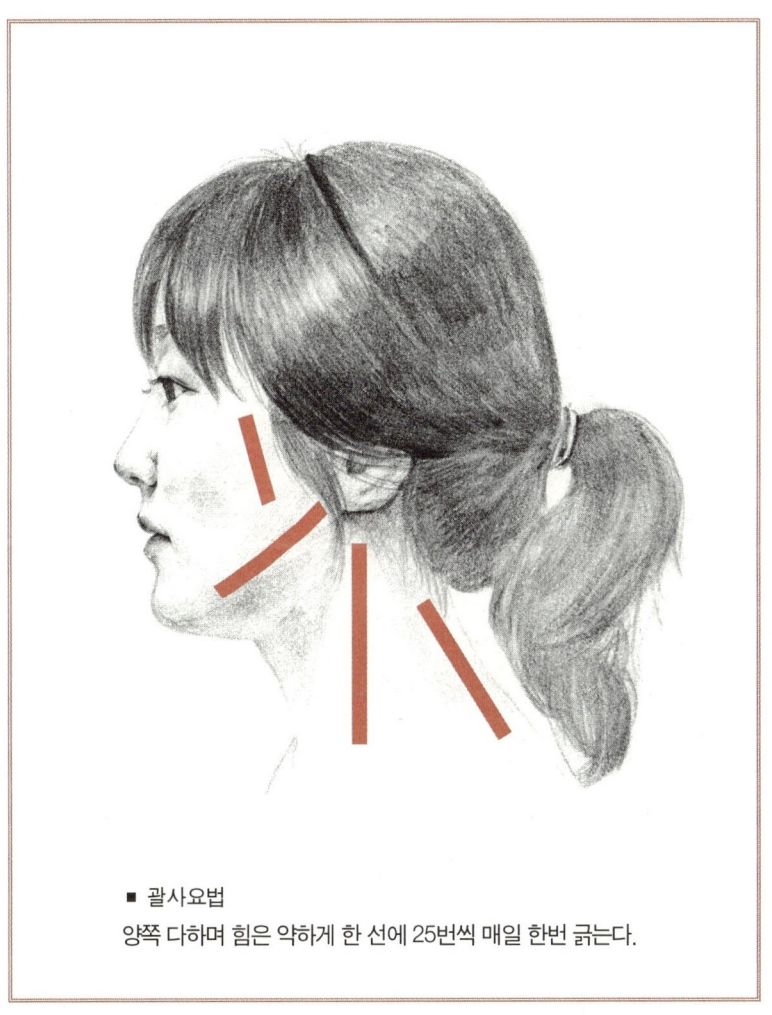

■ 괄사요법
양쪽 다하며 힘은 약하게 한 선에 25번씩 매일 한번 긁는다.

131. 견갑근 마비

외상이나 목의 손상, 과중한 짐을 지거나 수술 등의 신경장애, 척추질환 등이 원인이며 팔을 내 앞으로 끌어당기는 힘이 약해져 마비된 쪽의 손을 건강한 쪽의 어깨로 가져가지 못한다. 심지어 박수 치는 것조차 곤란해지며 팔을 전방으로 내리지 못한다.

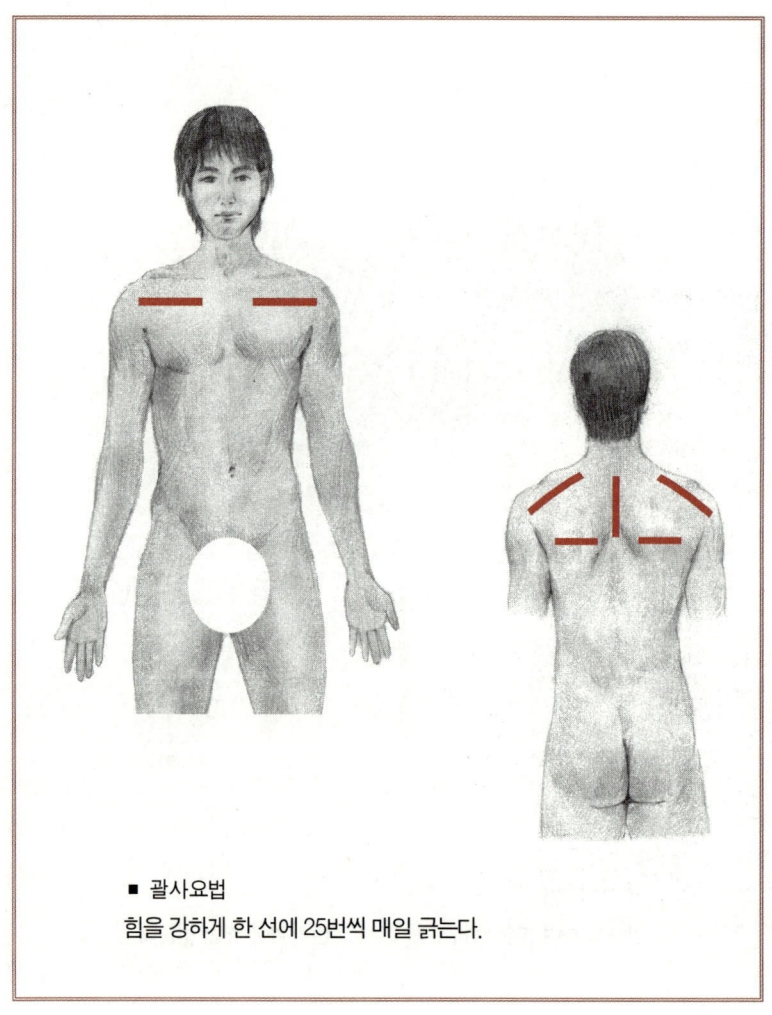

■ 괄사요법
힘을 강하게 한 선에 25번씩 매일 긁는다.

132. 배근과 복근 마비

앉아 있을 때는 허리가 뒤로 처지게 되고 일어 설 때에는 허리를 앞으로 숙이거나 옆으로 비스듬한 자세를 취한다. 그리고 복근이 마비되면 팔의 힘을 빌리지 않고는 스스로 일어나지 못한다. 기침이나 소리 기능조차 어려워지게 된다.

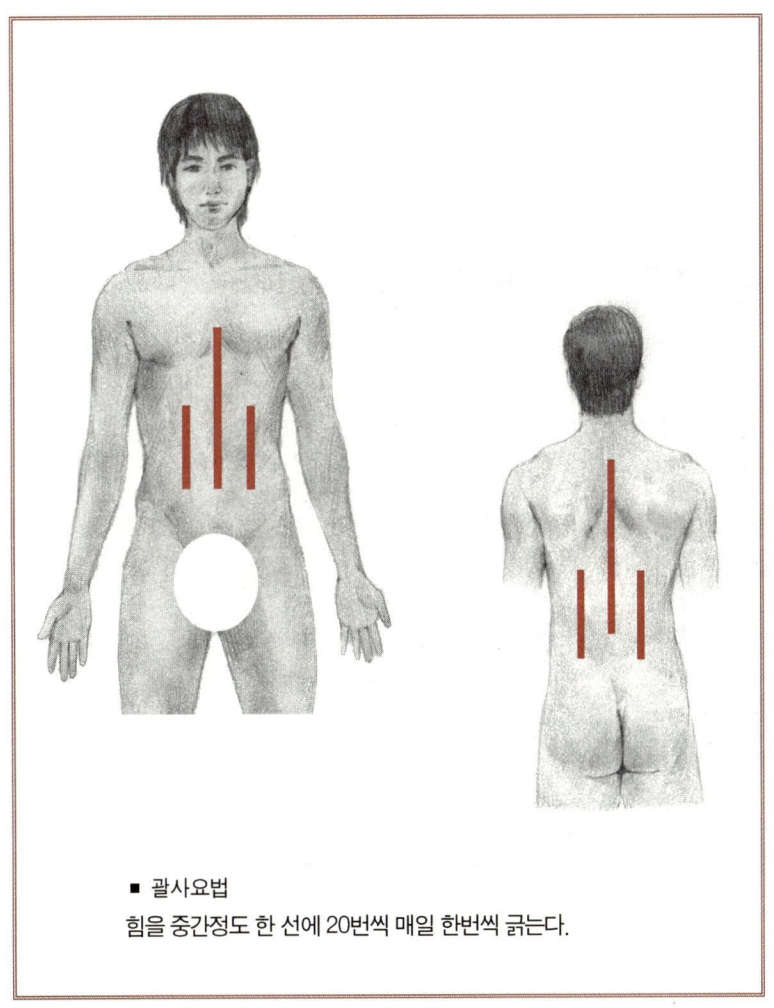

■ 괄사요법
힘을 중간정도 한 선에 20번씩 매일 한번씩 긁는다.

133. 횡경막 마비

마비가 된 쪽이 올라가기 때문에 호흡이 약해져서 심한 호흡 곤란을 일으키게 된다. 양측 마비시에는 가슴의 상부운동이 강해지지만 양 늑골 부위의 운동은 약해지고 윗배가 공기를 마실 시에는 상복부가 들어가게 되고 공기를 내 쉴 때에는 상복부가 불룩해진다. 그리고 횡경막이 호흡을 하지 못하는 결과로 기침과 가래를 뱉는 것이 곤란해지고 또 기관지염을 일으키게 된다.

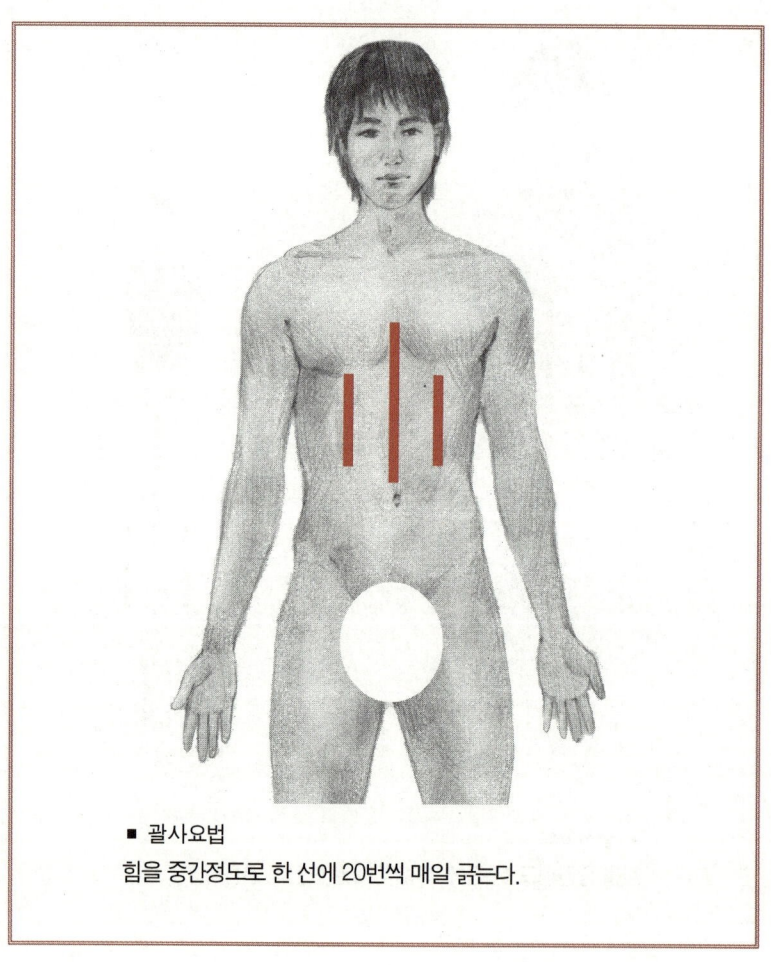

■ 괄사요법
힘을 중간정도로 한 선에 20번씩 매일 긁는다.

134. 액와 신경과 근피 신경 마비

액와 신경의 압박 견관절 탈구등으로 생기며 마비시에는 삼각근이 침해를 받아 팔을 위로 올리기가 곤란해진다. 오랫동안 마비가 계속되면 위축이 발생하고 또 근육 긴장의 소실로 관절에 이상이 생긴다. 또 한편으로는 관절이 강직되기도 한다.

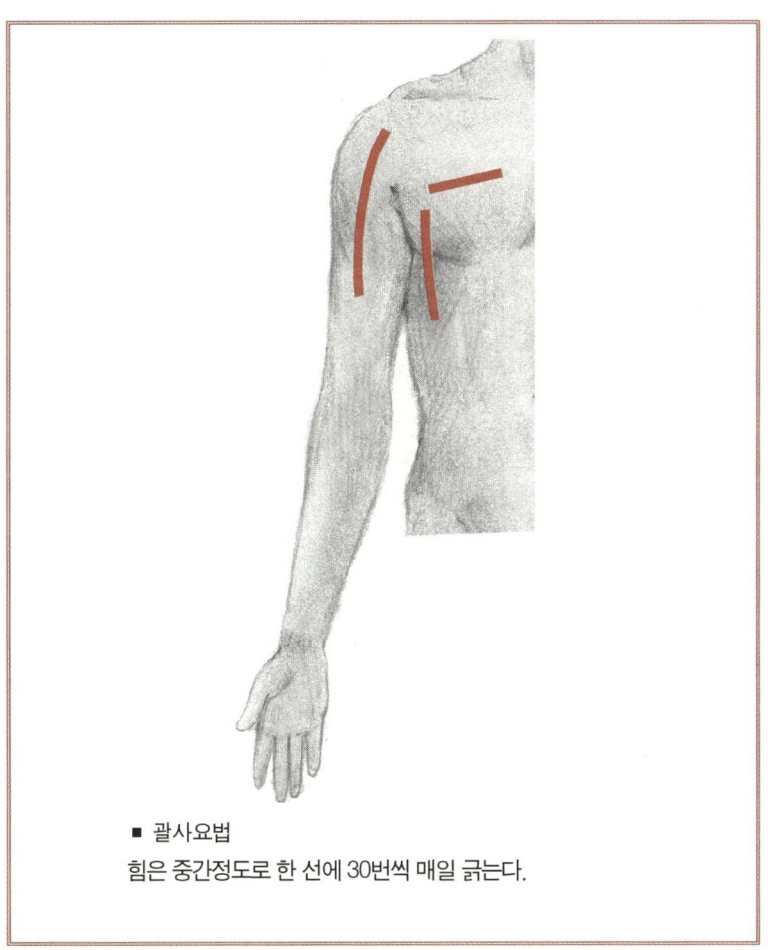

- 괄사요법
힘은 중간정도로 한 선에 30번씩 매일 긁는다.

135. 요골 신경 마비

요골 신경 전체에 마비가 일어나면 손이 특이하게 굴곡과 이완이 된다. 즉, 손목을 굽히거나 펴기가 어려우며 모지의 굴신이 어려워지게 된다. 간혹 감각이 둔화되어 손등이 모지 쪽으로 근접하게 된다. 침해받는 근은 대체로 장애를 입은 장소나 원인에 따라 각각 다르다.

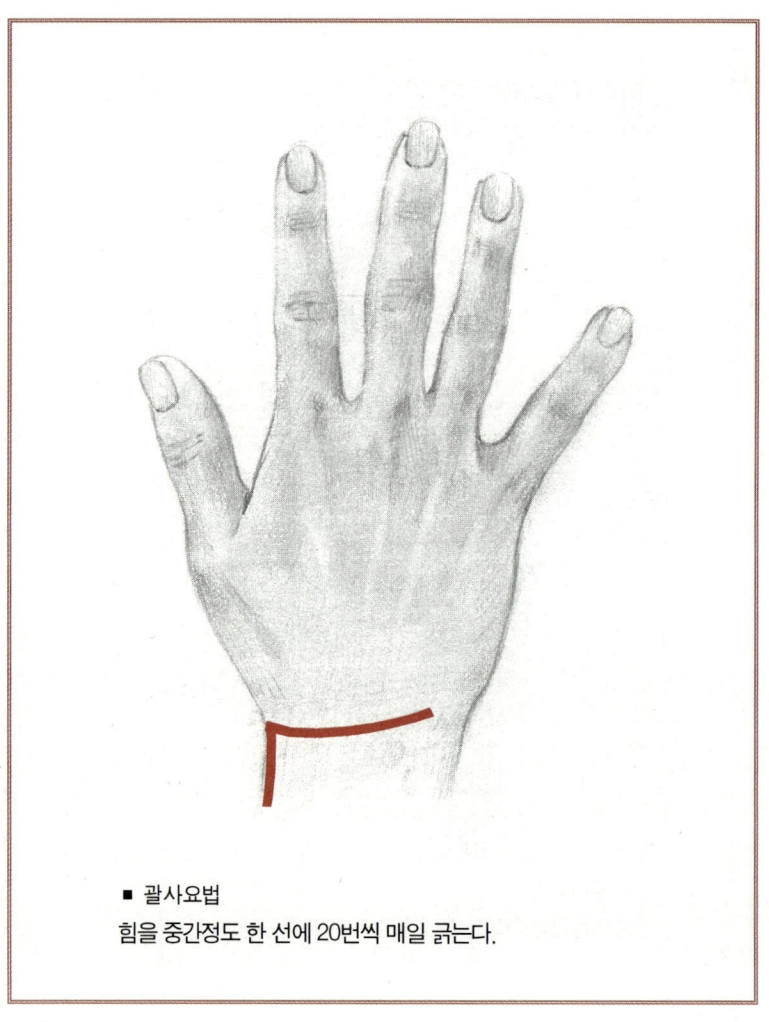

■ 괄사요법
힘을 중간정도 한 선에 20번씩 매일 긁는다.

136. 척골 신경 마비

요골 신경 마비보다는 발병률이 적으며 발병 원인은 주로 골절에 있다. 신경의 압박으로 관절의 굴신 동작이 곤란하게 되며 또한 손가락 아래쪽의 굴신이 어렵다. 특히 내측 굴신이 불가능해지고 모지를 새끼손가락 쪽으로 움직이는 것이 어렵게 된다.

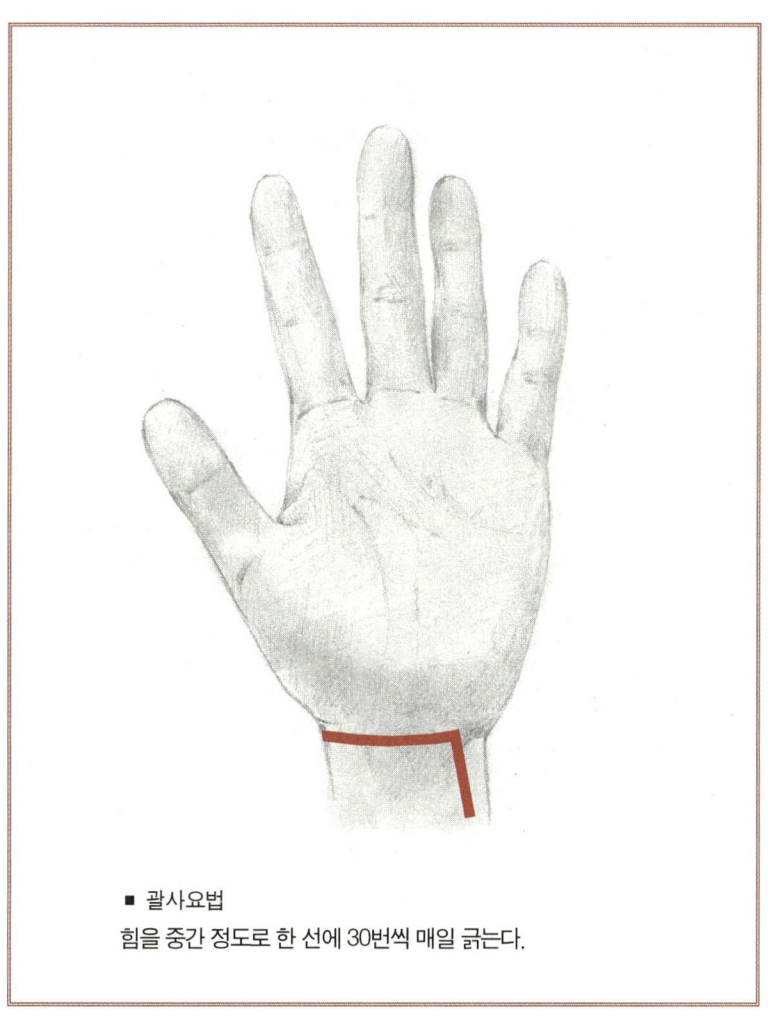

■ 괄사요법
힘을 중간 정도로 한 선에 30번씩 매일 긁는다.

137. 대퇴 신경 마비

외상이나 압박, 골반 내 종양 등으로 일어나며 대퇴가 마비가 되어 슬개근이 소실되고 대퇴의 굴신과 하퇴의 신전이 되지 않아 걸어다니기가 몹시 어렵다. 또한 경사진 길을 걸어다니기가 어려워진다.

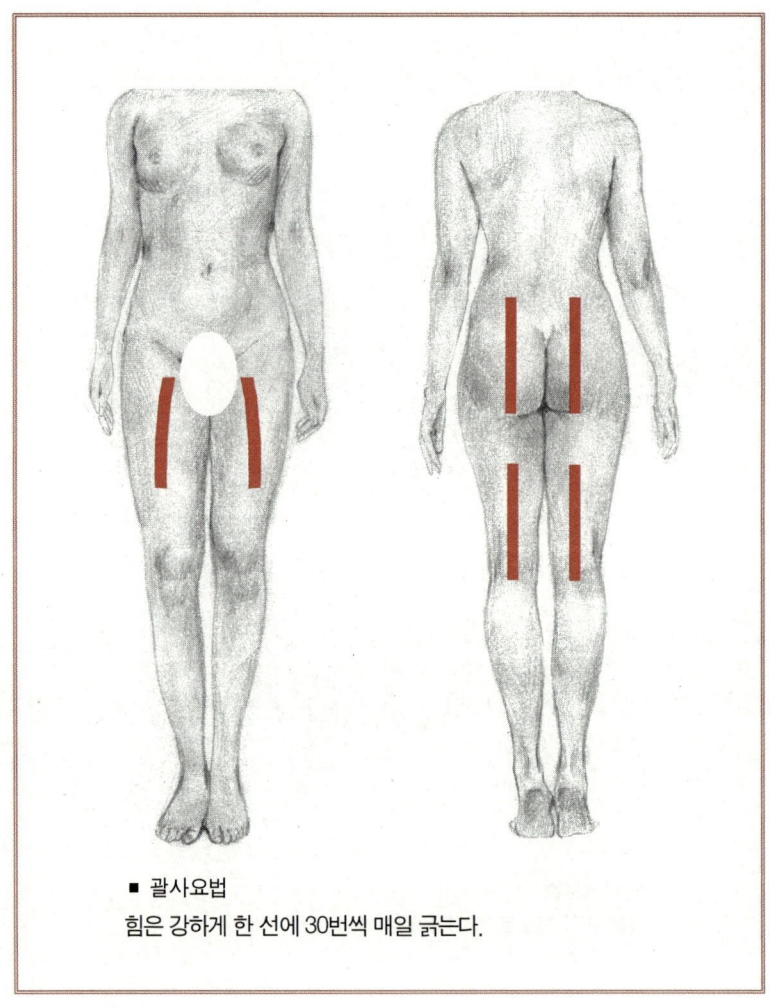

■ 괄사요법
힘은 강하게 한 선에 30번씩 매일 긁는다.

138. 좌골 신경 마비

어느 부위에 통증이 있는가에 따라 다르다. 좌골 신경간의 마비가 오며 대퇴의 내선장애가 오지만 무릎관절이 움직이지 않는다. 발가락부분은 마비로 인해 아래로 젖히는데 상당히 어렵게 된다. 그리고 걸어 갈 때에는 고관절이 심하게 굽히고 무릎은 편 채로 걷기 때문에 마치 의족을 짚는 것처럼 보인다.

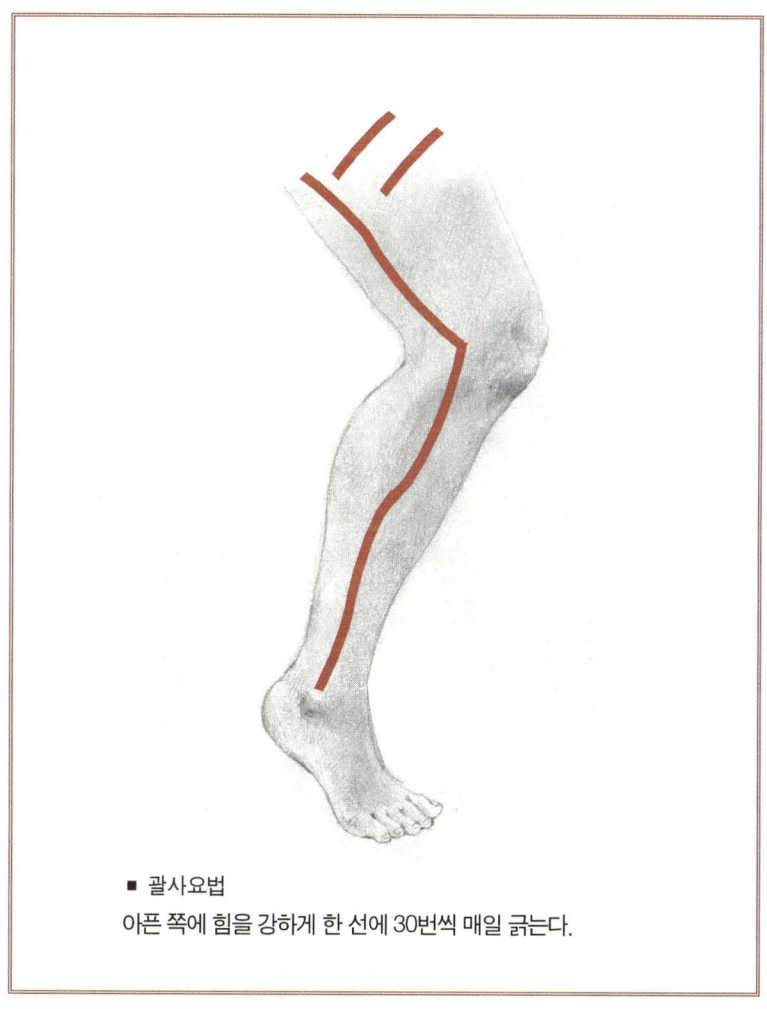

■ 괄사요법
아픈 쪽에 힘을 강하게 한 선에 30번씩 매일 긁는다.

139. 척수 연막염

대개 갑자기 발생하는데 심한 발열과 오한이 나타나고 국소 증상은 대개 척수 근육에서 일어난다. 처음에는 심한 자극적인 증상이 나타나고 나중에는 마비 증상이 일어난다. 척수에 심한 통증과 지각 과민이 야기되고 근육의 긴장항진 등이 일어난다. 하지에 양쪽 마비가 발생한다.

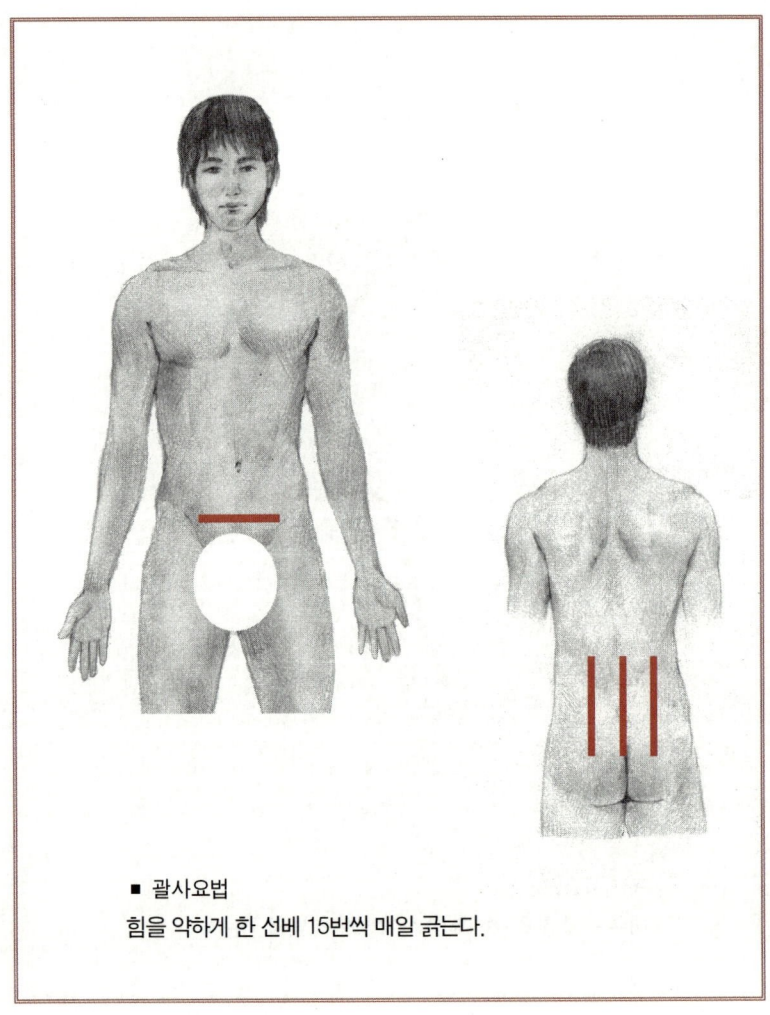

■ 괄사요법
힘을 약하게 한 선베 15번씩 매일 긁는다.

140. 척수염

고열과 함께 갑자기 시작된다. 처음에는 마비가 나타나고 병이 일어난 자리에 가벼운 자극증상이 나타난다. 나중에느 지각 마비와 반사기능 소실 등이 생기며 가벼운 신경 마비가 일어나다가 나중에는 이완 성마비와 근육의 위축성 마비가 일어난다. 병이 발생한 자리에 따라 운동 및 지각마비가 일어난다.

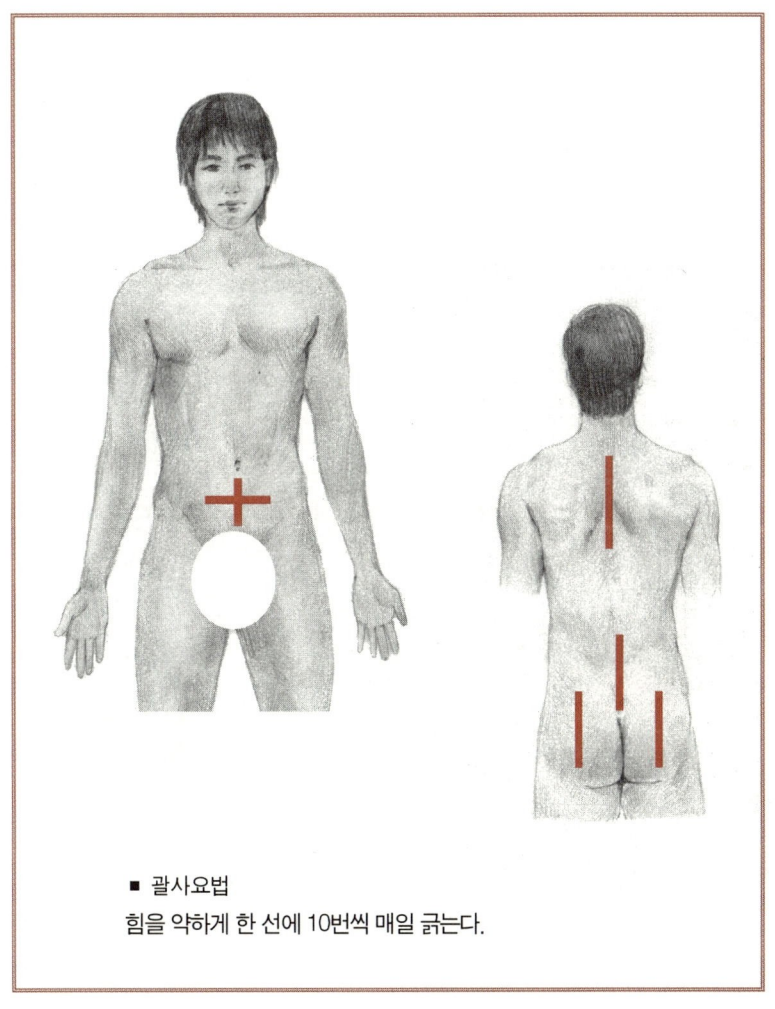

■ 괄사요법
힘을 약하게 한 선에 10번씩 매일 긁는다.

141. 압박성 축수 마비

척수근 증상이 나타나고 나중에는 척수증상이 나타난다. 척수 작업증상으로서 신경통이 심하게 시작하여 감각 이상과 한랭감, 자결감 등을 호소하기도 한다. 척수자신이 압박을 받아 어떤 증상이 나타나는데 운동이 마비를 일으키고 몸의 오른쪽 왼쪽 중 한쪽에서만 일어난다. 고도의 압박이 가해지면 이완성 마비가 된다.

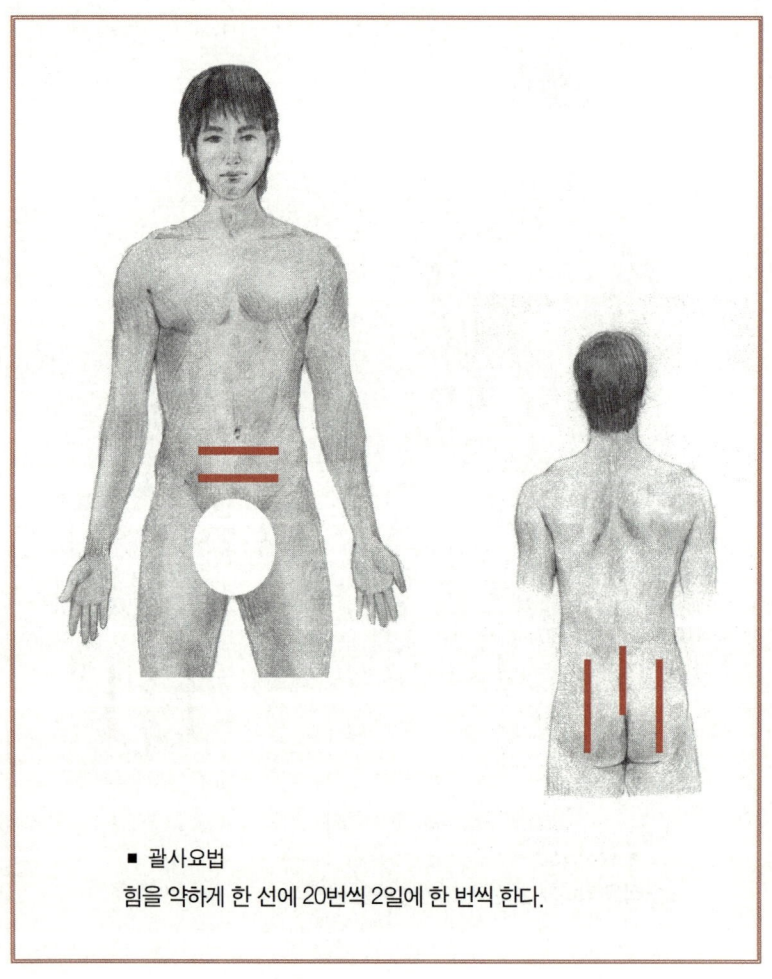

■ 괄사요법
힘을 약하게 한 선에 20번씩 2일에 한 번씩 한다.

142. 중증 근 무력증

몸에는 아무런 이상이 없다. 그러나 신경과 근육의 접합부위에 생리적 효소 작용의 장애로 생각되는 데 확실한 것은 아니다. 일부의 학설이다. 앙금 하수, 복실 안면근의 부전 마비, 저작장애 등이 생기며 음식물을 넘기기가 곤란하면 언어장애 등이 일어나고 얼굴모습은 대단히 특이하게 변한다. 환자가 대화를 할 때에 처음에는 아주 잘 하지만 대화가 길어질수록 말이 불분명해지고 고음 발음이 되지 않으며 나중에는 잘 들을수조차 없게 된다. 음식을 씹기도 힘들며 넘기기도 힘들다.

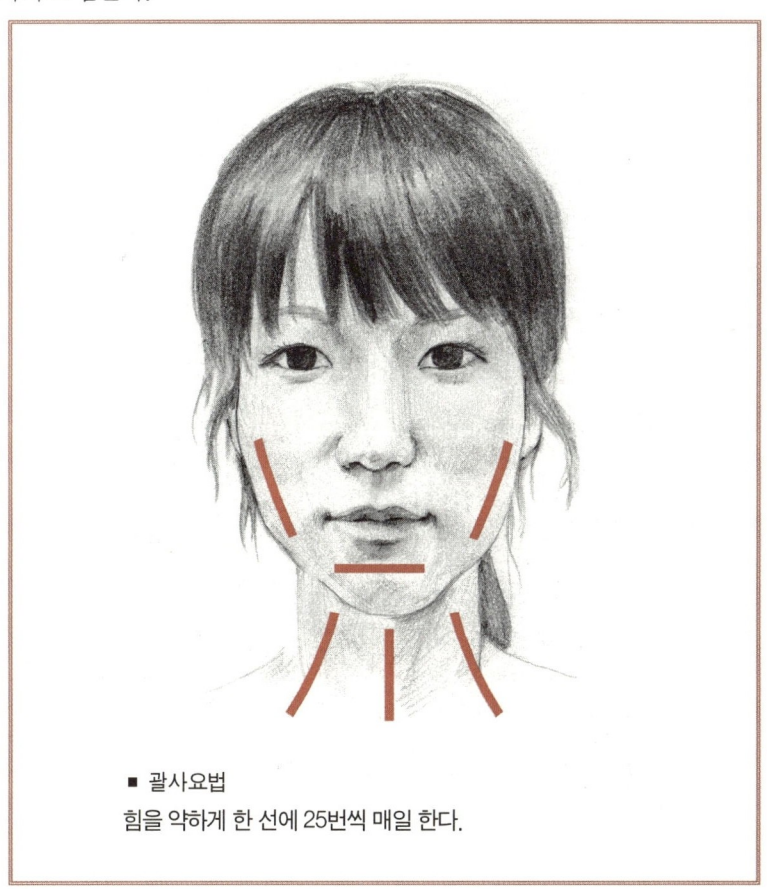

■ 괄사요법
힘을 약하게 한 선에 25번씩 매일 한다.

143. 척수성 진행성 근 위축증

말초 운동의 변화에 의해 발생하는 것으로서 근 위축성 경화증과 마찬가지로 신경계통 선천성 허약 상태이나 나중에 변성을 야기하여 발생한 것으로 여자보다 주로 30~50세 남자들에게서 많이 나타난다. 엄지손가락으로부터 새끼손가락까지 마비 위축되고 손바닥은 현저하게 평탄해진다. 차차 시간이 경과함에 따라 어깨까지 미치게 된다.

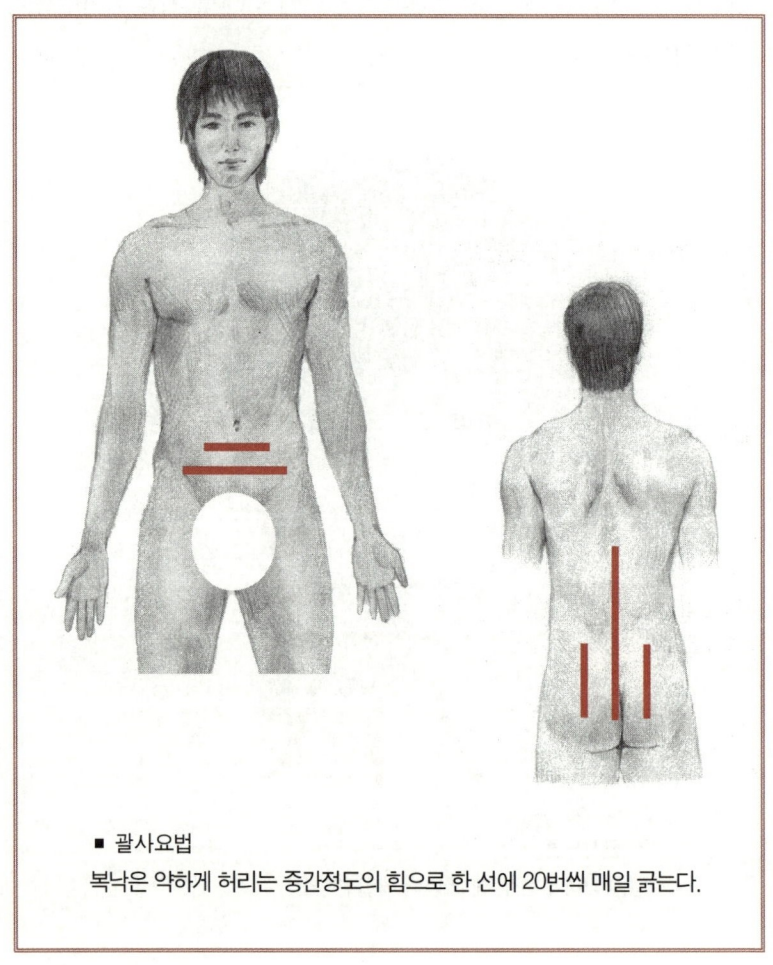

■ 괄사요법
복낙은 약하게 허리는 중간정도의 힘으로 한 선에 20번씩 매일 긁는다.

144. 어깨와 팔이 아플 경우

조금만 일을 하여도 어깨와 팔에 통증이 있다든지 평소에도 어깨와 팔이 아플 경우 오가피를 복용함과 동시에 족탕법을 시행하면 좋다.

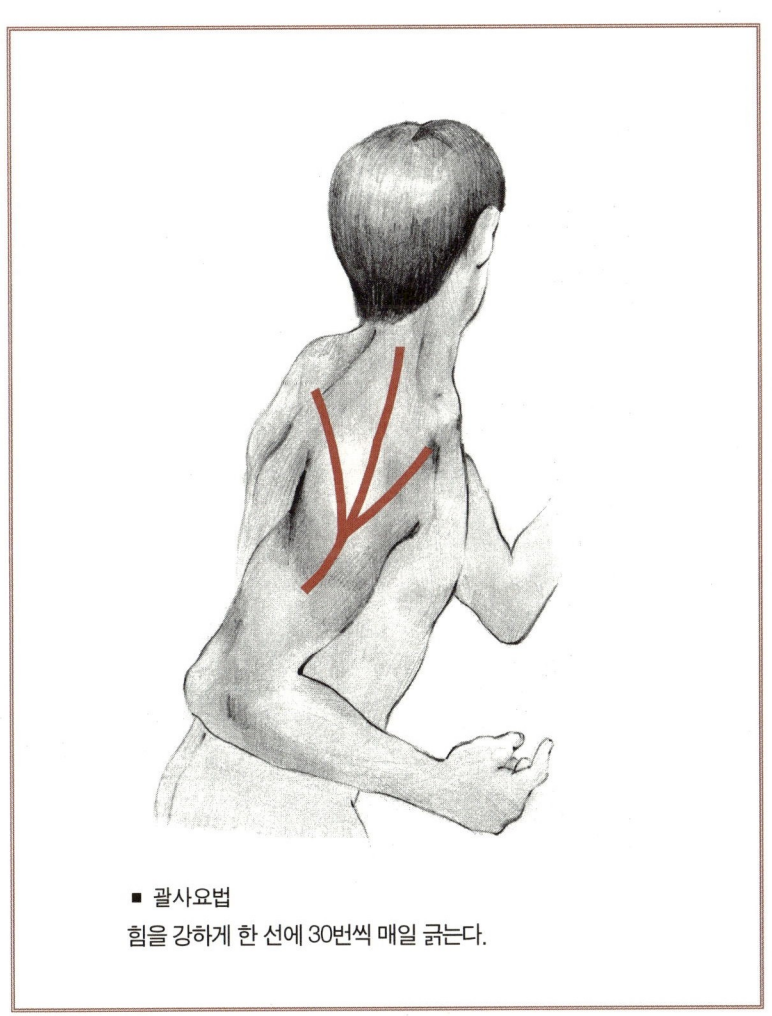

- 괄사요법
힘을 강하게 한 선에 30번씩 매일 긁는다.

145. 장딴지의 통증

잠자기 전에 반드시 족탕법을 하고 난 후 발바닥 독소 제거법을 해야 한다. 족탕법에서 물의 온도는 43°가 좋으며 시간은 매일 25분 정도가 좋다. 오가피 가루를 함께 복용하면 더욱 효과적이다.

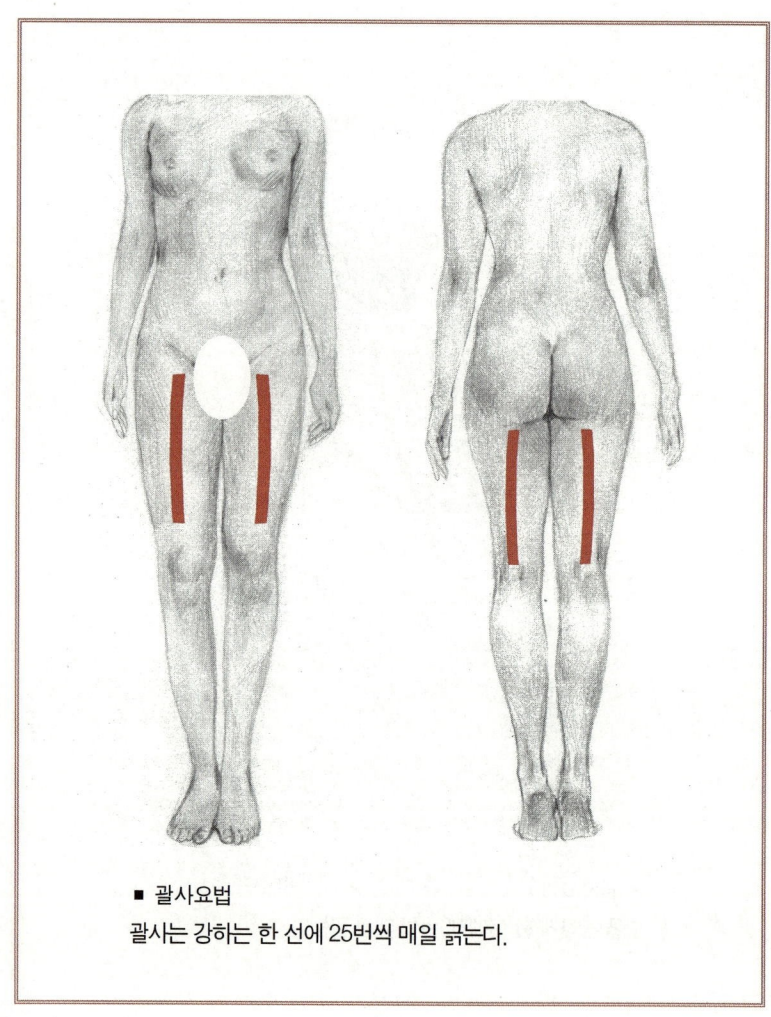

- 괄사요법
괄사는 강하는 한 선에 25번씩 매일 긁는다.

146. 팔과 손목이 저리고 아플 경우

인체에는 아무런 이상이 없는데도 괜히 손목과 팔이 저리고 아픈 증상이 나타나는 경우이다. 온욕법을 함께 병행한다면 더욱 좋은 결과를 얻게 될 것이다.

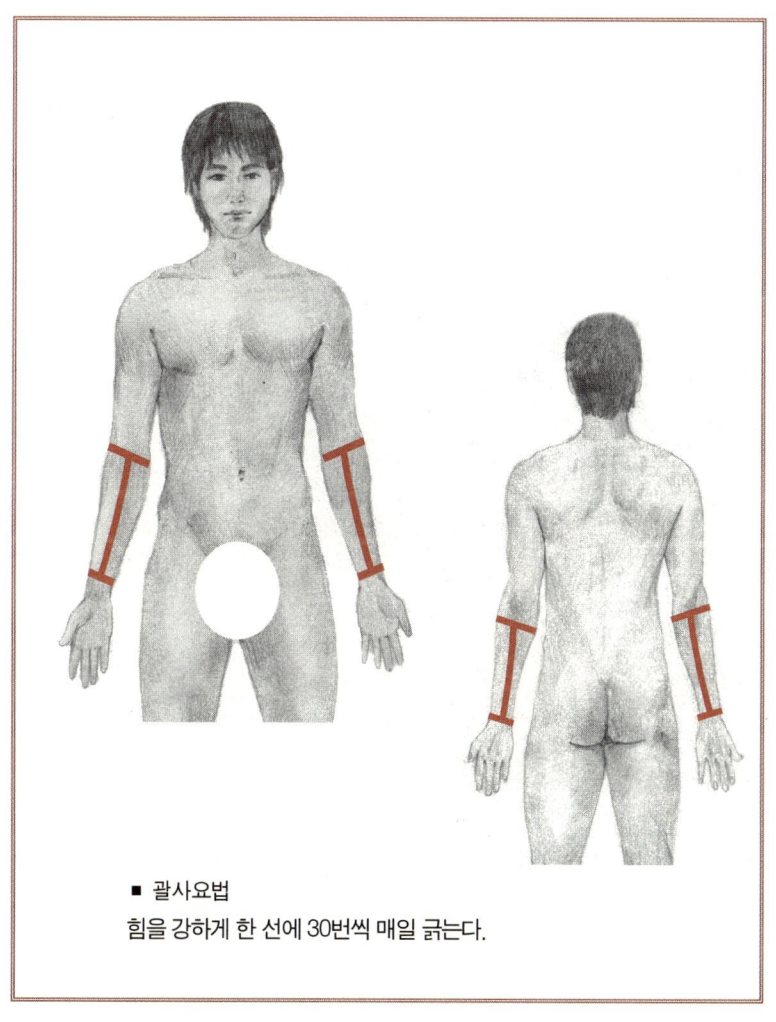

■ 괄사요법
힘을 강하게 한 선에 30번씩 매일 긁는다.

147. 뒤통수가 아플 경우

식후에 뒤통수가 무겁거나 통증이 느낄 때 적당하며 족탕법을 함께 사용하여야 한다.

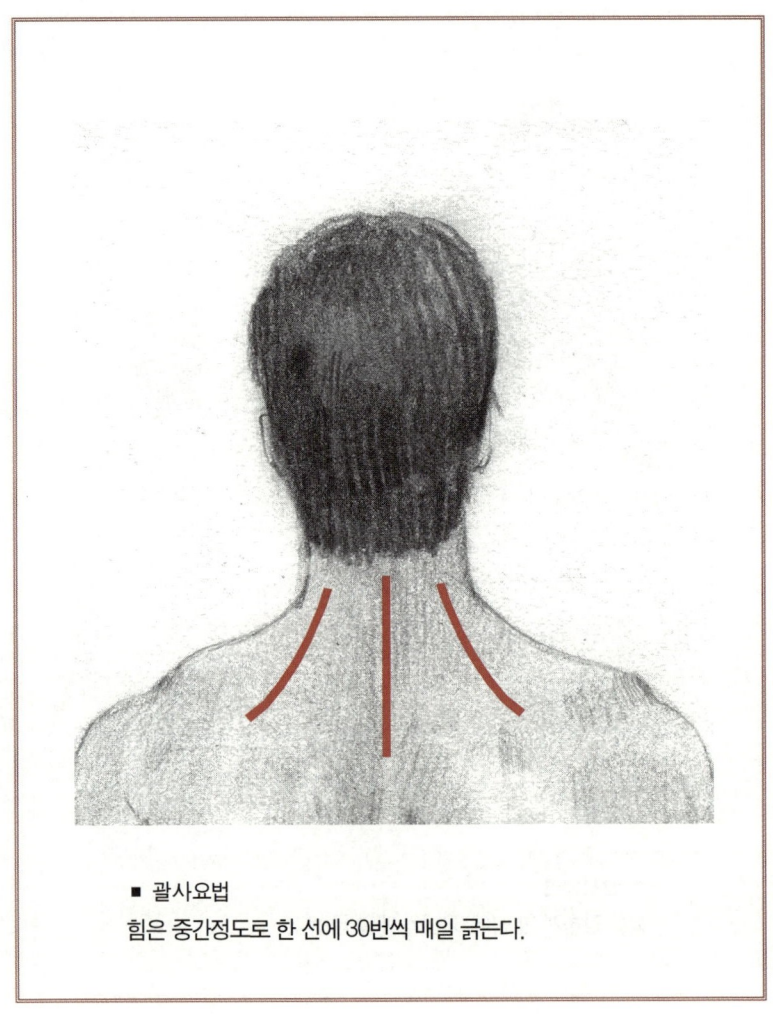

■ 괄사요법
힘은 중간정도로 한 선에 30번씩 매일 긁는다.

제2부 증상에 따른 치료법

05 비뇨생식기·부인과 질환

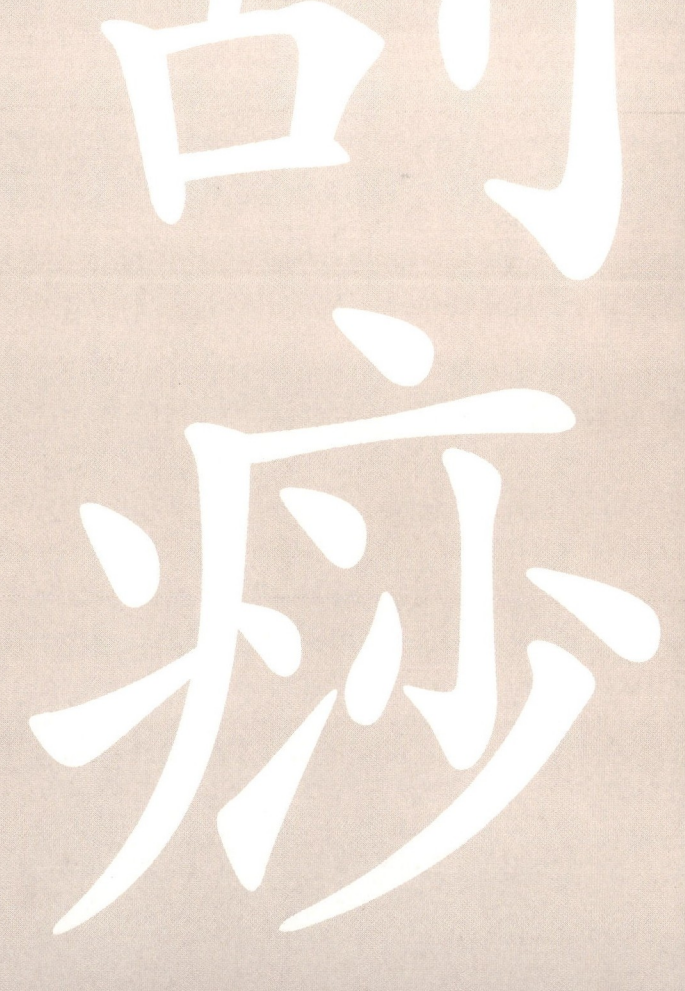

148. 급성 신염

초기에는 서서히 열이 나고 종종 심장부의 압박성 동통을 호소한다. 중요한 증상은 혈뇨, 혈압의 상승, 부종 등이다. 야간에 소변량이 늘어나고 오줌의 색은 혈액이 포함된 암갈색 또는 우유색이 되며 소변 중에는 담백이 섞이는 정도가 심하다. 부종은 제일먼저 얼굴에서 나타나며 그 중에서도 눈 두덩이에 나타난다.

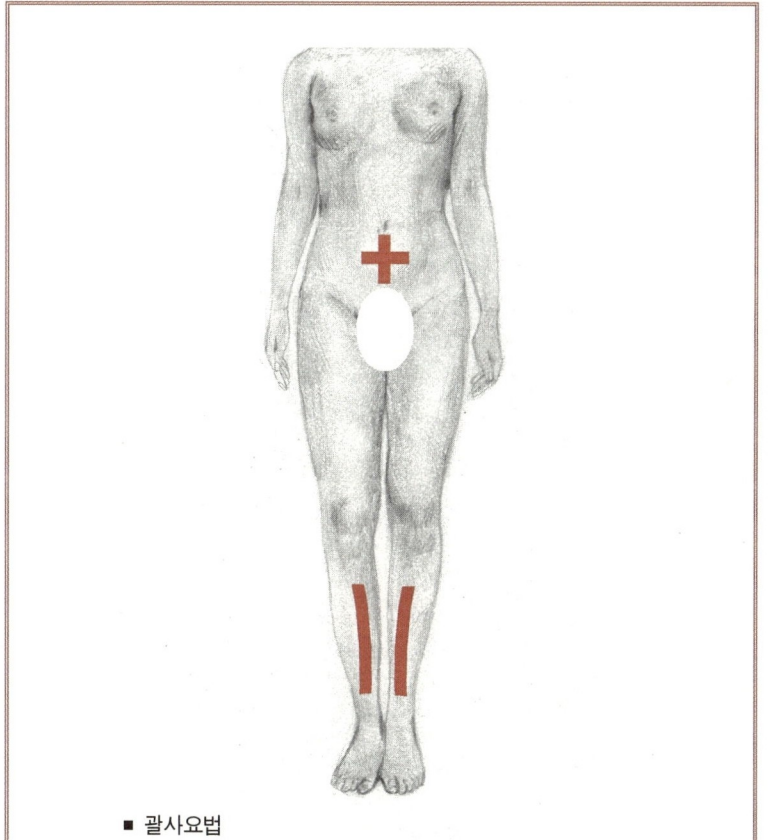

■ 괄사요법
복부는 약하게 다른 부위는 강하게 한 선에 15번씩 매일 긁는다.
독소제거법을 같이 하면 좋다.

149. 만성 신염

대부분은 서서히 발생하여 알지 못하는 사이에 진행된다. 부종이 나타나되 대단히 심한 부종이 몸에 생겨 혈압의 항진으로 인해서 본 병을 알게 되며 소변은 담백뇨이다. 눈으로 혈뇨를 알지 못하기 때문에 오줌의 색은 정상인과 같은 경우가 많다. 야간에 소변량이 증가한다.

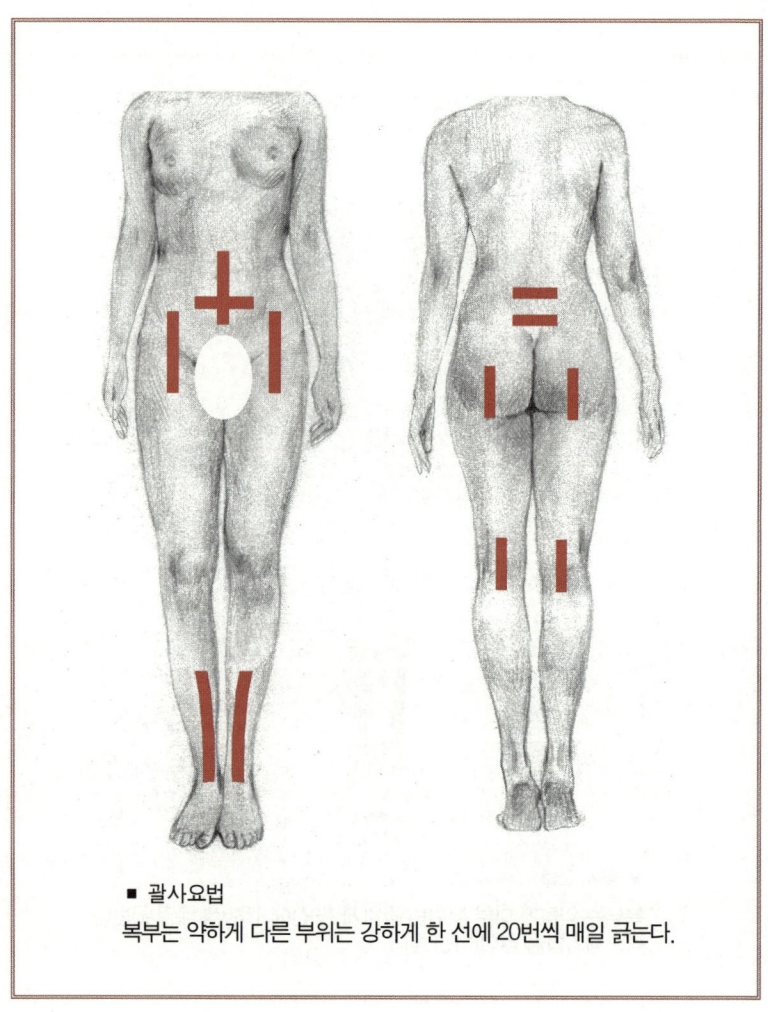

■ 괄사요법
복부는 약하게 다른 부위는 강하게 한 선에 20번씩 매일 긁는다.

150. 신장 결석증

결석이 신장에 존재하거나 결석이 아주 작아 배출이 용이 할 때에는 아무런 증상이 나타나지 않지만 신장에 동통이 일어나고 혈뇨를 누게 된다. 아무런 원인도 없이 발병한다. 신장의 동통은 대단히 극심해지고 방광, 음경, 대퇴 내측, 어깨에까지 동통이 일어난다.

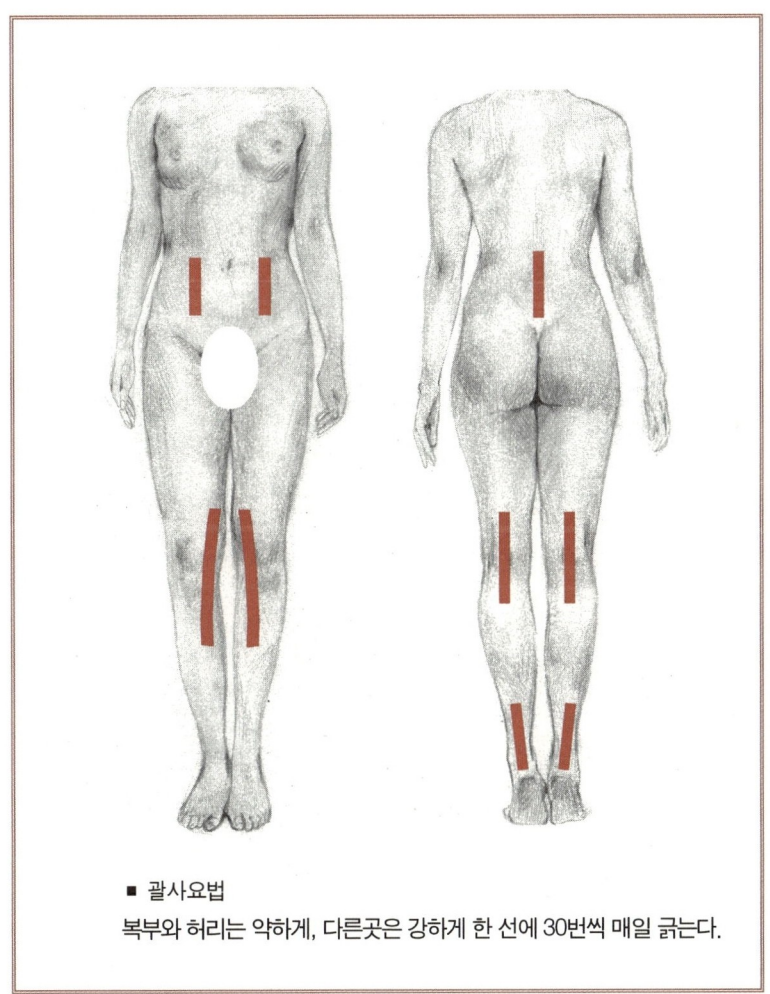

■ 괄사요법
복부와 허리는 약하게, 다른곳은 강하게 한 선에 30번씩 매일 긁는다.

151. 방광염

세균 감염, 임질, 대장균 등의 원인에 의해 일어나며 전립선 비대, 요도 협착 등으로도 일어난다. 급성은 만성보다 국소 증상이 심하다. 하복부에 심한 동통이 일어나며 방뇨 시나 방뇨 후에 극심한 통증을 호소한다. 불면, 두통, 어지러움 등의 신경증상도 나타난다.

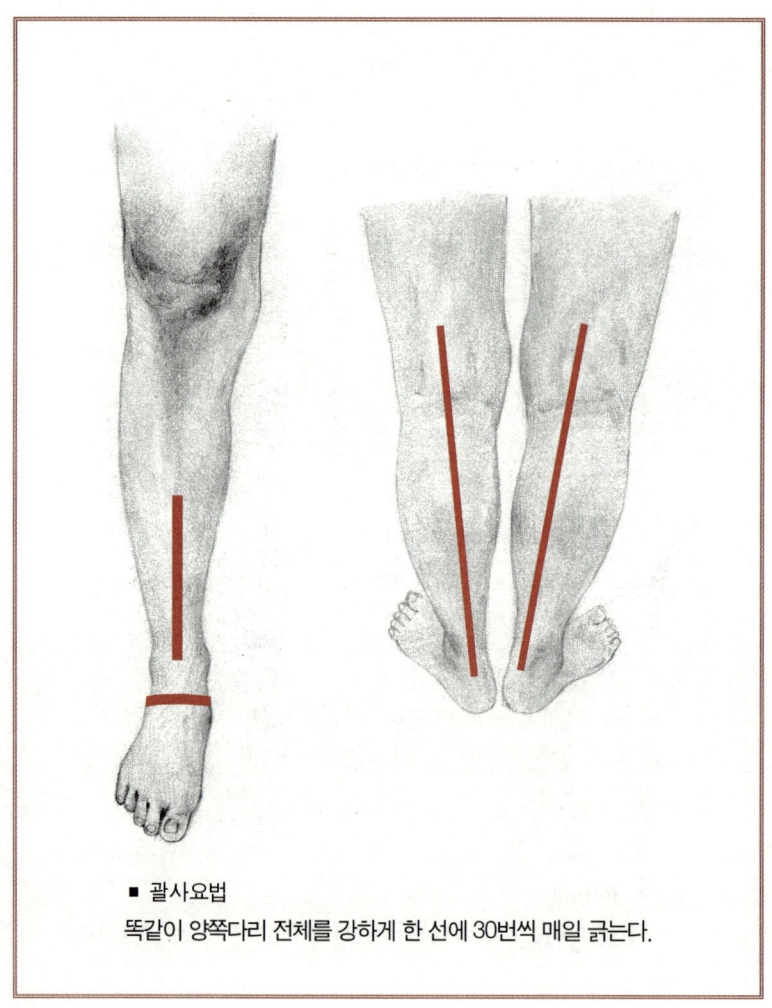

■ 괄사요법
똑같이 양쪽다리 전체를 강하게 한 선에 30번씩 매일 긁는다.

152. 야뇨증

어린아이에게 많이 나타나며 신경적인 불안감 및 초조감이 원인이 된다.

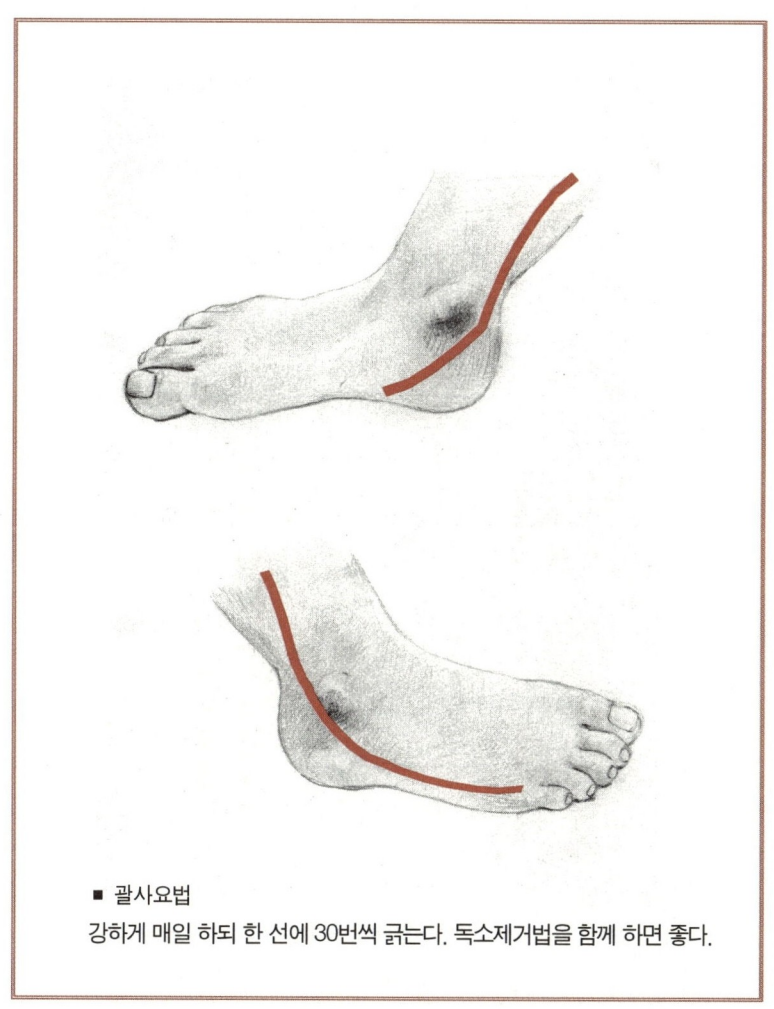

- 괄사요법
강하게 매일 하되 한 선에 30번씩 긁는다. 독소제거법을 함께 하면 좋다.

153. 방광 경련

방광 내 결석, 작업 생식기 질환, 임질 등으로 인해 일어나며, 경련은 방광의 어느 부분에 발생하느냐에 따라 그 증상이 다르다. 오줌 누는 근육에 경련이 일어나면 방광 내의 소변량이 일정량이 되기 전에 소변을 누구 싶으며 동시에 방광에 동통을 느낀다. 또한 괄약근(소변을 나오게 하는 근육)내에 경련이 일어나면 소변 누기가 곤란하며 극심한 통증을 느낀다. 무의식적으로 소변을 누게되며 소변을 중지시키기도 해 이런 증상이 계속되면 환자는 공포감을 느껴 나중에는 소변을 누는데 큰 어려움을 겪는다.

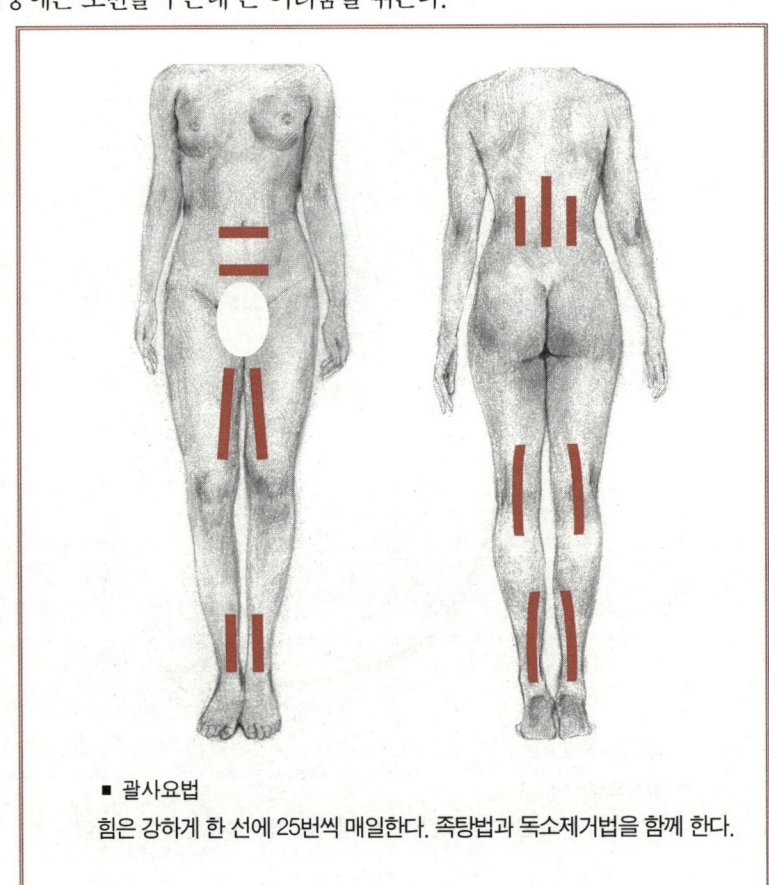

- 괄사요법
힘은 강하게 한 선에 25번씩 매일한다. 족탕법과 독소제거법을 함께 한다.

154. 방광 마비

방광 어느 부분에 마비가 일어나느냐에 따라 그 증상이 달라진다. 이뇨근에 마비가 일어나면 수축이 떨어지고 이로 인해 소변 배설에 장애가 생겨 소변을 보고 난 후에도 불쾌감을 느낀다. 완전히 마비가 될 때에는 방광 내에 소변이 항상 고여 있다. 또한 괄약근이 마비 될 때에는 소변을 보기가 어렵다. 괄약근과 이뇨근이 동시에 마비되면 요실금이 발생한다.

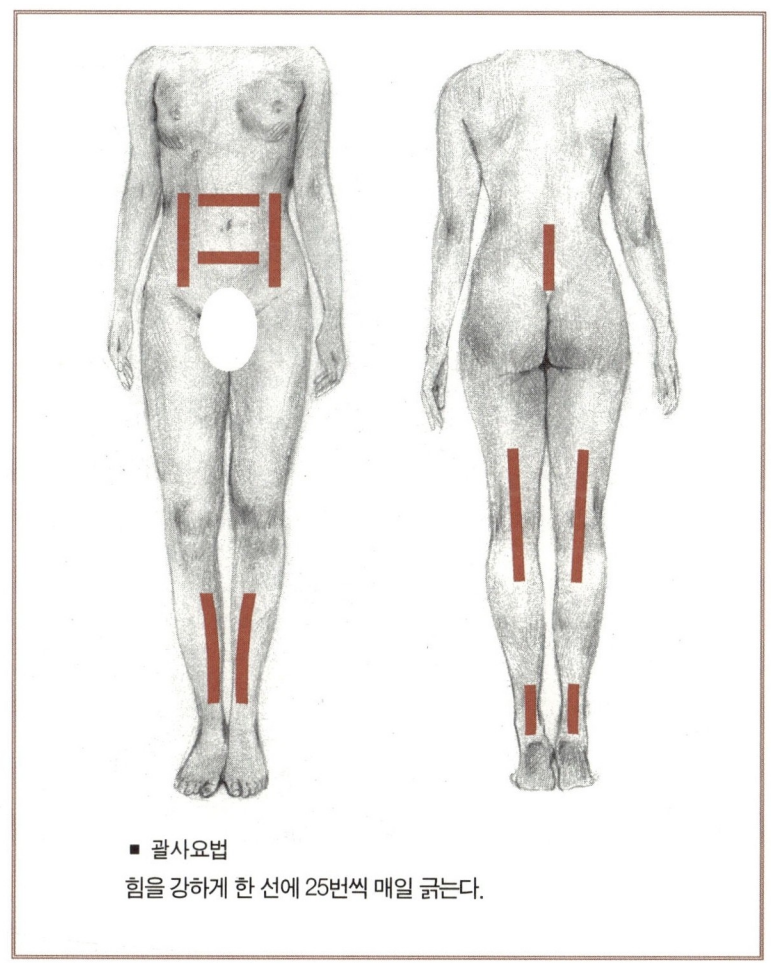

- **괄사요법**
힘을 강하게 한 선에 25번씩 매일 긁는다.

155. 고한염

원인은 임질과 매독, 결핵, 외상 등으로 인하여 일어나며 중요한 증상으로는 동통과 운동 압박, 방사 등이 극심해진다. 이때에는 수족 온욕법을 함께 병행하면 큰 효과를 볼 수 있다.

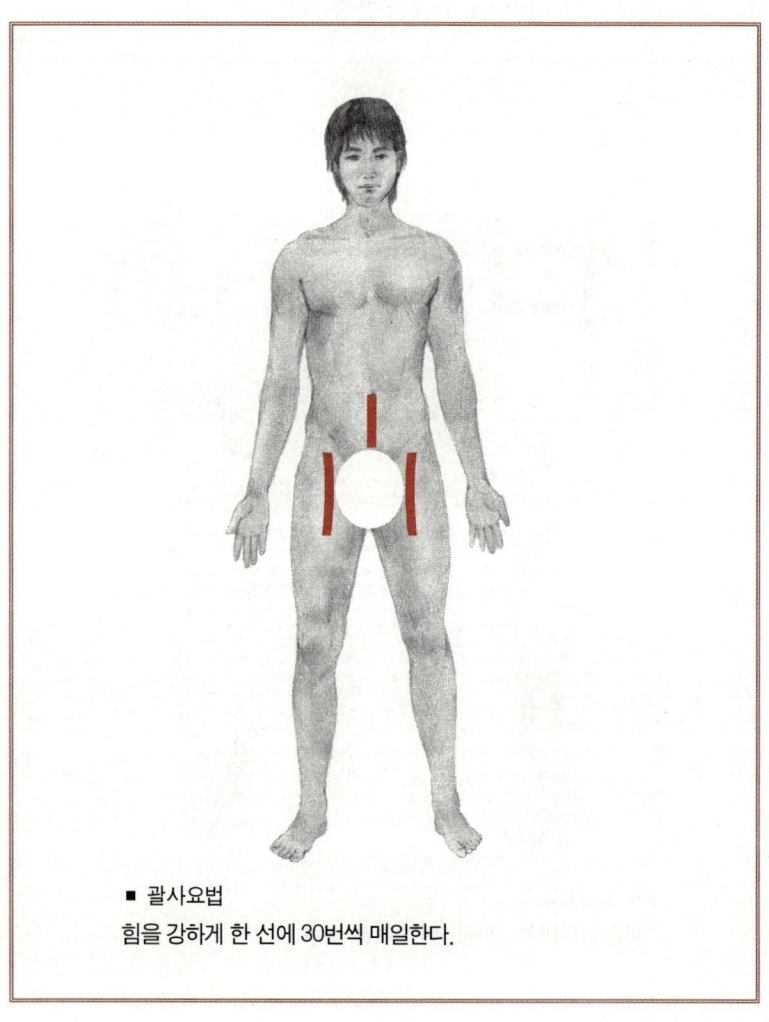

■ 괄사요법
힘을 강하게 한 선에 30번씩 매일한다.

156. 음위증

과로, 중독(알코올, 수면제), 신경쇠약 등으로 인해 발병하며, 척추 질환(척수염, 척추 손상)이나 비뇨생식기 질환, 당뇨병 등으로도 생긴다. 음경에 발기 불능이 일어나는데 완전 발기 불능과 부전 발기 불능이 있다. 급기야 성교를 할 수 없게 되어 초조, 불안 등의 이상 증세가 나타난다.

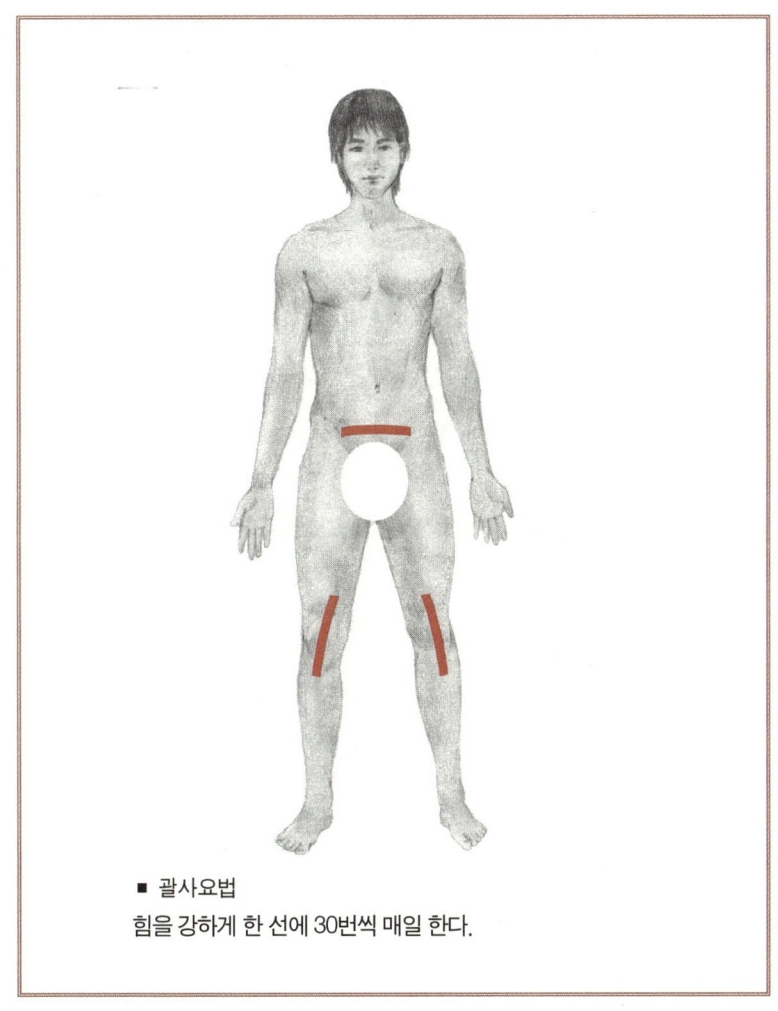

■ 괄사요법
힘을 강하게 한 선에 30번씩 매일 한다.

157. 유정증

원인은 방사 과도, 요도와 방광 내의 기생충, 신경쇠약 및 척수질환 등이다. 환자는 원치 않은 정액을 저절로 유출시킨다. 주로 수면 중에 정액을 유출시키며 약한 환자는 1개월에 수 회 정도이며 중증인 환자는 매일 밤 혹은 이틀에 한 번 유출시킨다. 이로 인해 신체가 쇠약해지고 정신혼탁, 두통, 어지럼증을 일으킨다. 심신의 허약 정도가 심해지면 작은 일에도 호흡이 급박해지고 가슴이 뛰게된다.

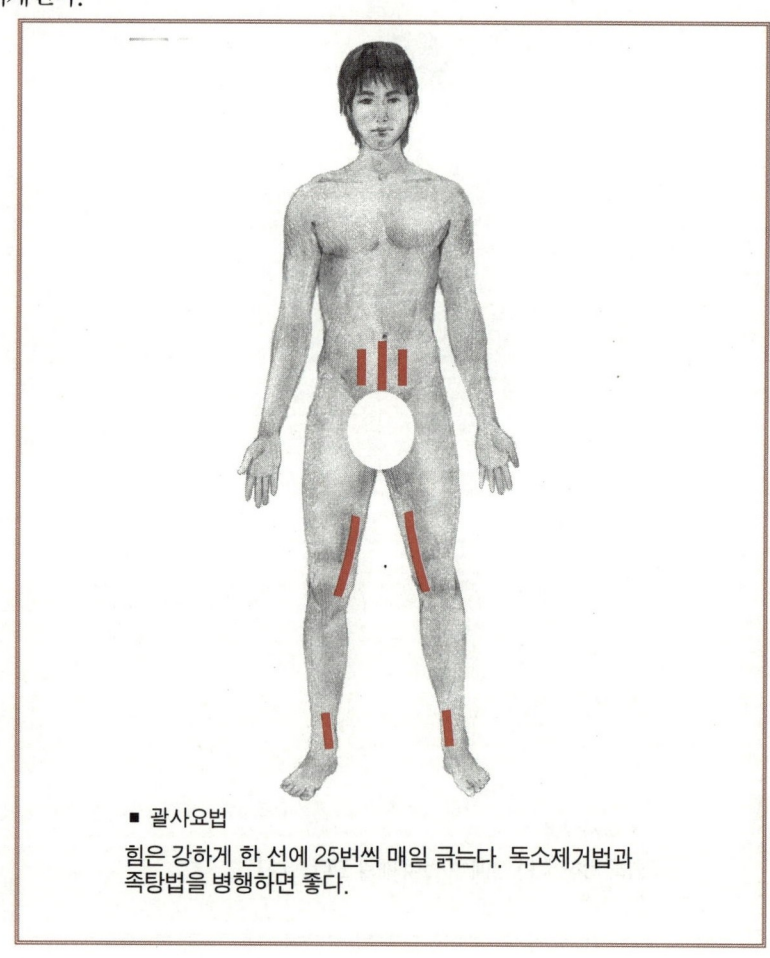

■ 괄사요법
힘은 강하게 한 선에 25번씩 매일 긁는다. 독소제거법과 족탕법을 병행하면 좋다.

158. 전립선 비대증

4, 50대 이후에 주로 발생한다. 요도 상피 하의 내선에 섬유 선종 결절이 생겨 정상적인 전립선을 압박하게 된다. 전립선이 비대해지면 소변을 누기가 어렵고 방광염, 방광결석, 혈뇨, 고혈압 등을 수반할 수도 있다. 병이 경과할수록 소변을 보기 어렵다

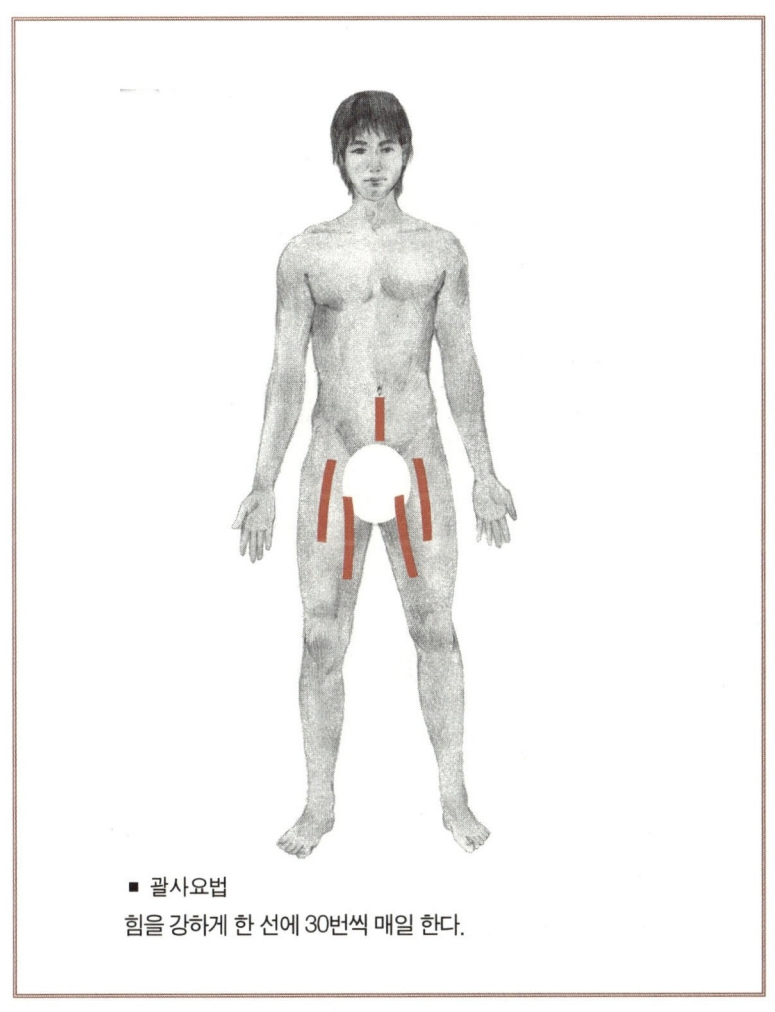

■ 괄사요법
힘을 강하게 한 선에 30번씩 매일 한다.

159. 월경 이상

월경 이상은 부인과 질환 중의 하나로 각종 기질적 질환(염증, 종양, 기형)이나 전신질환과 함께 발생한다. 월경 이상은 반드시 다른 병의 원인으로 인해 생긴다.

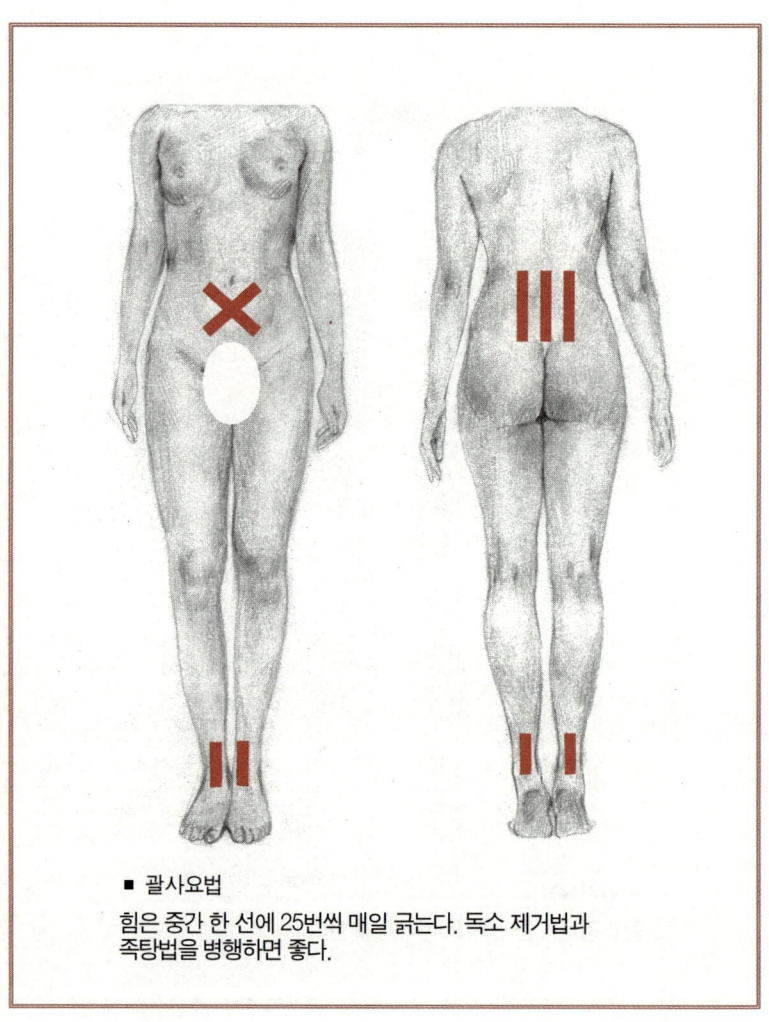

- 괄사요법
  힘은 중간 한 선에 25번씩 매일 긁는다. 독소 제거법과 족탕법을 병행하면 좋다.

160. 월경 불순

무월경이나 월경의 주기가 적어도 1회 이상 빠지는 것으로서 생리적인 것과 병적인 것이 있다. 병적인 무월경은 난소의 호르몬 분비 장애, 난소의 병적 변화, 종양, 자궁 점막의 결핵 등으로 야기된다. 무월경 시에는 복부나 요첨부에 동통 혹은 긴장감, 두통, 이명, 어지러움, 불면, 사지의 냉감병이 나타난다.

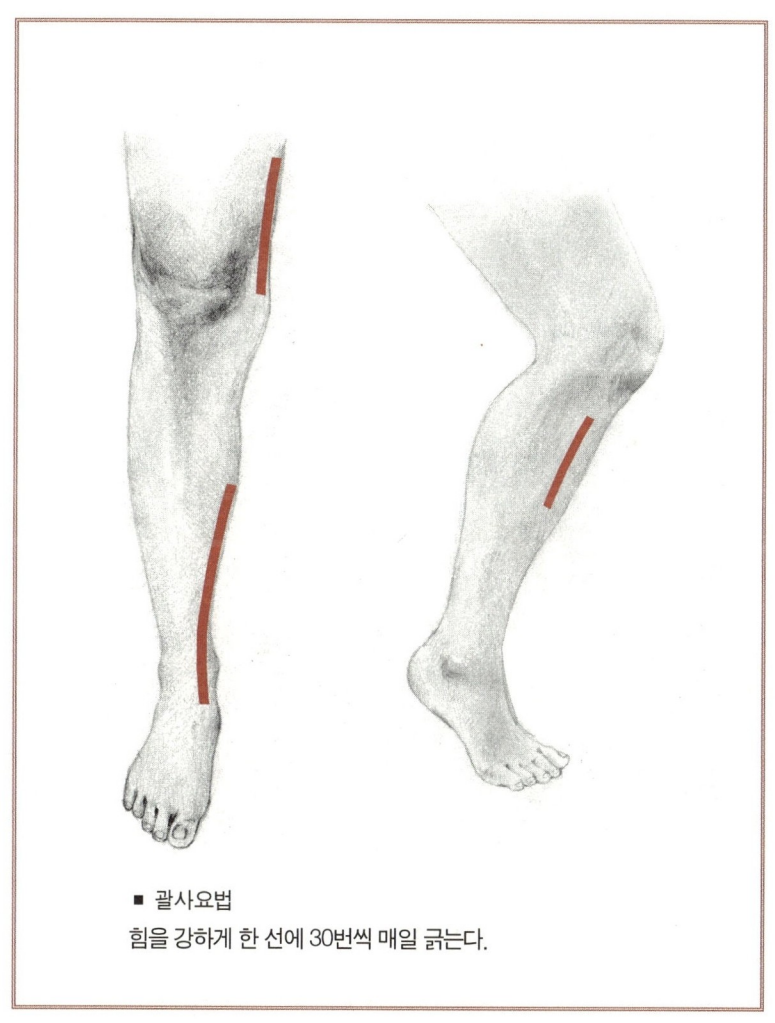

■ 괄사요법
힘을 강하게 한 선에 30번씩 매일 긁는다.

161. 대상성 월경

무월경으로서 입안이 터지거나 코피를 많이 흘려서 월경을 대신하는 경우를 말한다.

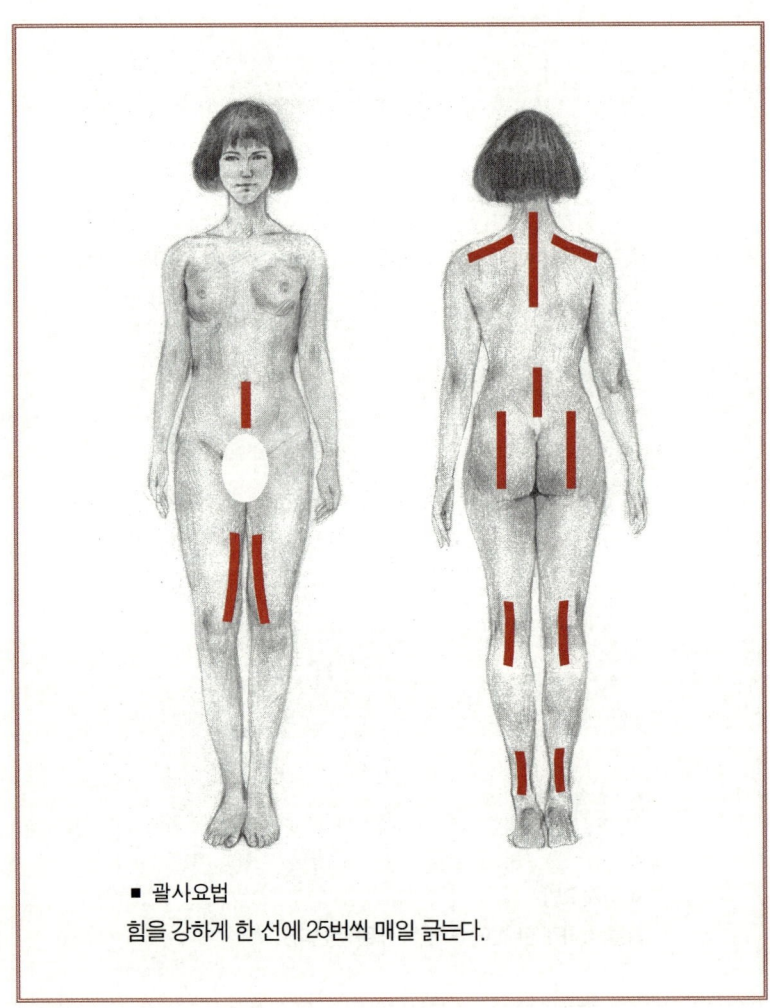

■ 괄사요법
힘을 강하게 한 선에 25번씩 매일 긁는다.

162. 자궁 내막염

병원균이 자궁에 침입하여 내막에 염증을 일으키는 병이다. 대개 분만 후나 유산 시에 각종 세균, 포도산 구균, 연쇄 구균이 침입하여 일어나기도 한다. 또한 산욕과 관계없이 임균의 침범 등으로 인해 발생하기도 하는데 대개 고열, 하복통, 자궁 부위의 압통, 자궁 증대 등의 증상이 나타난다.

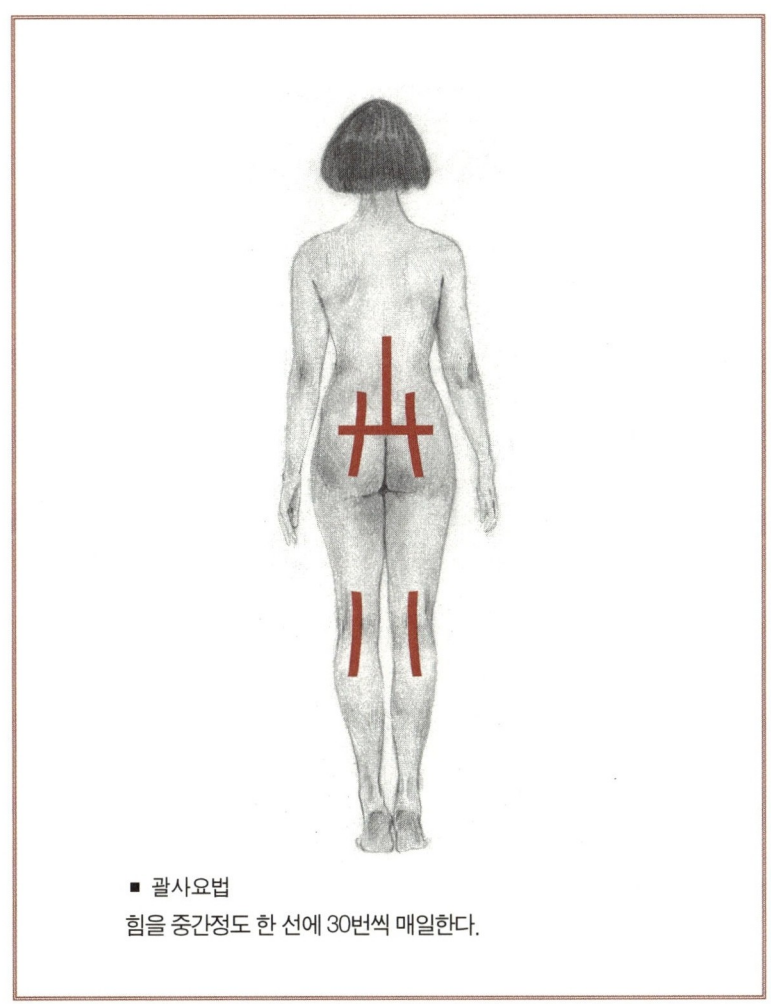

■ 괄사요법
힘을 중간정도 한 선에 30번씩 매일한다.

163. 자궁 위치 이상(전굴증)

자궁 전굴증으로서 자궁체의 전굴도가 지나치게 심해지는 경우 자궁 발육 부전의 한 증상으로 나타난다. 이로 인해 월경 곤란, 무월경 등이 나타나고, 기혼자에게는 불임증이 많이 나타난다.

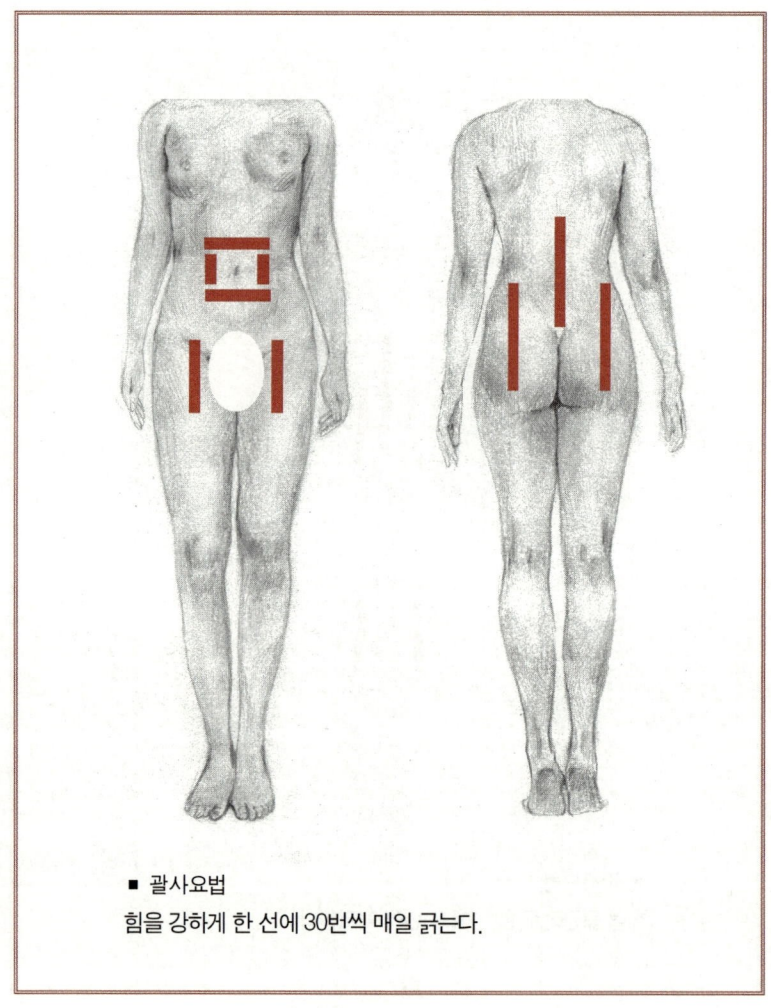

- 괄사요법

힘을 강하게 한 선에 30번씩 매일 긁는다.

164. 자궁 위치 이상(후굴증)

자궁 후굴증으로서 선천성과 후천성으로 구분한다. 선천성인 경우 전굴증과 마찬가지로 자궁 발육 부전이 나타나며 후천성인 것은 이동 여부에 따라 유착성으로 나타나는 수도 있다

국소 증상은 과다 월경, 대하의 증가, 월경 곤란, 변비, 요통 등이다. 그리고 두통, 두중, 편두통, 위장 장애 등의 증상도 나타난다.

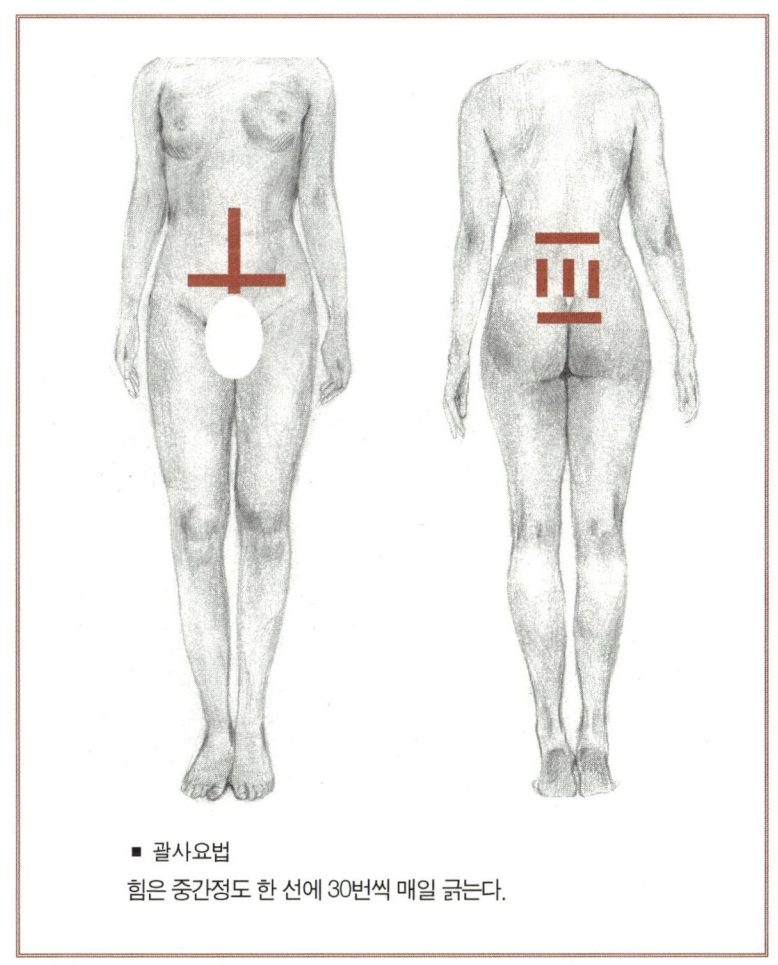

■ 괄사요법
힘은 중간정도 한 선에 30번씩 매일 긁는다.

165. 자궁 근종

주로 30~50세에 나타나며, 자궁 주위에 발생하고 경부에 발생하는 경우는 드물다. 대개 종양의 증대에 따라 각종 증상이 나타난다. 과다 월경, 압박증, 특히 방광과 직장에 압박을 느끼고 더 심하면 장, 위, 폐, 심장 등에까지 압박에 의한 영향을 미친다. 동통, 불임 등의 증상이 나타난다.

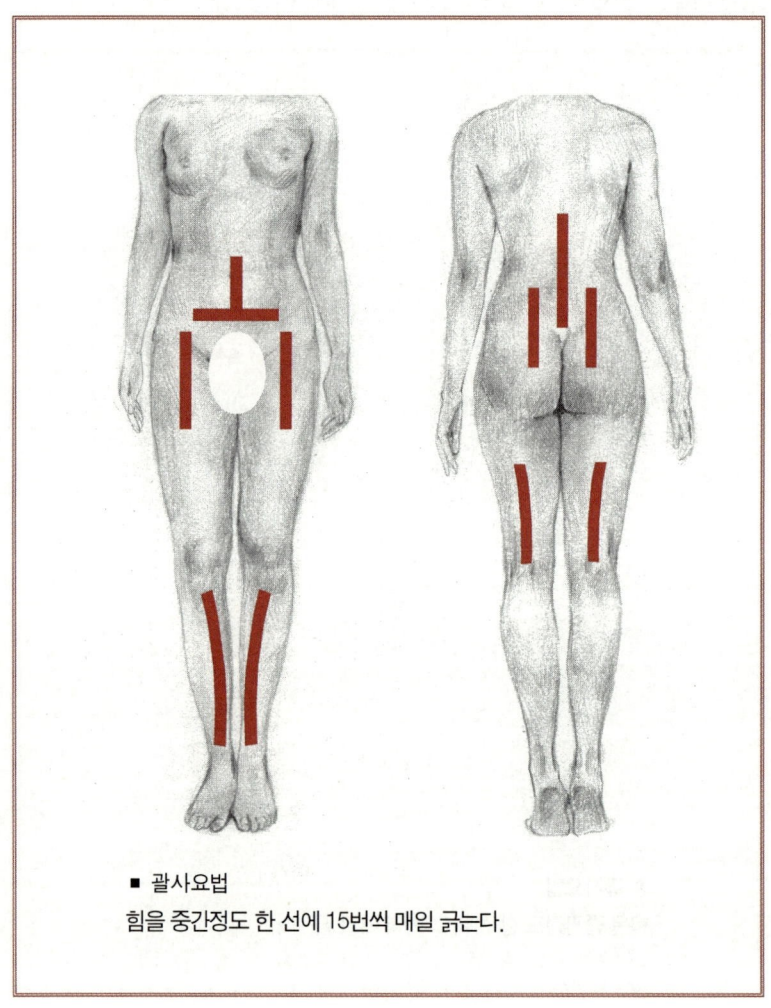

■ 괄사요법
힘을 중간정도 한 선에 15번씩 매일 긁는다.

166. 생리통

월경 시에 하복부 및 전신에 심한 통증을 호소한다. 심할 경우 방을 이리저리 구를 정도이고 경미한 경우는 약간의 통증을 호소한다.

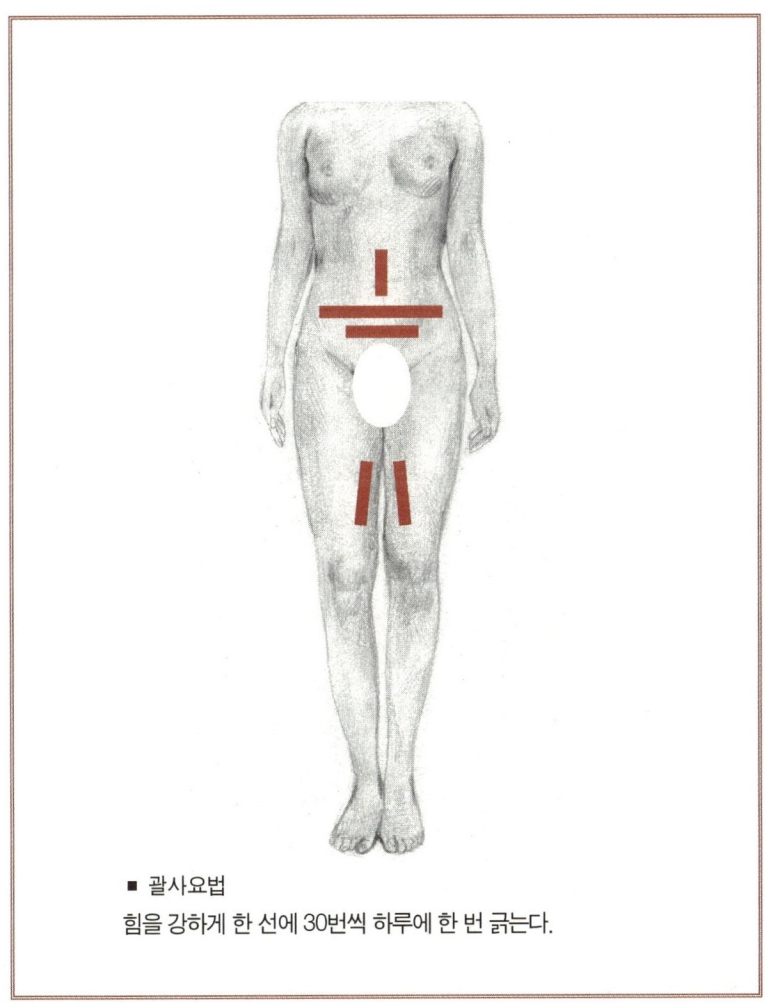

- 괄사요법

힘을 강하게 한 선에 30번씩 하루에 한 번 긁는다.

167. 자궁 경련

자궁근의 수축에 의해서 자궁에 동통이 발생한다. 대개 처음에는 아랫배에 중압감과 긴장감이 느껴지지만, 그 후에 극심한 경련성 동통과 함께 자궁부가 견고해지는 것을 느낄 수 있다. 그러나 복부 전체의 경련과 긴장 때문에 자궁이 단단해지기도 한다. 또한 골반부와 대퇴 및 무릎까지 통증이 파급되고, 환자는 고통을 덜기 위하여 양무릎으로 복부를 압박하는 것 같은 태도를 취하게 된다.

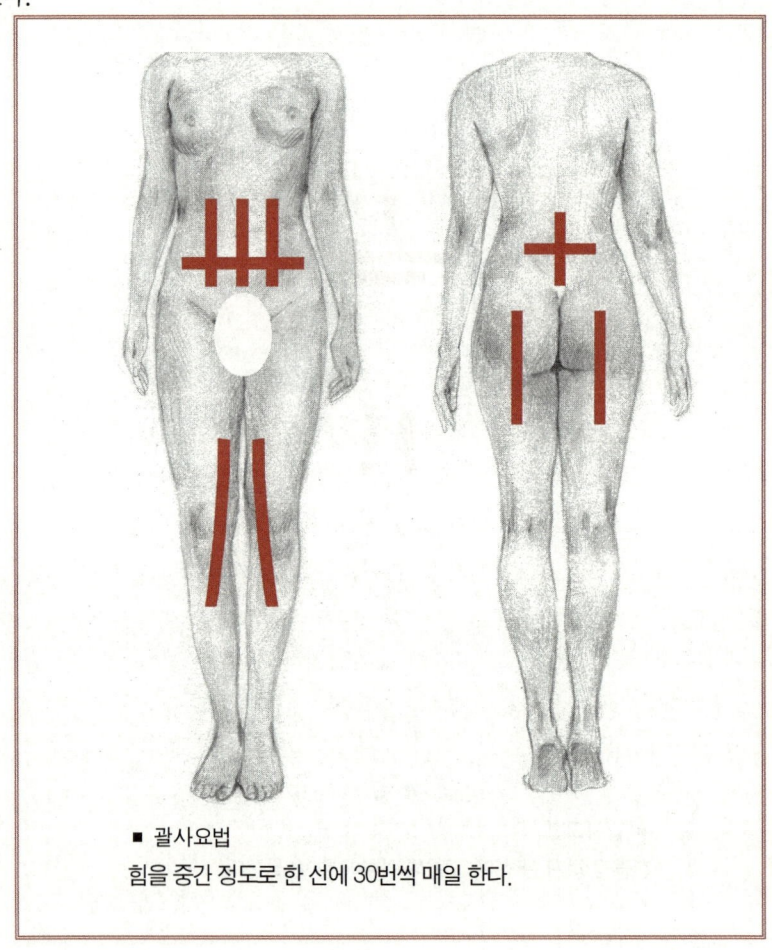

■ 괄사요법
힘을 중간 정도로 한 선에 30번씩 매일 한다.

168. 난소염

세균에 의해 발생하고 화농균에 의해서도 많이 발생한다. 처음에는 발열과 함께 격심한 동통을 호소하고 만성 시에는 움직일 때 동통을 호소한다.

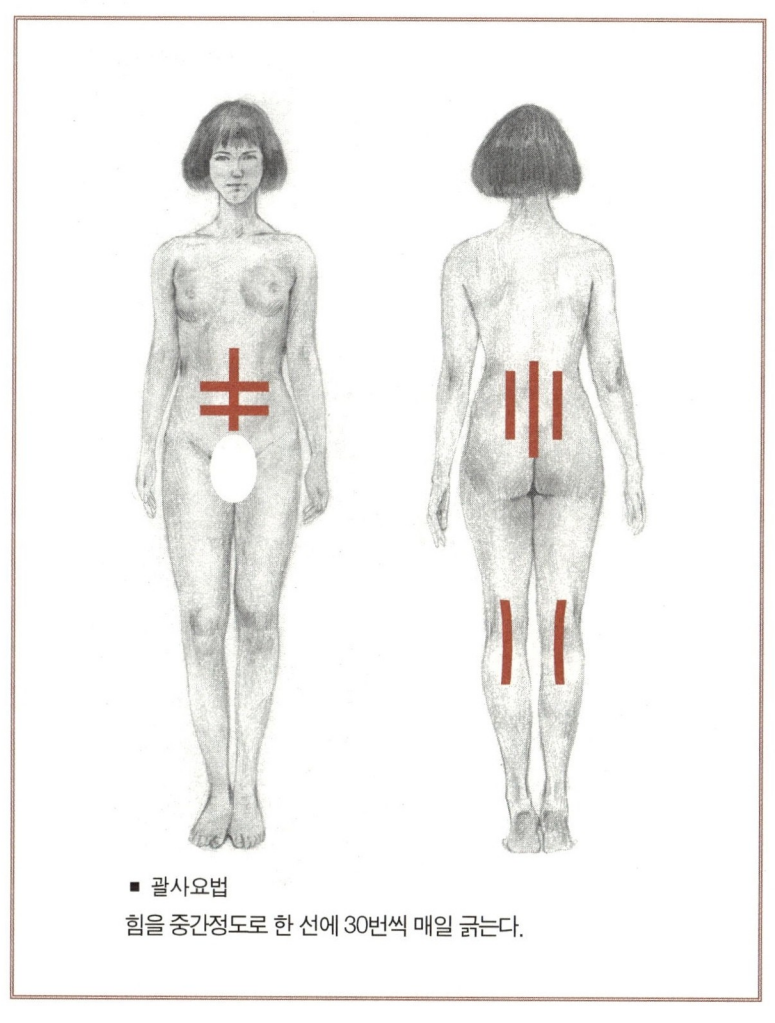

■ 괄사요법
힘을 중간정도로 한 선에 30번씩 매일 긁는다.

169. 불임증

결혼 후에 한번도 수태를 못하는 것을 말한다. 임신은 되었지만 유산, 조산, 사산 등으로 끝나 정상적인 분만을 하지 못하는 것을 무자증이라고 한다. 보통 결혼 후 3년 이내에 수태하는 것이 약 90%이고 3~5년 이내에 임신하는 것이 2.5% 정도인 것이 일반적인 비율이다. 따라서 결혼 후 3년이 지나도록 임신하지 못할 때에는 그 원인을 찾아 치료를 받아야 한다. 원인이 여성에게 있다고 알려져 있지만 전체의 1/3은 남성에게 원인이 있고, 나머지 2/3 중에서도 절반은 남성으로부터 옮겨진 성병 때문에 발생하기도 한다.

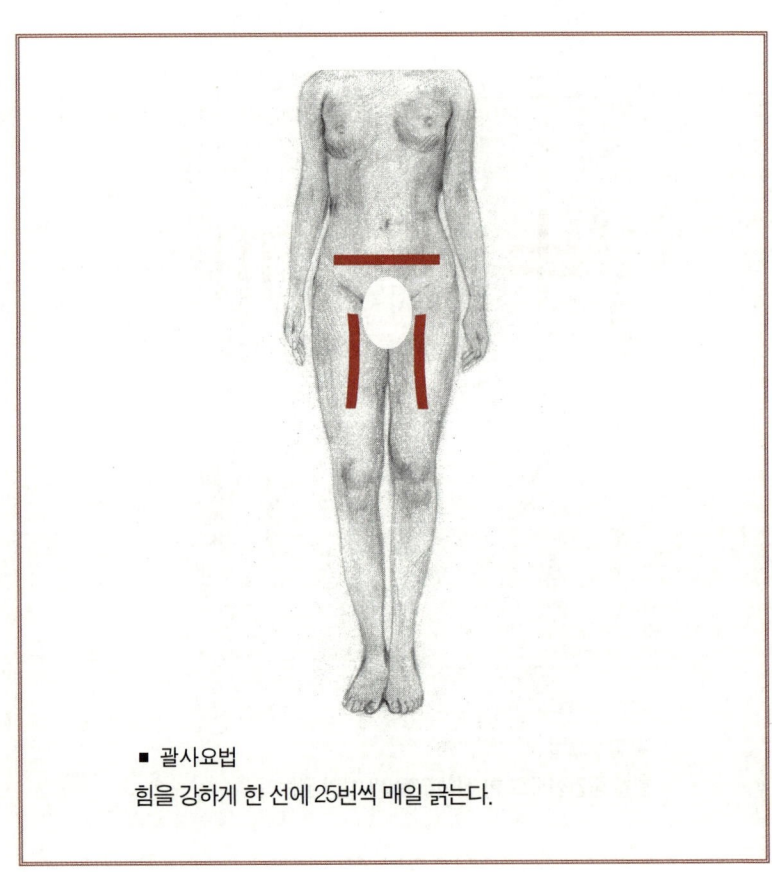

■ 괄사요법
힘을 강하게 한 선에 25번씩 매일 긁는다.

170. 갱년기 장애

폐경기 전후 45~52세 경우를 갱년기라고 한다. 이는 노쇠 현상의 한 부분으로써 난소의 내분비 기능 장애, 감태 내지 폐절에 의해 발생한다. 이때는 신체적, 정신적으로 여러 가지 장애가 발생하고 사람에 따라 차이가 있다. 성기에는 퇴행이 나타나고 성기 전체에 폐색이 발생하고 난소 위축, 자궁 축소, 외염부 위축, 유방의 편평, 두통, 두중, 이명, 어지러움과 간혹 열이 오르는 증상이 나타난다. 또 가슴이 답답하고 혈압이 상승하며 소화가 잘 안되고 정신 집중이 떨어지며 불면, 기억력 감퇴, 우울, 홍분 상태가 초래되고 성욕 감퇴가 나타난다.

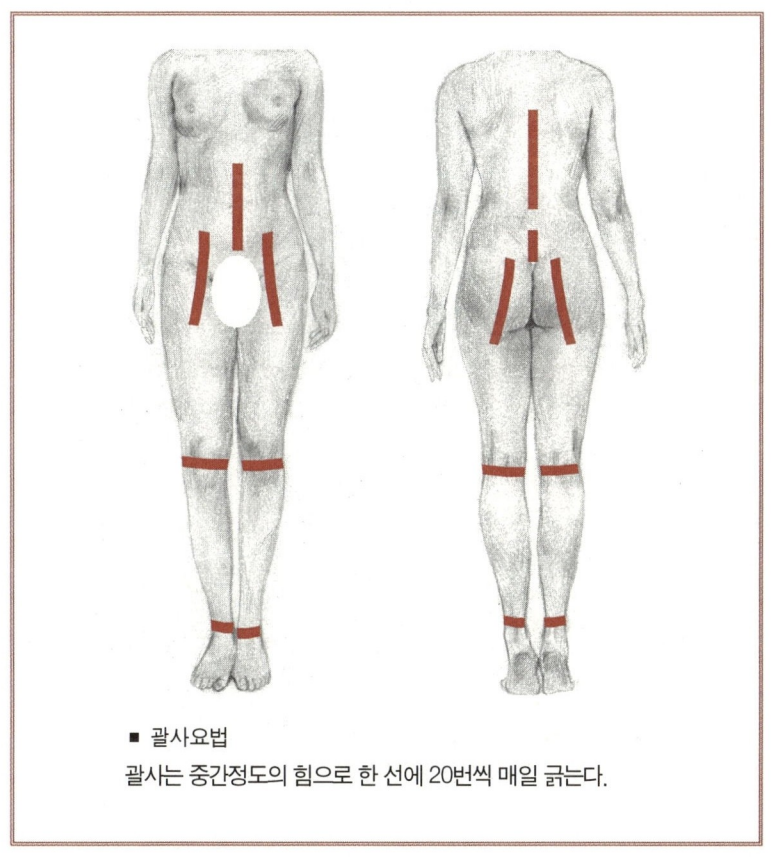

■ 괄사요법
괄사는 중간정도의 힘으로 한 선에 20번씩 매일 긁는다.

171. 임신 구토

임신 초기에 나타나는 증상으로 이른 아침이나 공복 시에 구역질이나 구토를 하며 소화기 계통에 장애가 발생한다. 임신 후반기가 되면서 서서히 덜해지며 완전히 없어진다. 임신 후반기가 되어도 구토가 계속 지속되면 영양 장애가 생기고 태아 발육에도 영향을 미치며 모체에도 위험이 발생한다.

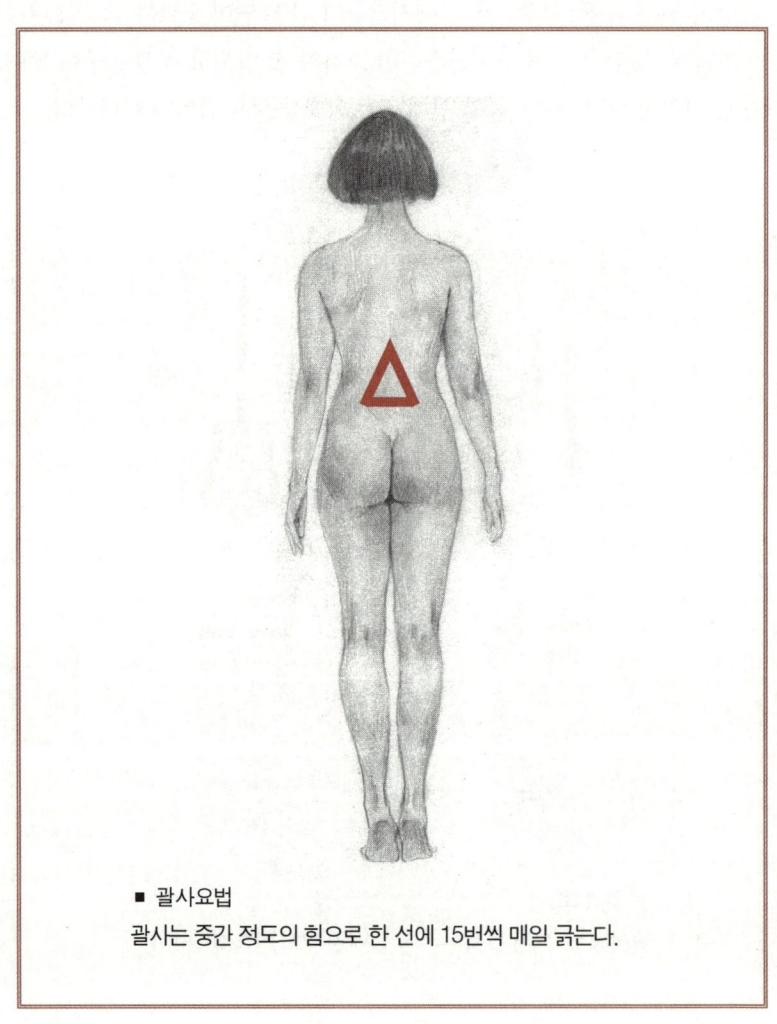

■ 괄사요법
괄사는 중간 정도의 힘으로 한 선에 15번씩 매일 긁는다.

172. 유선염

세균에 의해 발생하고 때로는 임균에 의해서도 발생한다. 직접 감염과 간접 감염이 있다. 전자는 유두나 유윤부에 유아의 입으로 감염되는 것이고, 후자는 임파관을 통해 감염되는 것이다. 유방의 동통과 종창, 오한으로 시작하여 39~40°의 고열이 나고 염증이 생기며, 질병 부위의 피부는 주홍색을 띤다. 이 부위를 건드리면 극심한 통증을 호소하고 단단한 덩어리가 만져지기도 한다.

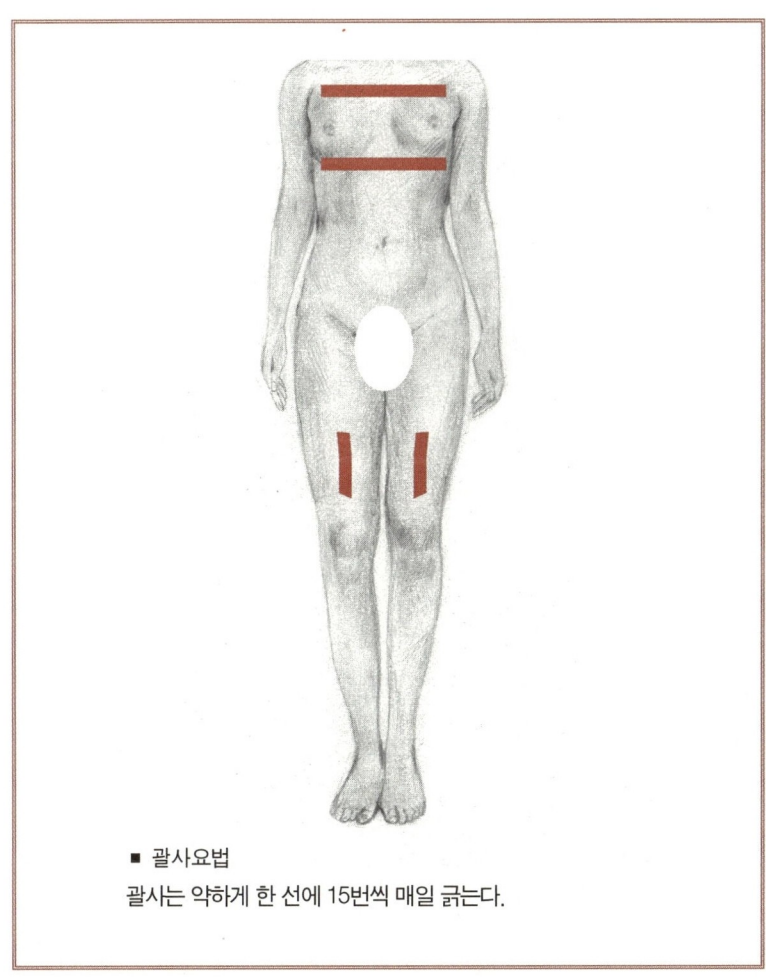

■ 괄사요법
괄사는 약하게 한 선에 15번씩 매일 긁는다.

173. 유접 울체증

산후 초기에 유접의 분비가 갑자기 많아져서 유아가 필요로 하는 양 이상으로 분비되는 것을 말한다. 유관 내의 유접이 울체되거나 유아의 허약 도는 사망 등으로 유접이 울체되어 유방에 통증이 심하고 접촉통이 생긴다. 유방이 심하게 긴장하며 동통이 일어나고 단단한 덩어리가 생겨 굳어지며 오한과 발열이 일어난다.

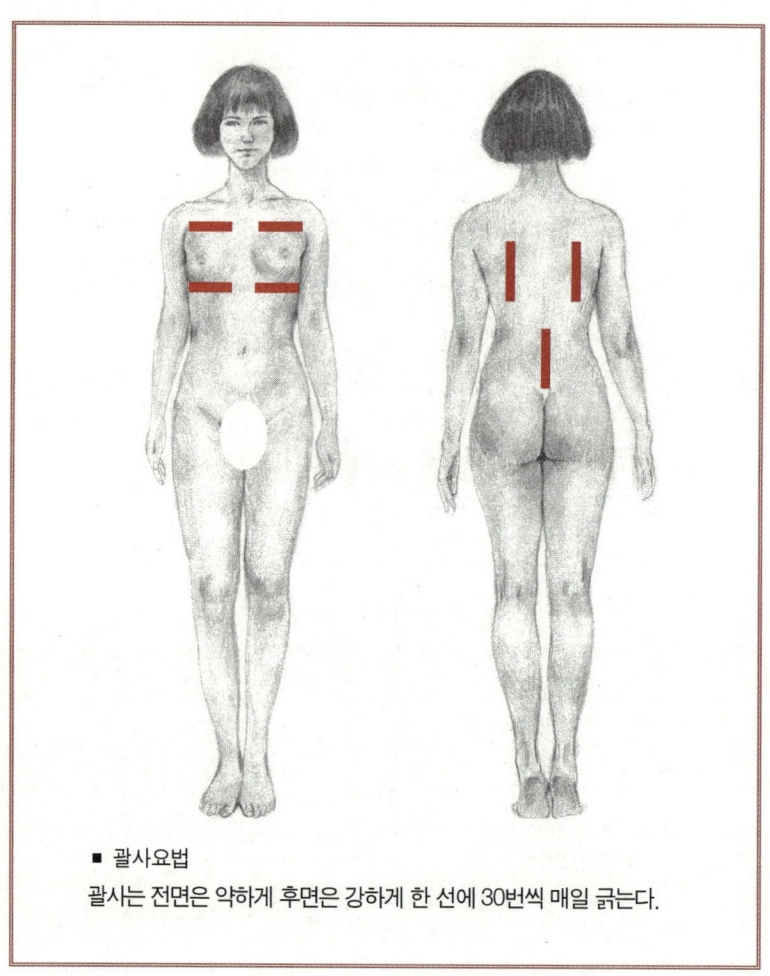

■ 괄사요법
괄사는 전면은 약하게 후면은 강하게 한 선에 30번씩 매일 긁는다.

174. 유접 분비 부전증

분만 후에 처음부터 유접의 분비가 좋지 않을 때와 각종 원인에 의해서 서서히 유접 분비에 장애가 생기는 병이다.

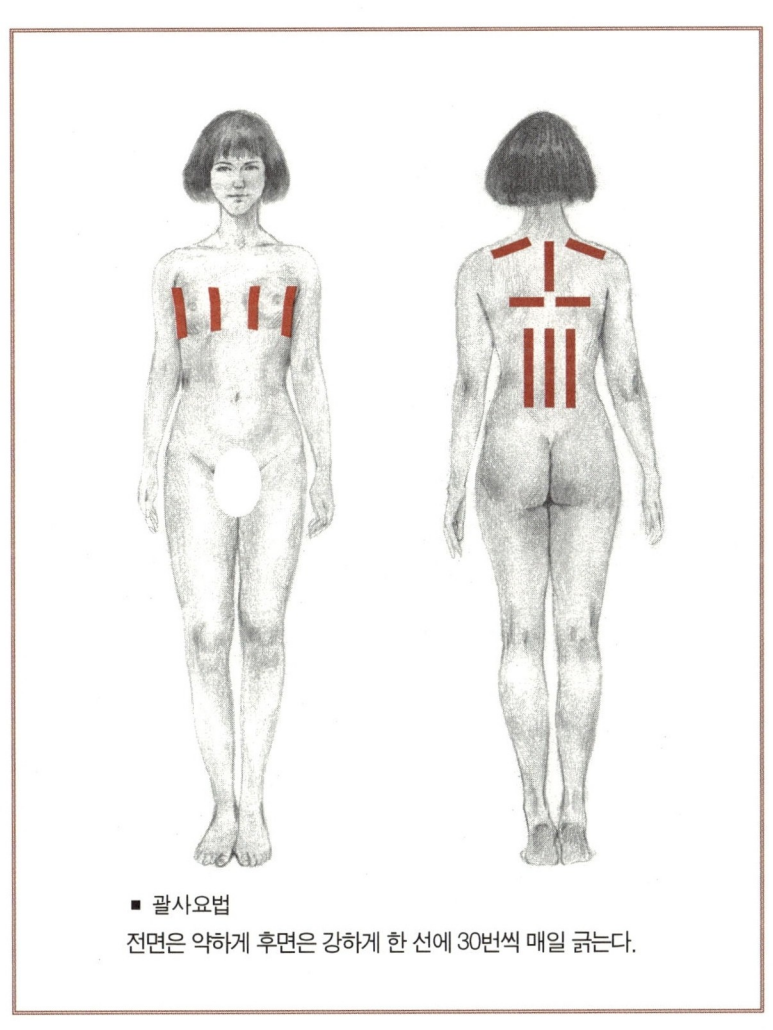

■ 괄사요법
전면은 약하게 후면은 강하게 한 선에 30번씩 매일 긁는다.

제2부 증상에 따른 치료법

06 기타 질환

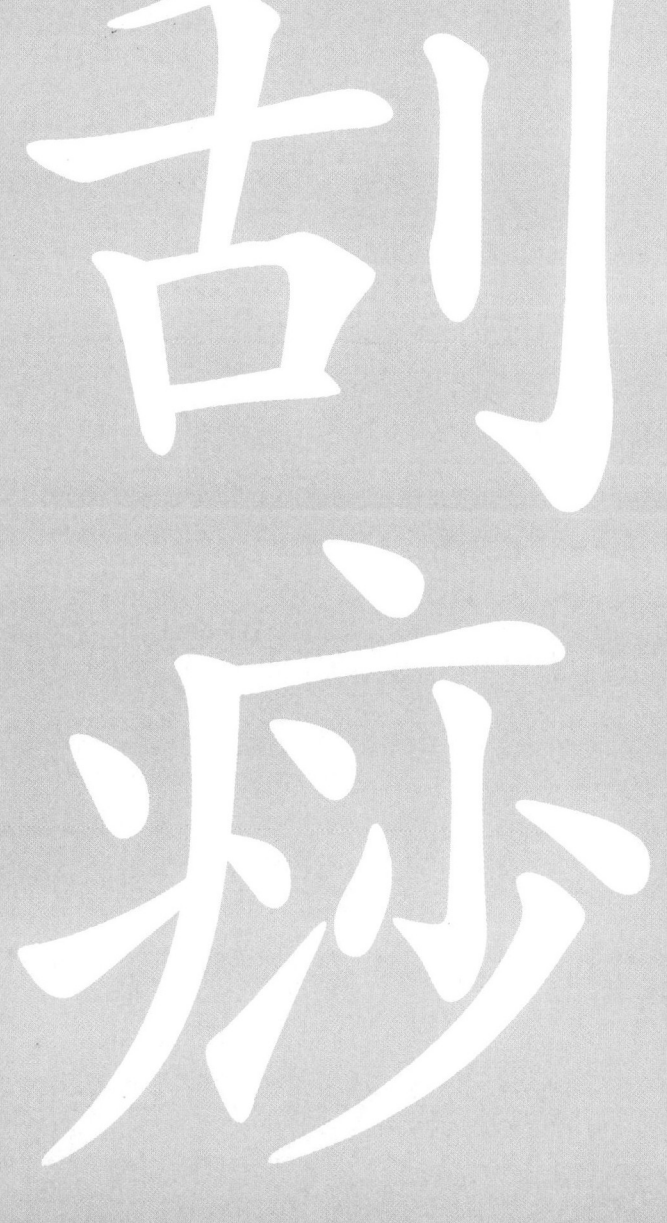

175. 비만증·1

지방 조직이 과잉으로 증가하여 표준 체중보다 10~20%이상 불어나는 대사 이상 증후인데, 근육 발육이나 부종에 의한 체중 증가와는 구별해야 한다.

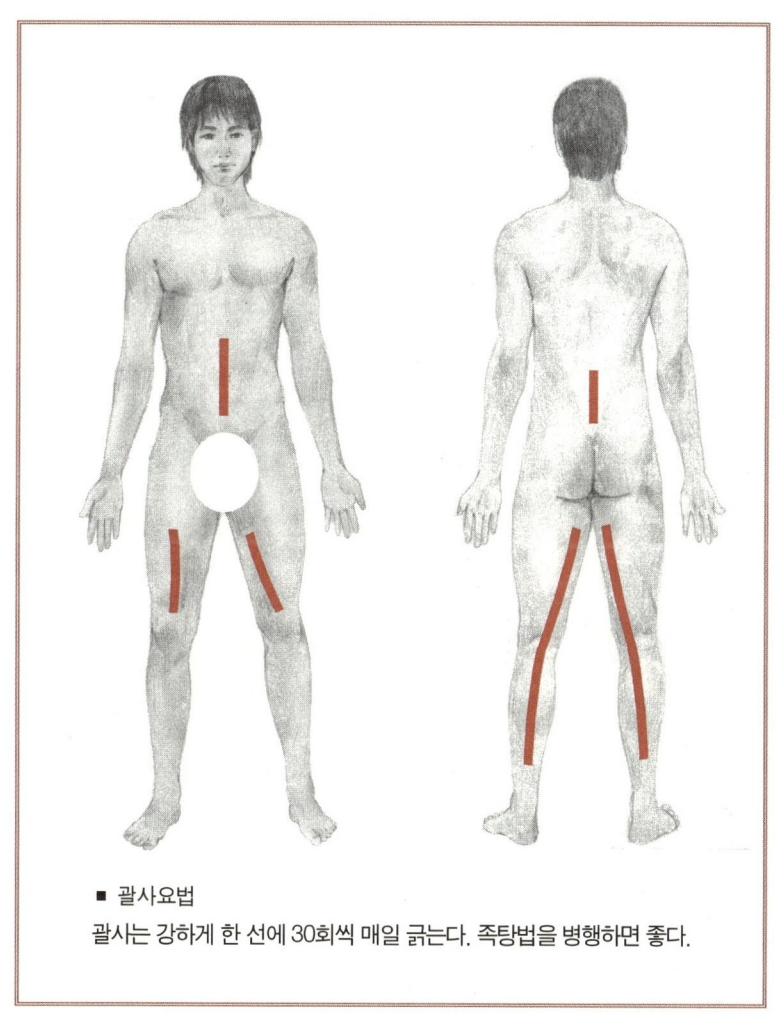

■ 괄사요법
괄사는 강하게 한 선에 30회씩 매일 긁는다. 족탕법을 병행하면 좋다.

176. 비만증 · 2

외인성 비만. 식사의 과다, 운동 상태 등 생활 환경의 영향을 받아 발생하는 것으로써, 대개 과잉 섭취에 의한 것이다. 이때는 수족 온욕법을 병행하며 괄사 요법으로 치료한다.

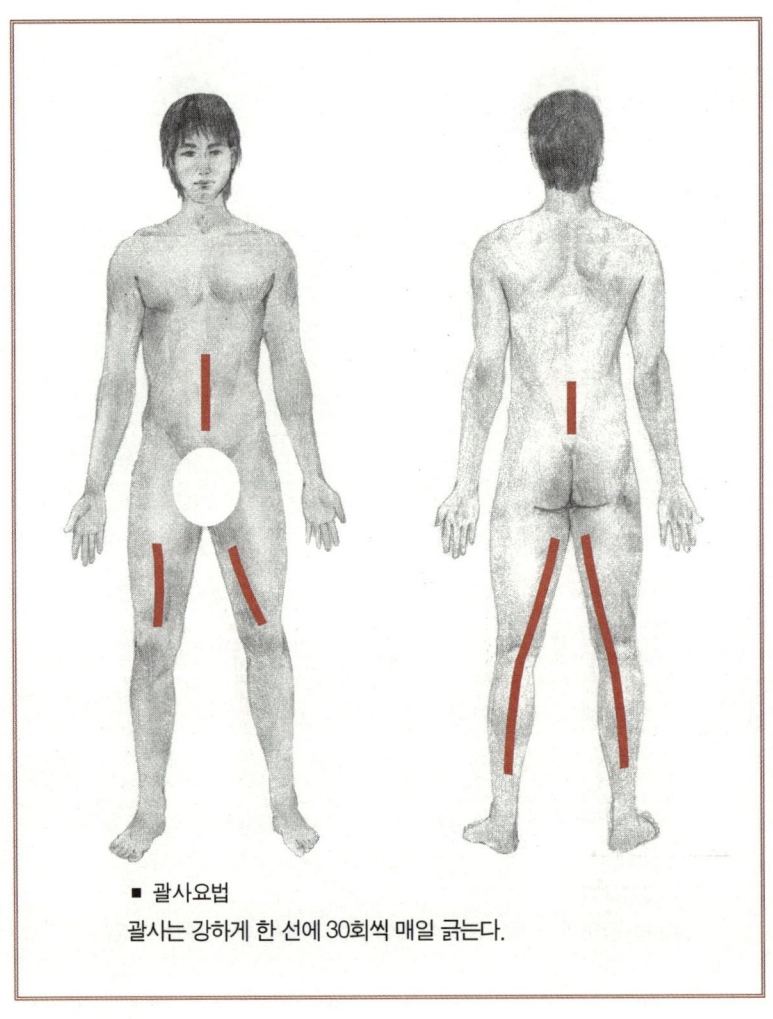

■ 괄사요법
괄사는 강하게 한 선에 30회씩 매일 긁는다.

177. 비만증·3

내인성 비만. 내분비선에 기능 장애가 발생하여 산화의 기본 속도가 저하되어 생기는 것으로써 부인의 난소 적출 후나 폐경 후에 일어난다.

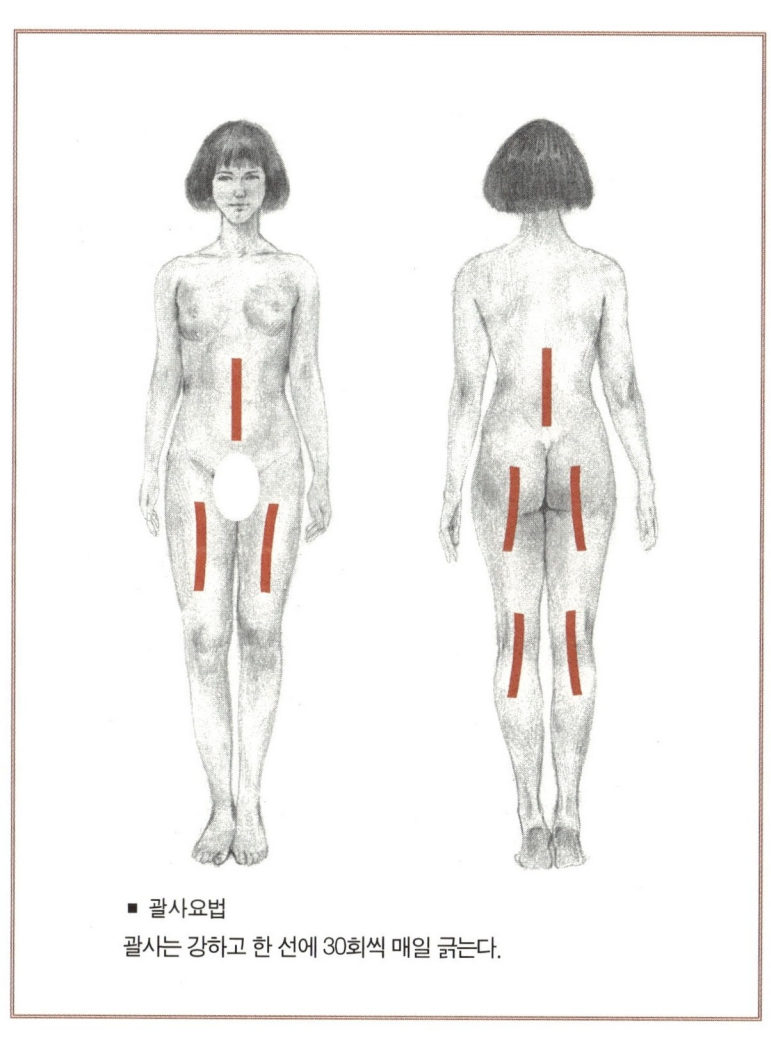

■ 괄사요법
괄사는 강하고 한 선에 30회씩 매일 긁는다.

178. 비타민 결핍증

어지러움이나 과로로 인한 피로의 누적, 병에 대한 저항력 감퇴 등의 증상이 나타난다. 이 괄사 요법은 증상의 완화 목적으로 사용하지만 결국은 원인 제거인 비타민을 공급해야 한다.

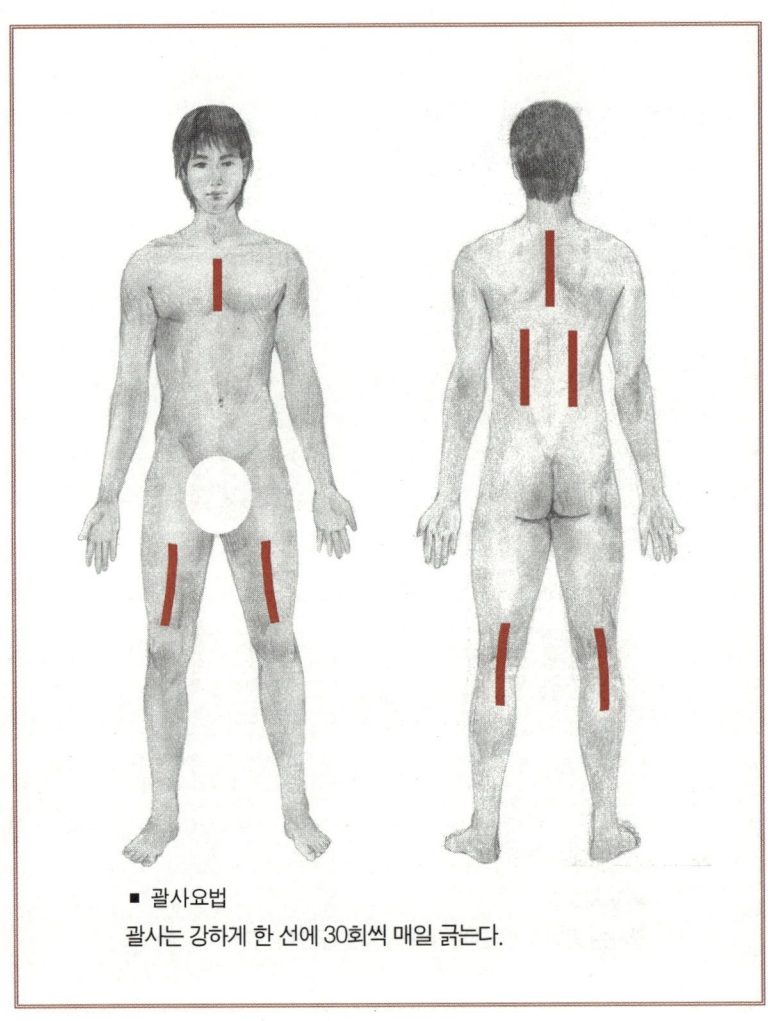

■ 괄사요법
괄사는 강하게 한 선에 30회씩 매일 긁는다.

179. 야맹증

비타민 A의 결핍 시에 나타나는 증상으로 밤에 보행이 불가능해지고 어두컴컴한 곳에서는 물체를 알 수 없게 되거나, 또는 정상인에 비해서 물체를 알기까지 시간이 많이 걸린다. 이는 괄사 요법으로 일시적 증상 완하를 할 수 있으며 신진대사의 촉진과 혈액 순환을 원활하게 하는데 큰 효과가 있다.

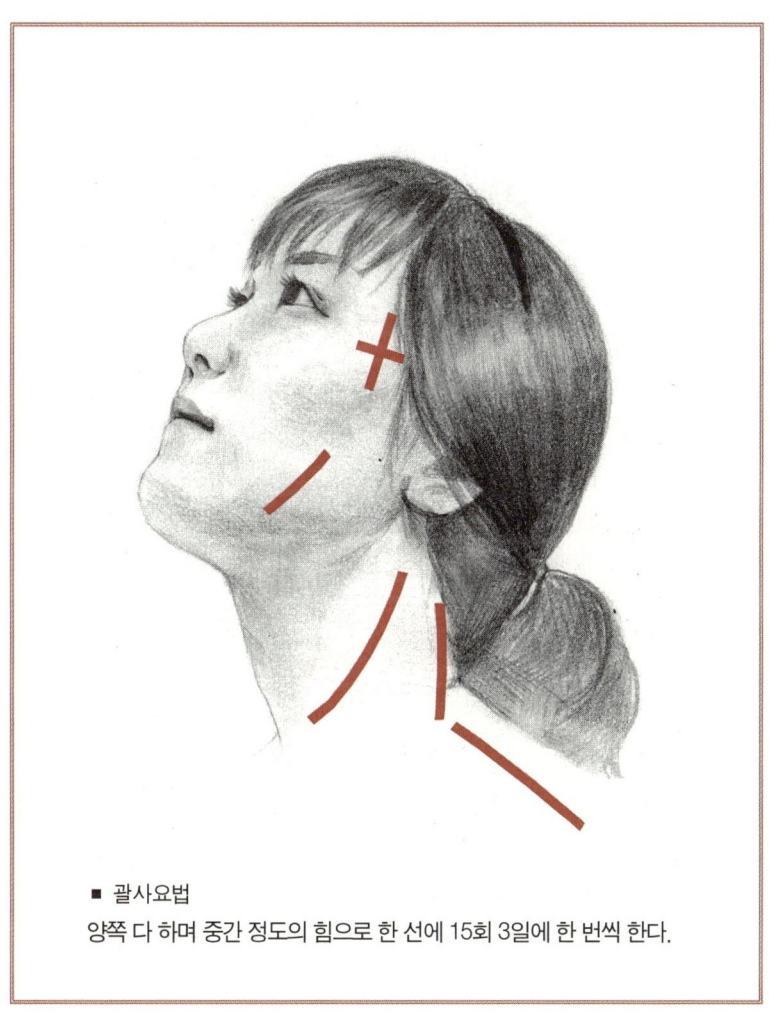

■ 괄사요법
양쪽 다 하며 중간 정도의 힘으로 한 선에 15회 3일에 한 번씩 한다.

180. 각막 건조증(안구 건조증)

비타민 A의 심한 결핍으로 나타난다. 각막이 건조되는 동시에 눈물선이 위축, 퇴화, 노화된다. 결막과 각막의 지각이 감소되고 충혈과 부종이 일어난다.

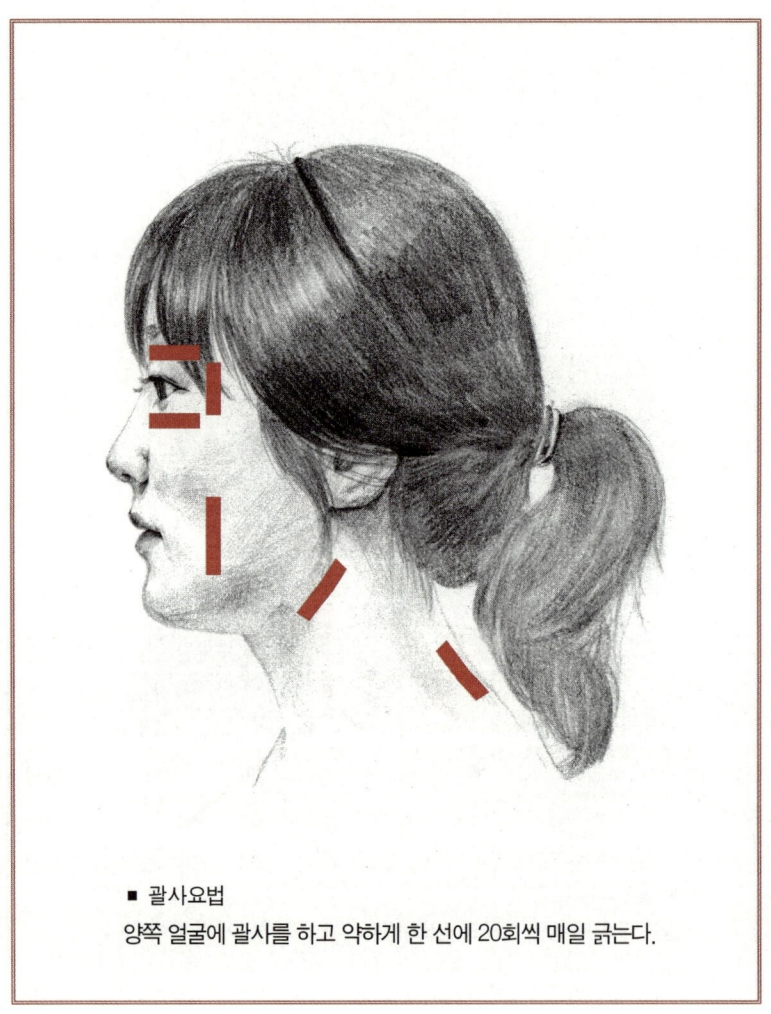

■ 괄사요법
양쪽 얼굴에 괄사를 하고 약하게 한 선에 20회씩 매일 긁는다.

181. 각기병

백미를 주식으로 하는 사람들에게 발생하는 질환으로 비타민 B1부족에 주된 원인이 있다. 최근에 와서는 영양 개선과 비타민 B1제의 보급으로 그 증상이 가볍거나 부전형이 존재하는 데 불과하다. 그러나 임신 중이나 산후에 많이 발생하기도 한다.

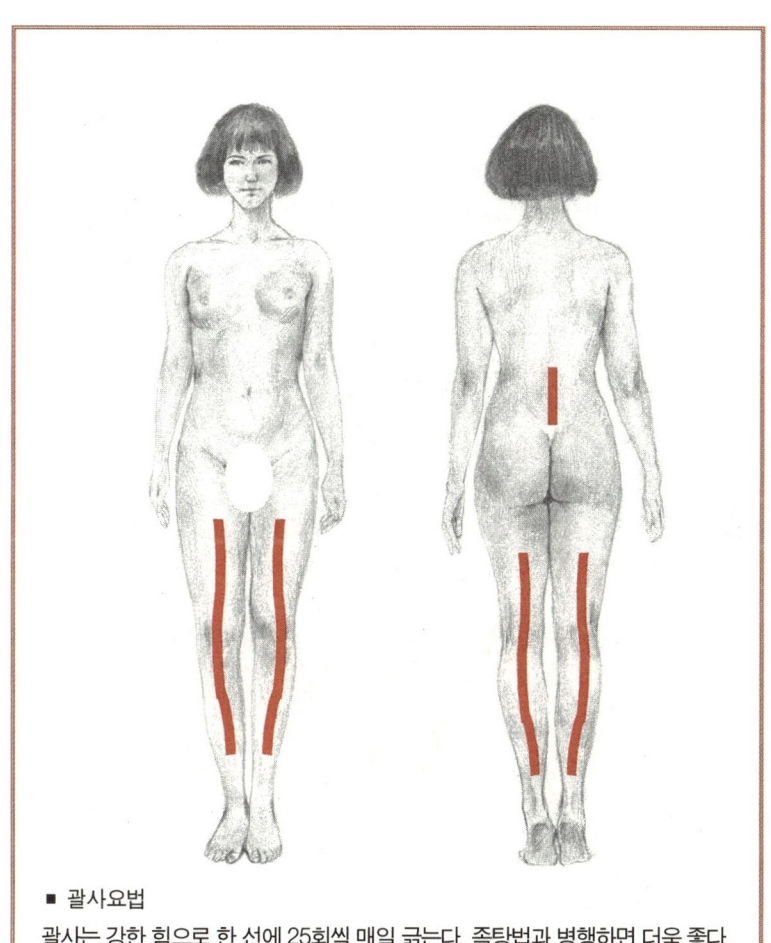

■ 괄사요법
괄사는 강한 힘으로 한 선에 25회씩 매일 긁는다. 족탕법과 병행하면 더욱 좋다.

182. 유행성 야선염

전신성, 비루서성 질환으로 난소, 췌장 및 중추 신경 등이 동시에 침해를 받는다. 한 번 걸리면 평생 면역성을 확보하게 된다. 잠복기는 18~20일이다. 전구증으로서 1~2일간 가벼운 발열, 두통, 식욕 부진, 권태 등으로 호소하고 야선에 종창이 발생한다.

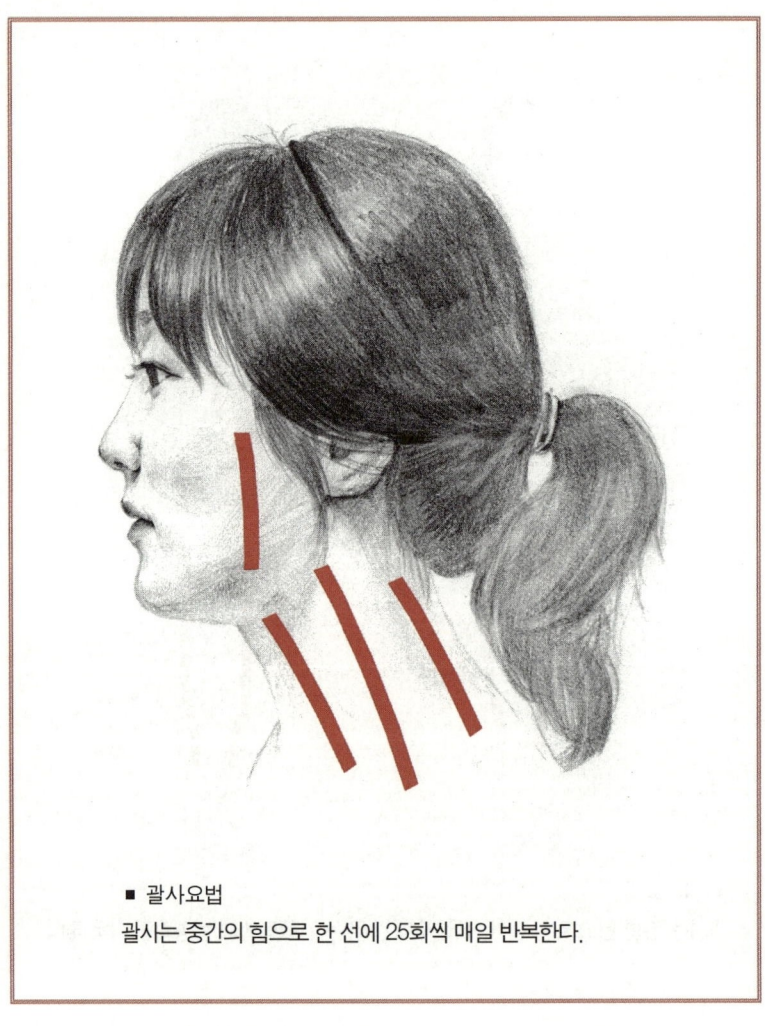

■ 괄사요법
괄사는 중간의 힘으로 한 선에 25회씩 매일 반복한다.

183. 히스테리

정신적 원인으로 발생한다. 특히 허약한 여성에게 많이 발생하며 분노, 흥분, 정신의 과격한 변화, 경악, 근심, 걱정, 실망, 애욕, 갈등 등으로 인해 온다. 자기 암시성이 강한 질환으로서 지각장애가 많으며 피부 과민증, 척수의 통증, 지각이 과민된 부분의 압박으로 히스테리가 발작한다.

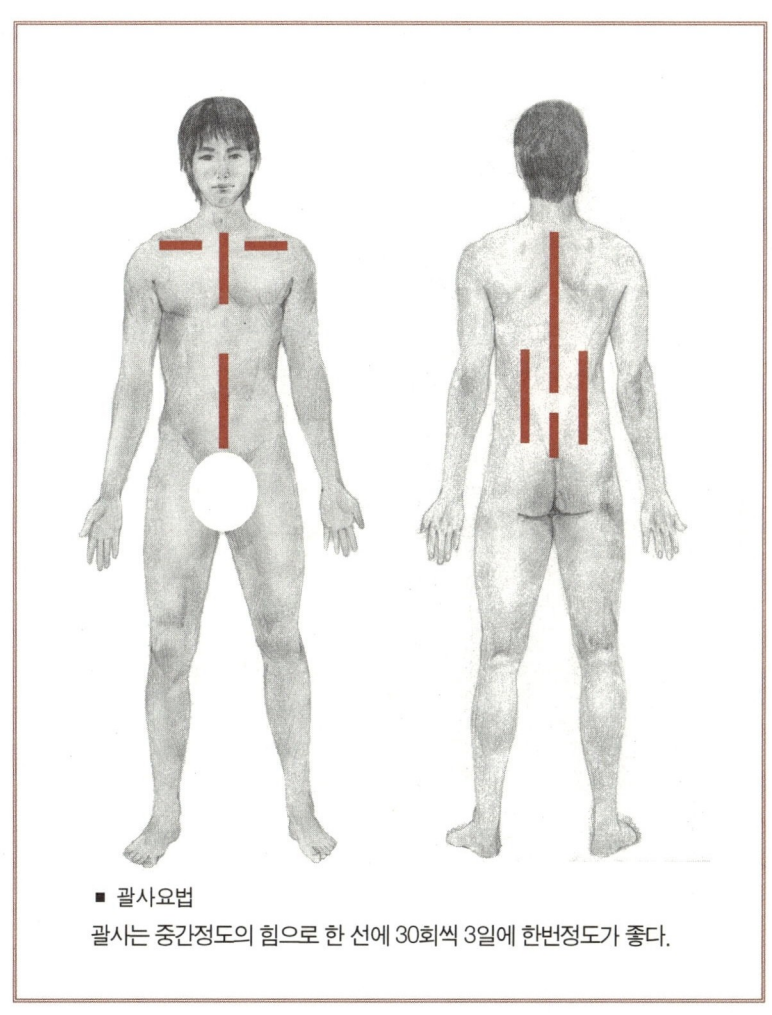

■ 괄사요법
괄사는 중간정도의 힘으로 한 선에 30회씩 3일에 한번정도가 좋다.

184. 신경 쇠약

유전성이 많고 생활이 복잡해짐에 따라 환자가 늘어나고 있다. 빈혈, 위장병, 눈의 질환, 신체 과로 등으로 인하여 발생하며 여성보다는 남성에게 많이 나타난다. 신경계통의 병적 흥분과 극심한 피로 밑 공포 등이 증상으로 나타난다. 피로가 쉽게 오고 매사에 흥미를 느끼지 못하며 작업 능력이 떨어지고 사고 발달의 결단이 저하된다. 감정은 자극을 잘 받아 들여 불안정하고 우울, 불안의 상태로 기울어진다. 수면 장애와 두통이 야기되고 위장 증상도 나타난다.

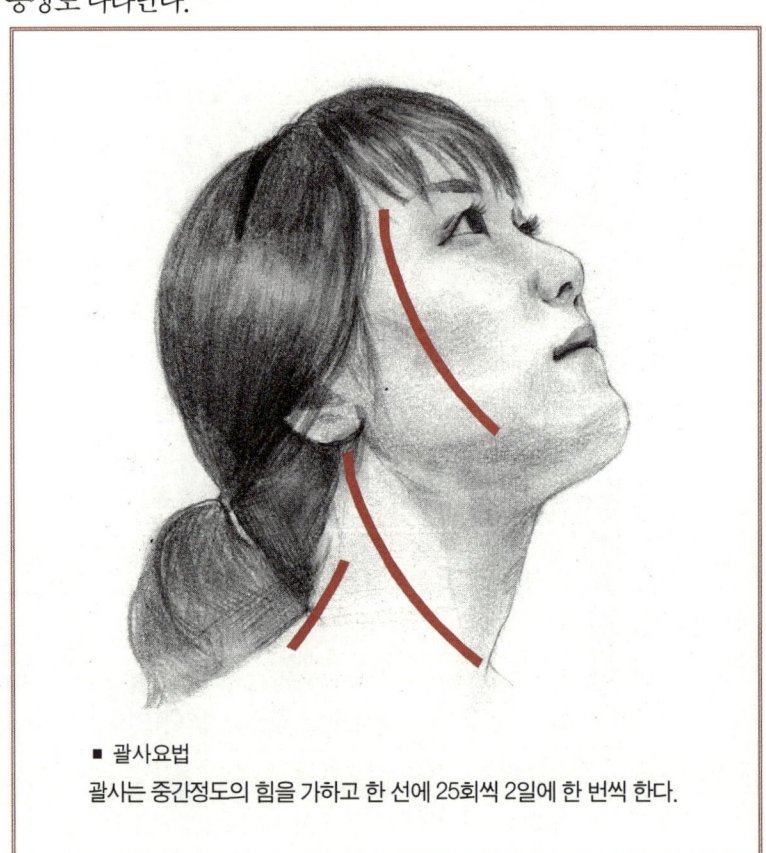

■ 괄사요법
괄사는 중간정도의 힘을 가하고 한 선에 25회씩 2일에 한 번씩 한다.

185. 잠이 오지 않을 경우

여러 가지 방법을 사용해도 낫지 않을 경우 잠자기 전에 족탕법과 더불어 독소 제거법을 시행하면서 아래와 같이 긁으면 된다.

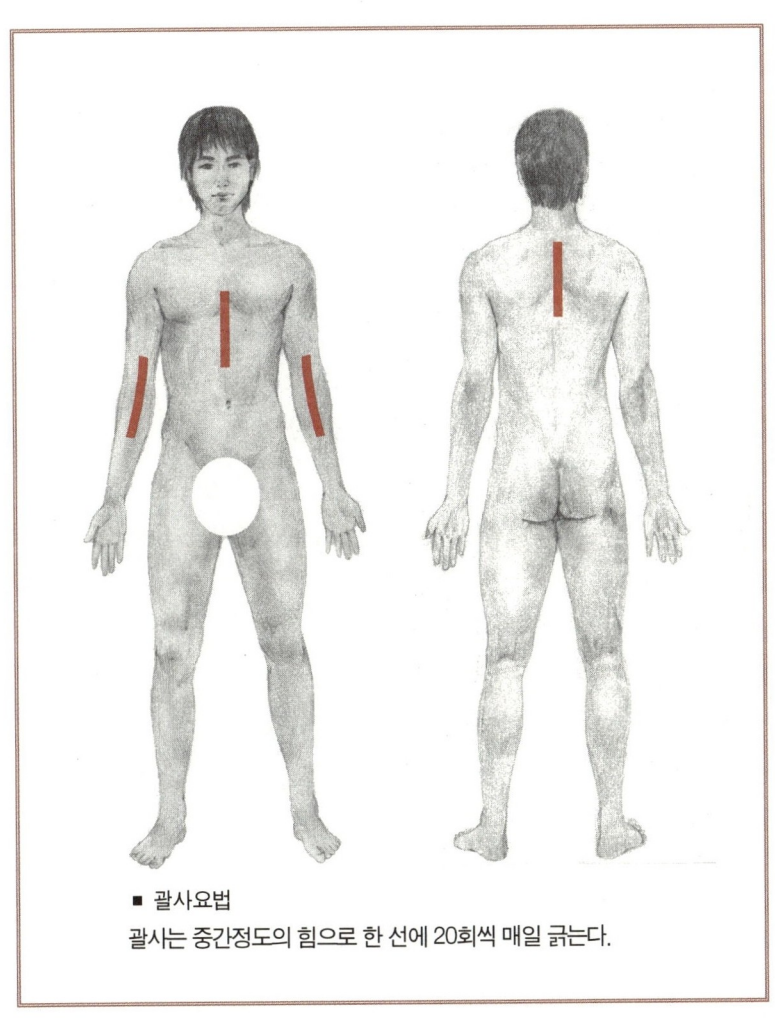

■ 괄사요법
괄사는 중간정도의 힘으로 한 선에 20회씩 매일 긁는다.

186. 이가 아프고 코가 잘 막힐 경우

잇몸에 이상이 있는 것도 아닌데 주기적으로 통증을 느끼는 경우이다. 족탕법을 함께 병행하면 효과가 좋다.

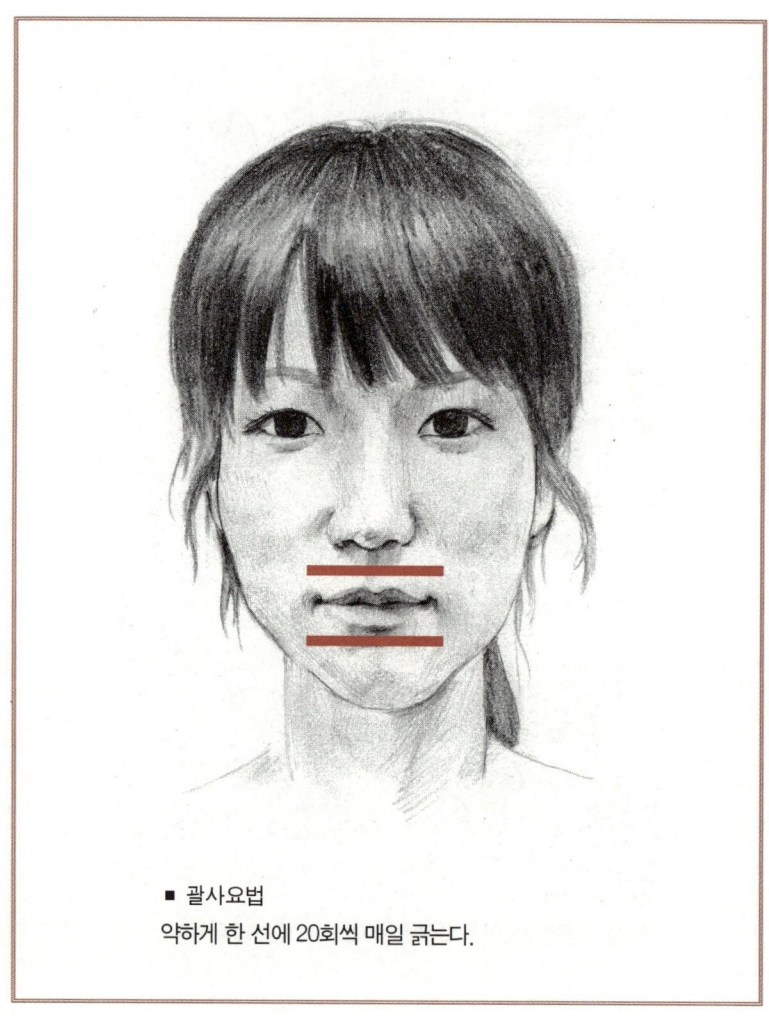

- 괄사요법
약하게 한 선에 20회씩 매일 긁는다.

187. 눈의 흰자위가 누르스름할 경우

이런 경우는 대개 대장의 기능에 이상이 생긴 경우이다. 족탕 법을 병행하며 발 독소 제거법을 함께 한다면 더욱 큰 효과를 볼 수가 있다.

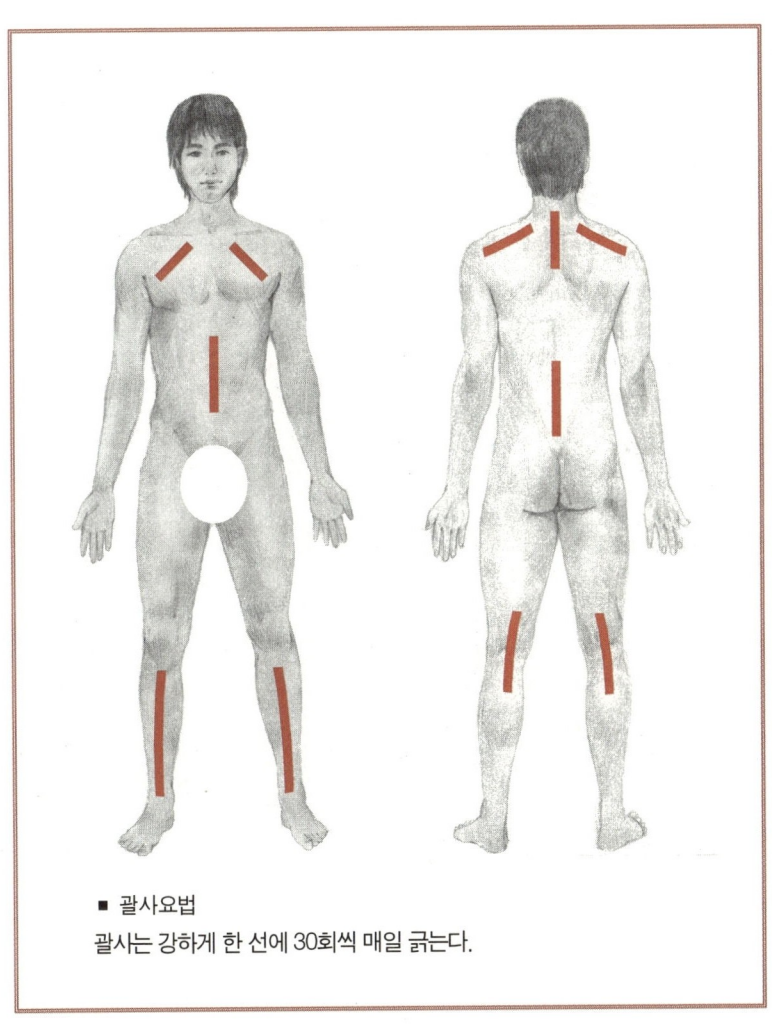

■ 괄사요법
괄사는 강하게 한 선에 30회씩 매일 긁는다.

188. 피부의 윤기가 없어지는 경우

아무리 피부 마사지나 관리를 해도 윤기가 없고 푸석푸석한 경우이다. 이런 경우 괄사를 아래와 같이 하고 나서 피부 관리를 하는 것이 좋다.

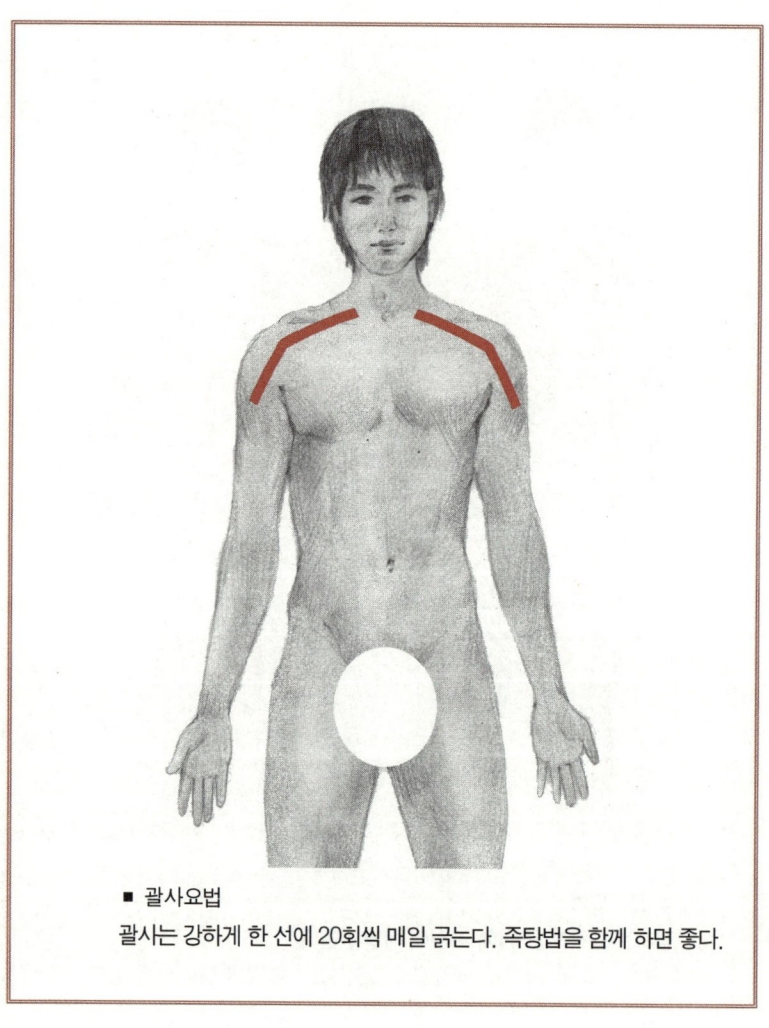

■ 괄사요법
괄사는 강하게 한 선에 20회씩 매일 긁는다. 족탕법을 함께 하면 좋다.

189. 얼굴이 확확 달아오르는 경우

아무런 이상이 없는데도 얼굴이 가끔씩 확확 달아오르는 경우가 있다. 이때는 폐장이 기능이 약해져서 폐의 경락이 막히게 되어 나타나는 수가 있다. 족탕법을 병행하여야 하며 독소 제거법을 함께 하면 좋은 효과가 있다.

※ 저자의 숨겨진 민간 요법과 놀라운 치료법을 참고하라.

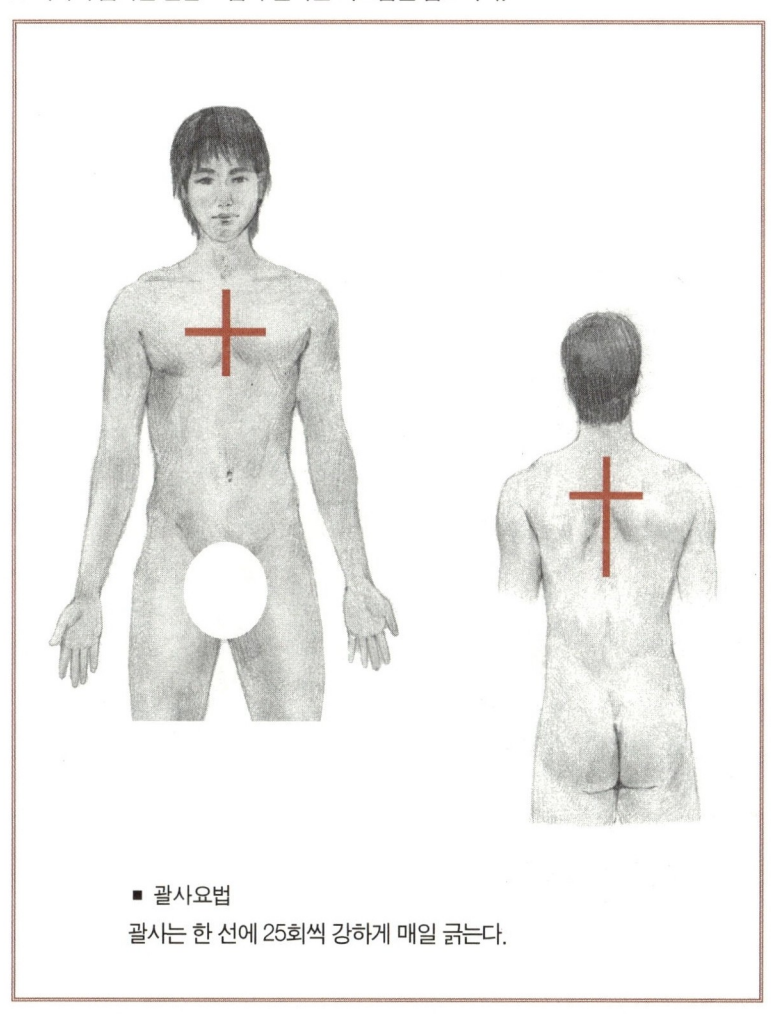

■ 괄사요법
괄사는 한 선에 25회씩 강하게 매일 긁는다.

●기타 질환 273

190. 팔이 저리거나 머리가 무거울 경우

족탕법을 잠자기 전에 15분 정도 시행하는 것이 좋다. 이때 물의 온도는 40도가 적당하다. 독소 제거법을 함께 사용하며 오가피 가루를 2~3개월만 복용해도 큰 효과를 볼 것이다.

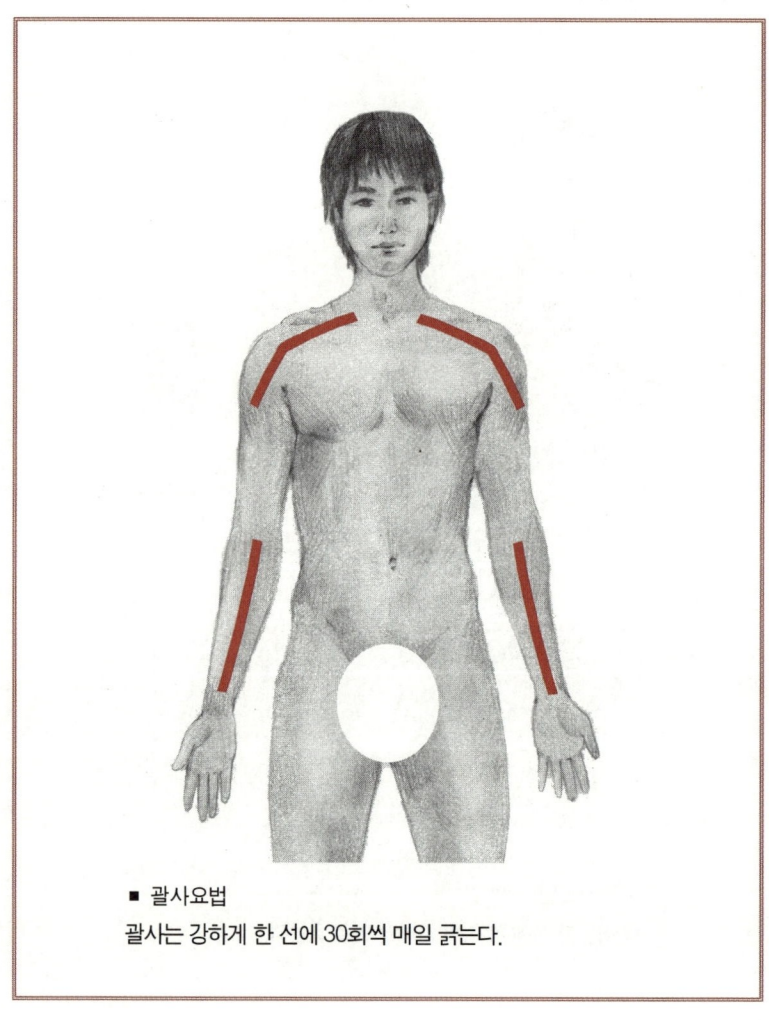

■ 괄사요법
괄사는 강하게 한 선에 30회씩 매일 긁는다.

191. 뺨이 붓고 목이 마를 경우

소장이 약하거나 질병이 생겼을 경우에 이와 같은 증상이 나타나는 경우가 있다. 잠자기 전에 족탕법을 25분 정도 시행하고 이 때 물의 온도는 43도가 정당하다. 이와 더불어 독소 제거법과 오가피 가루를 복용하면 큰 효과가 있다.

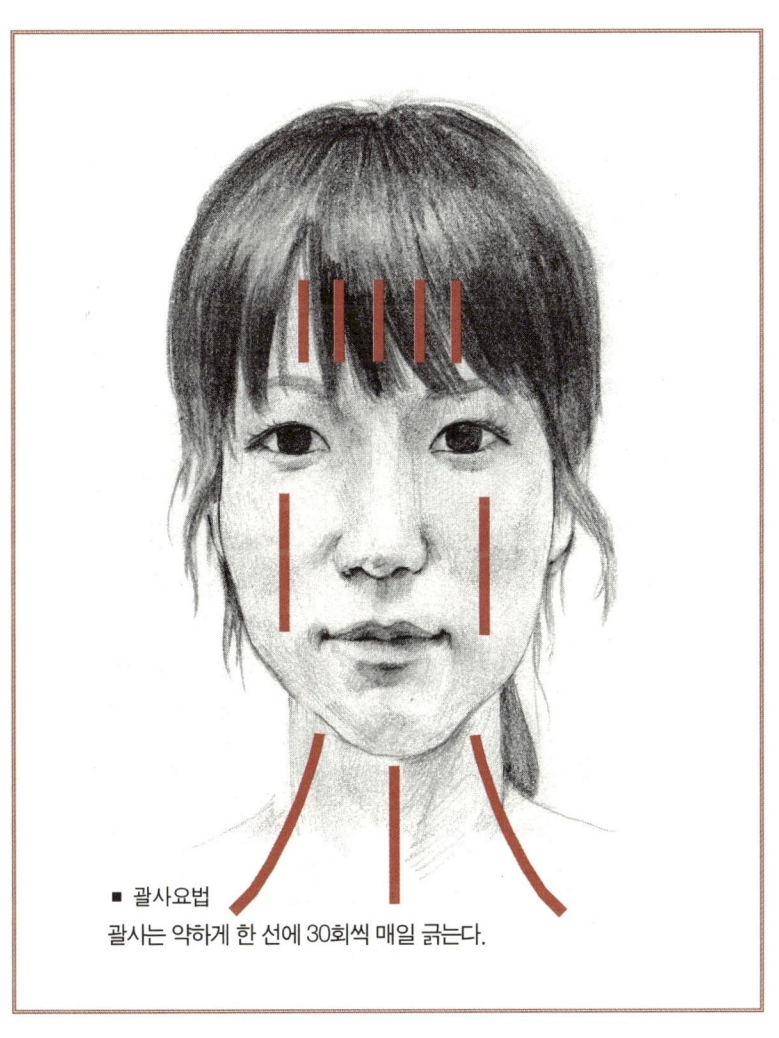

■ 괄사요법
괄사는 약하게 한 선에 30회씩 매일 긁는다.

192. 귀가 잘 안 들릴 경우

귀가 잘 안 들리는 경우 여러 가지 원인도 있지만 소장이 약하거나 이상이 생겼을 경우에 이런 증상을 호소할 수가 있다. 잠자기 전 족탕법을 하되 물의 온도는 43도, 시간은 20분이 적당하다. 이와 더불어 독소 제거법과 오가피 가루를 복용하면 큰 효과가 있다.

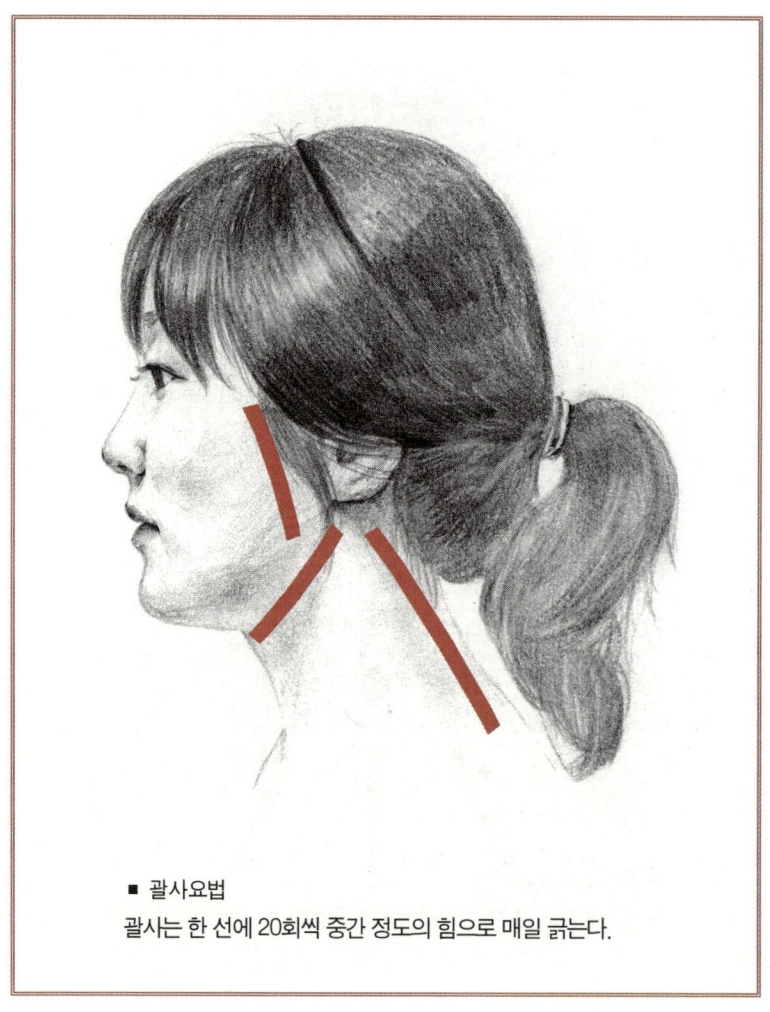

■ 괄사요법
괄사는 한 선에 20회씩 중간 정도의 힘으로 매일 긁는다.

193. 눈의 흰자위가 누런 빛을 띤 경우

이런 경우는 소장이 약하거나 이상이 있을 경우이다. 또한 잠자기 전 족탕법을 하되 물의 온도는 44도로 시간은 30분 정도가 적당하다. 이와 더불어 독소 제거법과 오가피 가루를 복용하면 큰 효과를 볼 수 있다.

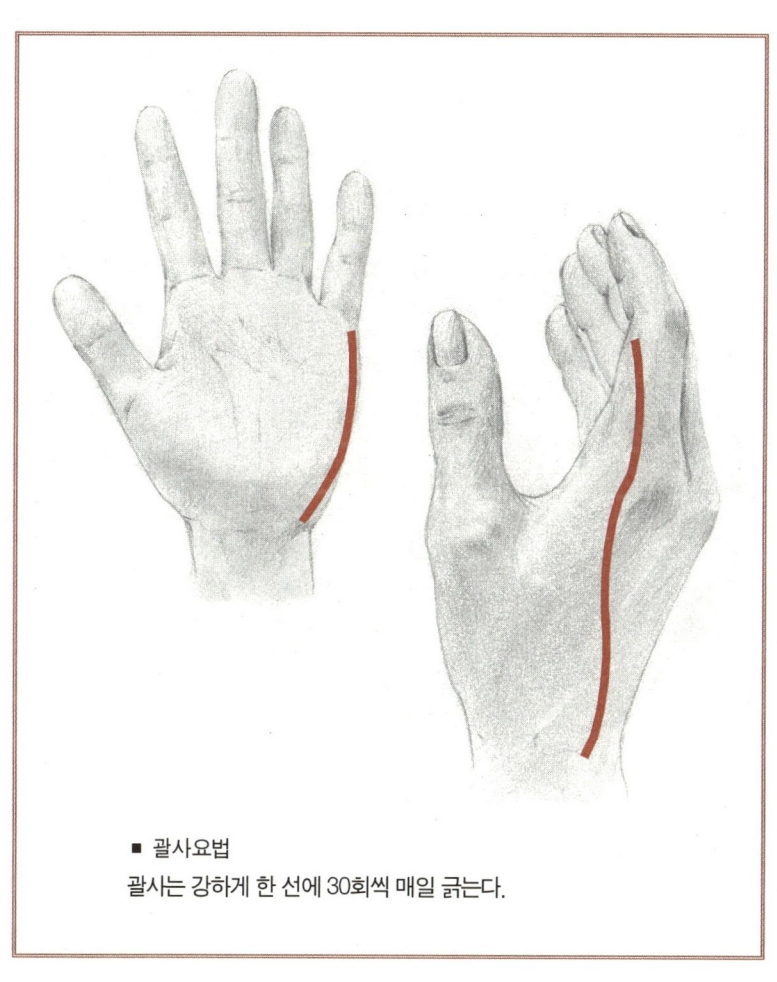

■ 괄사요법
괄사는 강하게 한 선에 30회씩 매일 긁는다.

194. 손바닥이 아플 경우

손바닥이 후끈 달아오르면서 통증을 호소하는 경우이다. 잠자기 전 족탕법을 하되 물의 온도는 43도, 시간은 20분이 적당하다. 이와 더불어 독소 제거법과 오가피 가루를 복용하면 아주 이상적이다.

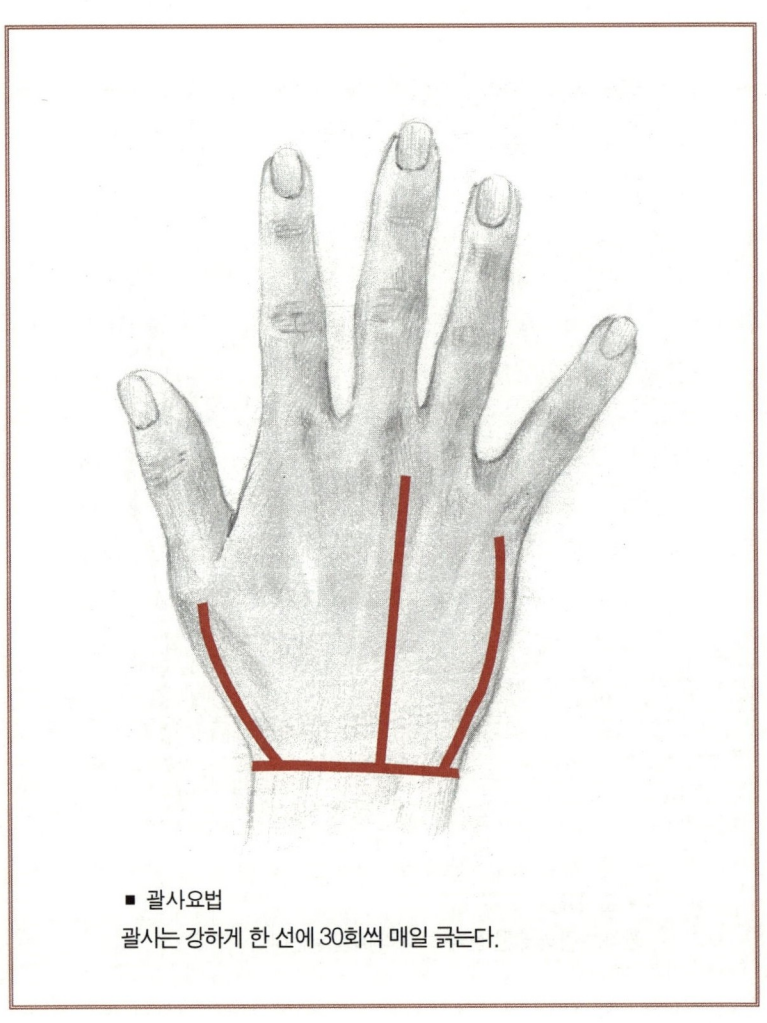

- 괄사요법
괄사는 강하게 한 선에 30회씩 매일 긁는다.

195. 눈이 충혈되고 목이 마를 경우

자주 눈동자가 충혈이 된다든지 물을 그방 먹어도 목이 마르고 갈증을 느끼게 되는 경우는 심장이 약하기 때문이다. 이 때 족탕법은 잠자기 전 20분이 적당하다. 이와 더불어 독소 제거법과 오가피 가루를 복용하면 큰 효과를 볼 수 있다.

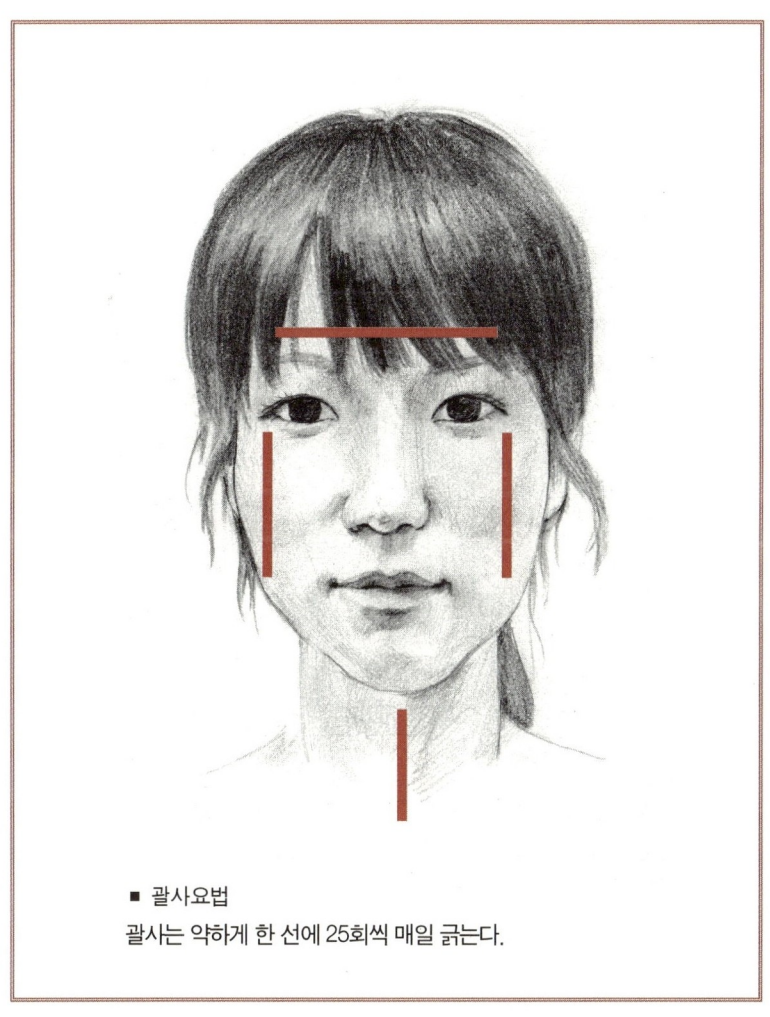

■ 괄사요법
괄사는 약하게 한 선에 25회씩 매일 긁는다.

196. 새끼손가락 쪽으로 저리고 아플 경우

이런 경우는 심장이 대개 허약한 경우에 생기는 증상이다. 잠자기 전에 족탕법을 하되 물의 온도는 42도로, 시간은 25분 정도를 하여야 한다. 이와 더불어 독소 제거법과 오가피 가루를 복용하면 큰 효과를 볼 수가 있다.

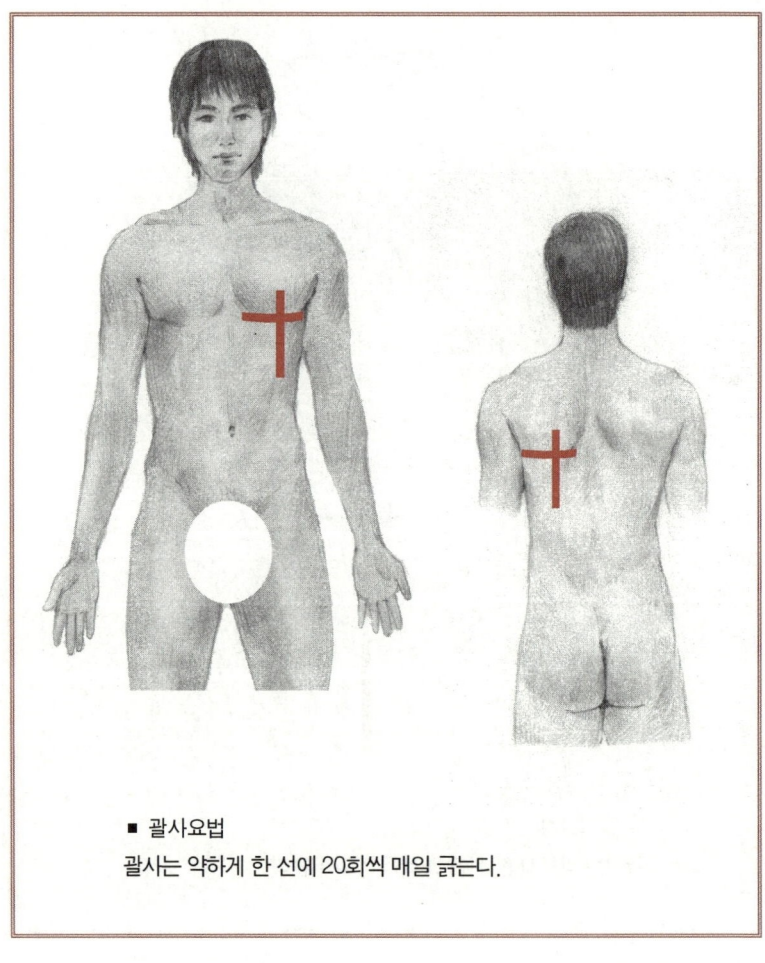

■ 괄사요법
괄사는 약하게 한 선에 20회씩 매일 긁는다.

197. 발음이 똑똑하지 않을 경우

자신은 발음을 정확하게 하려고 노력하는데도 제대로 되지 않는 경우이다.

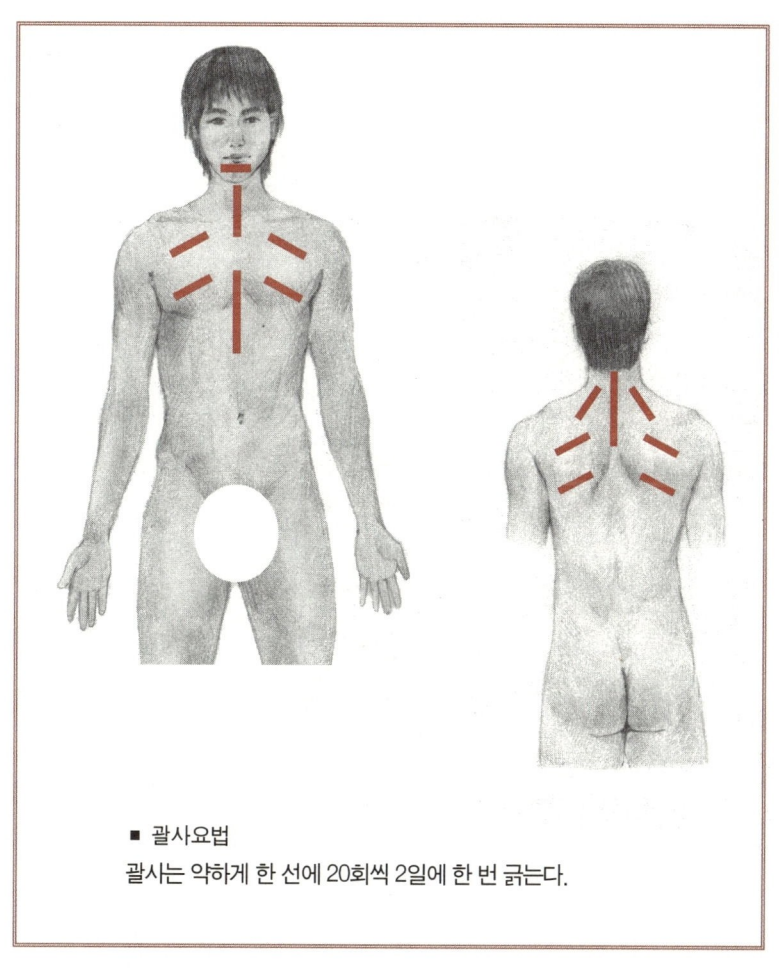

■ 괄사요법
괄사는 약하게 한 선에 20회씩 2일에 한 번 긁는다.

198. 입술이 자주 마르는 경우

금방 물로 입을 축여도 계속 마르는 경우이다. 이런 경우 족탕법을 함께 시행하면서 오가피 가루를 매일 3번씩 복용하는 것이 좋다.

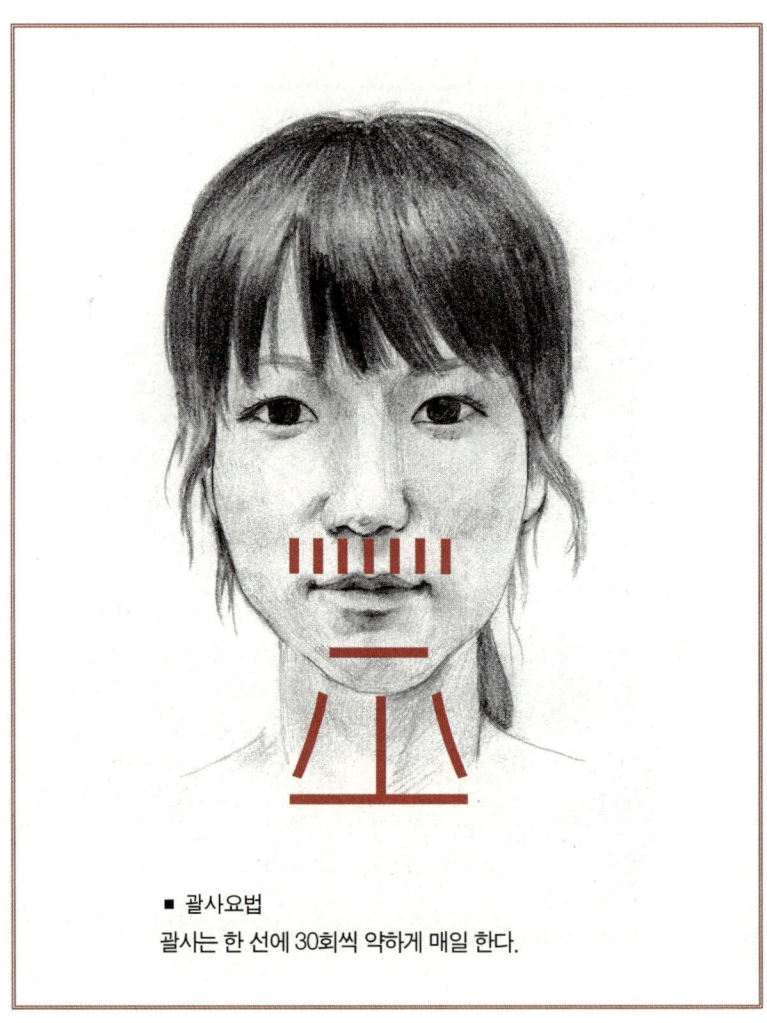

■ 괄사요법
괄사는 한 선에 30회씩 약하게 매일 한다.

199. 얼굴과 피부에 윤택이 없을 경우

피부관리를 하거나 피부 마사지 등을 해도 얼굴과 피부가 윤택해지지 않는 경우이다. 이런 증상은 위장에 이상이 있을 경우가 많다.

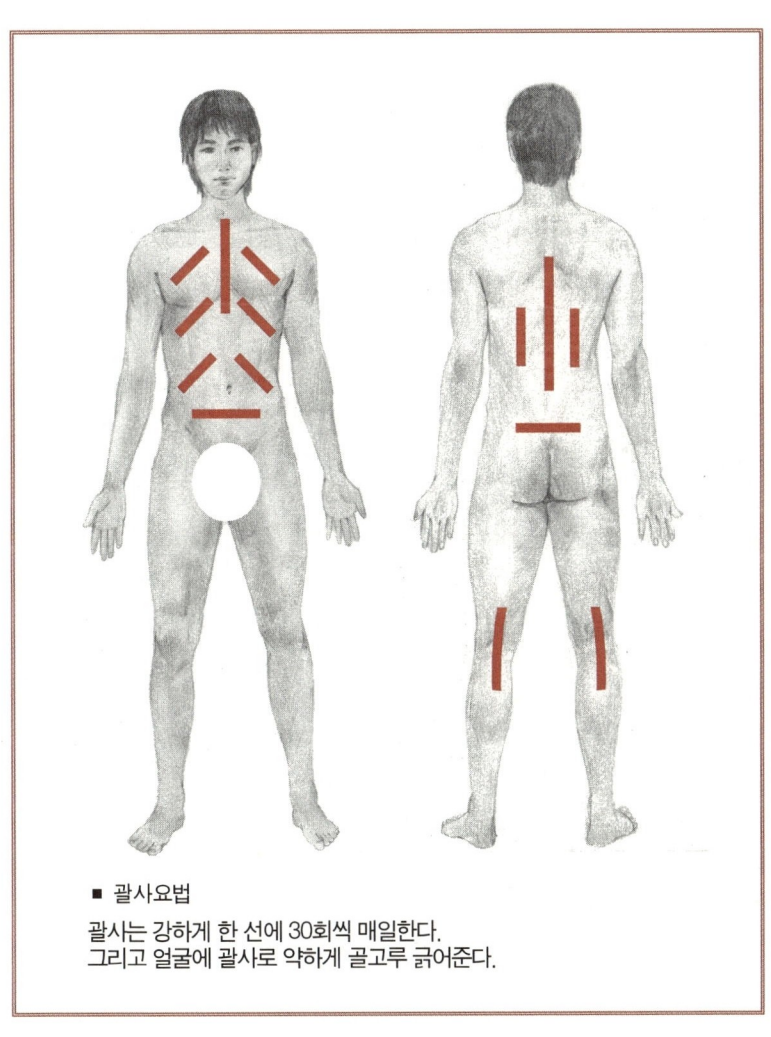

■ 괄사요법
괄사는 강하게 한 선에 30회씩 매일한다.
그리고 얼굴에 괄사로 약하게 골고루 긁어준다.

200. 과로에서 오는 두통

잠자기 전에 족탕법을 하되 물 온도는 40도, 시간은 25분이 좋으며 독소 제거법의 시행과 더불어 오가피 가루를 복용하는 것이 좋다.

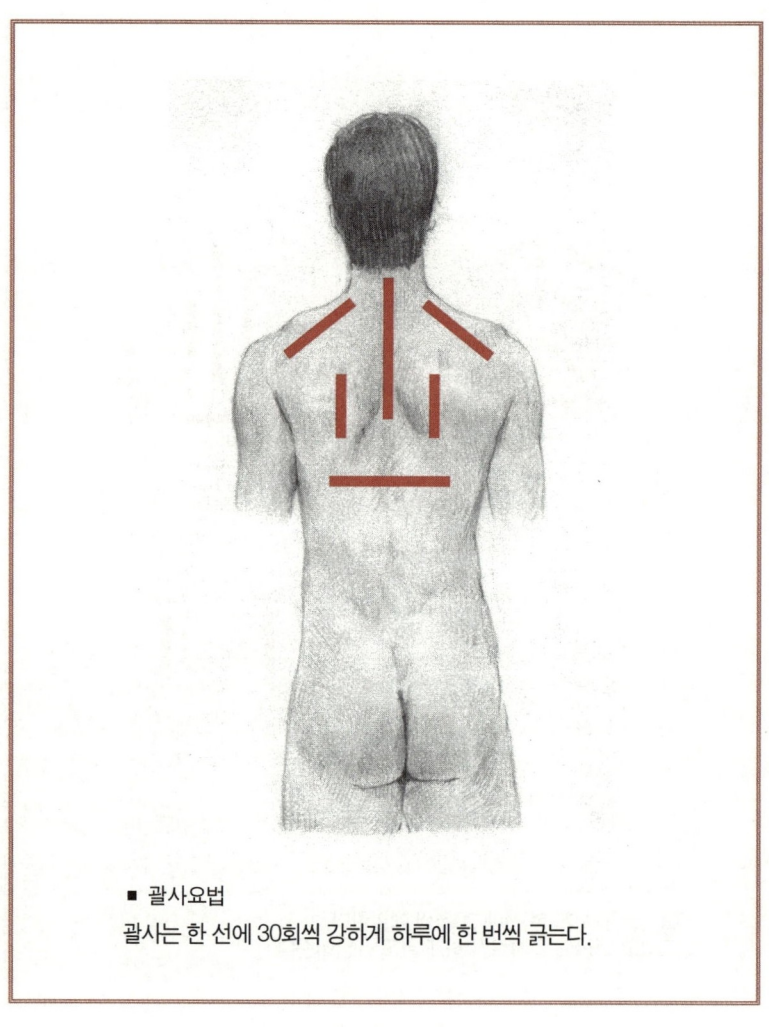

■ 괄사요법
괄사는 한 선에 30회씩 강하게 하루에 한 번씩 긁는다.

201. 결단력이 부족하고 항상 초조할 경우

간이 허 하거나 약해서 나타나는 증상이다.

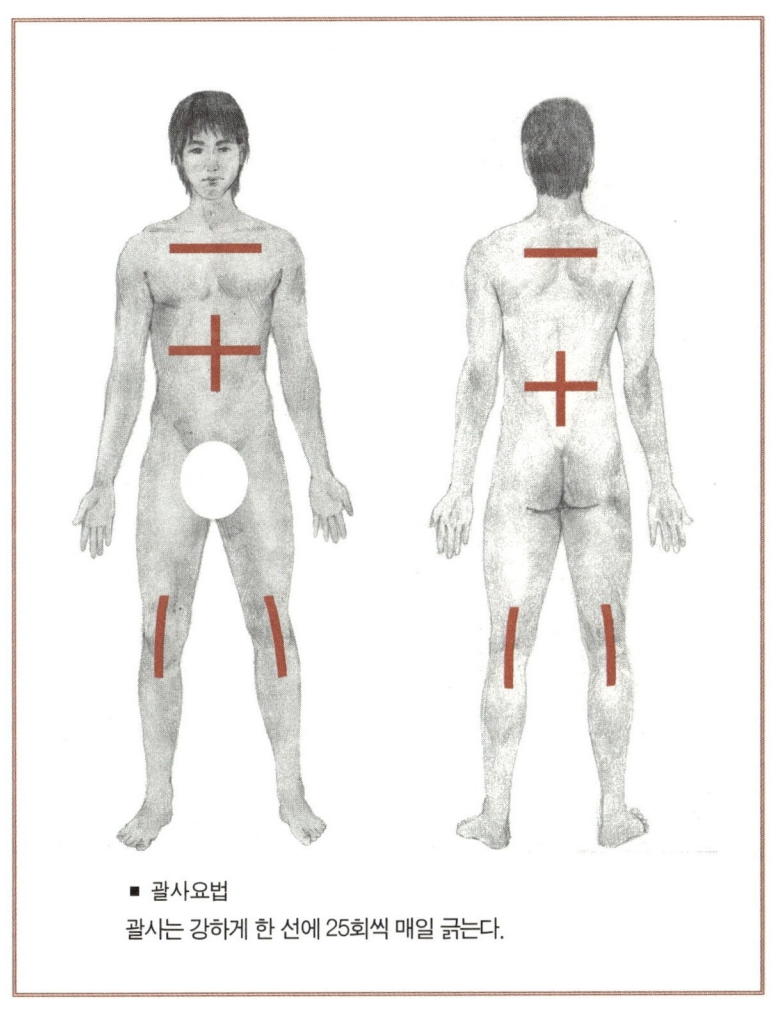

■ 괄사요법
괄사는 강하게 한 선에 25회씩 매일 긁는다.

202. 시큼한 음식과 기름진 음식을 좋아하는 경우

담낭이 이상하거나 담견이 좋지 않을 때 생기는 증상이다.

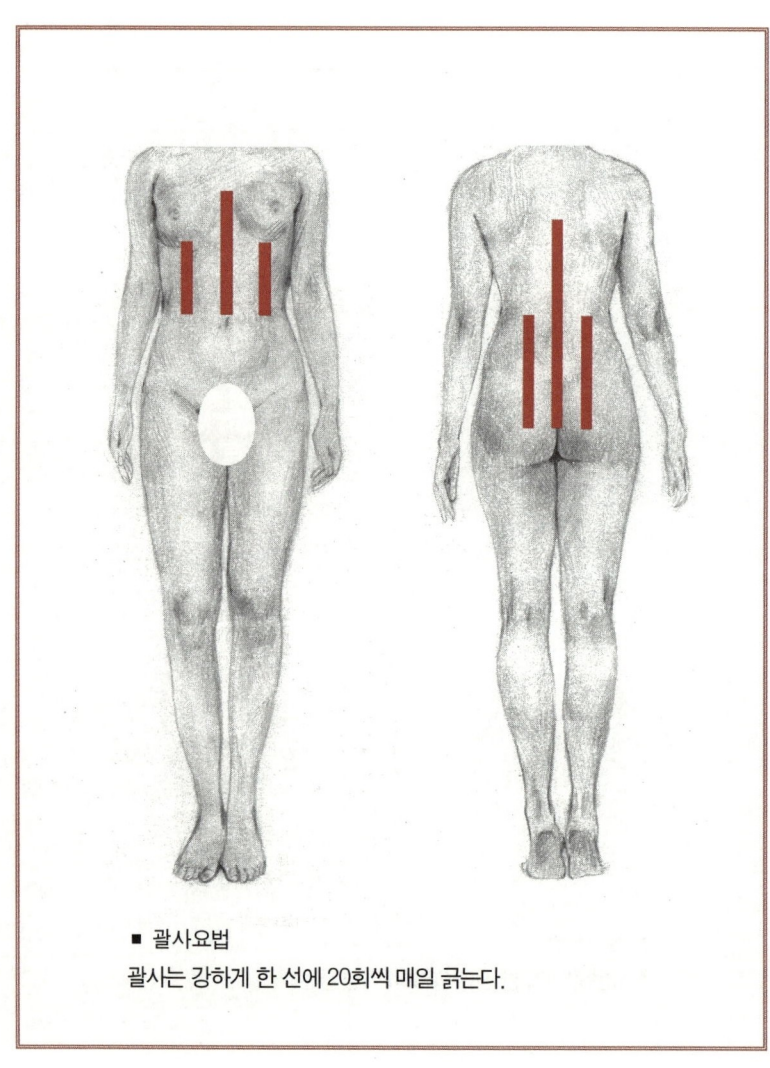

■ 괄사요법
괄사는 강하게 한 선에 20회씩 매일 긁는다.

203. 배꼽 아래가 단단할 경우

배꼽주위가 단단하며 묵직함을 느끼게 되며 팔다리에 힘이 없는 경우이다.

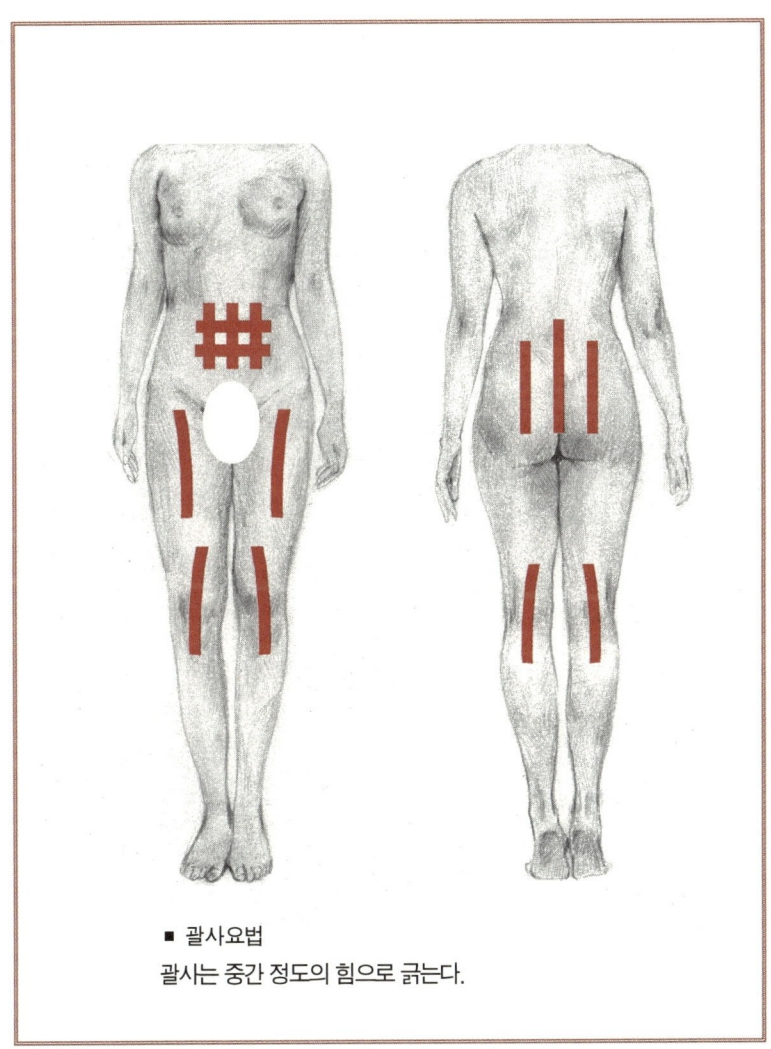

■ 괄사요법
괄사는 중간 정도의 힘으로 긁는다.

204. 명치 밑에서 배꼽까지 근육이 딱딱할 경우

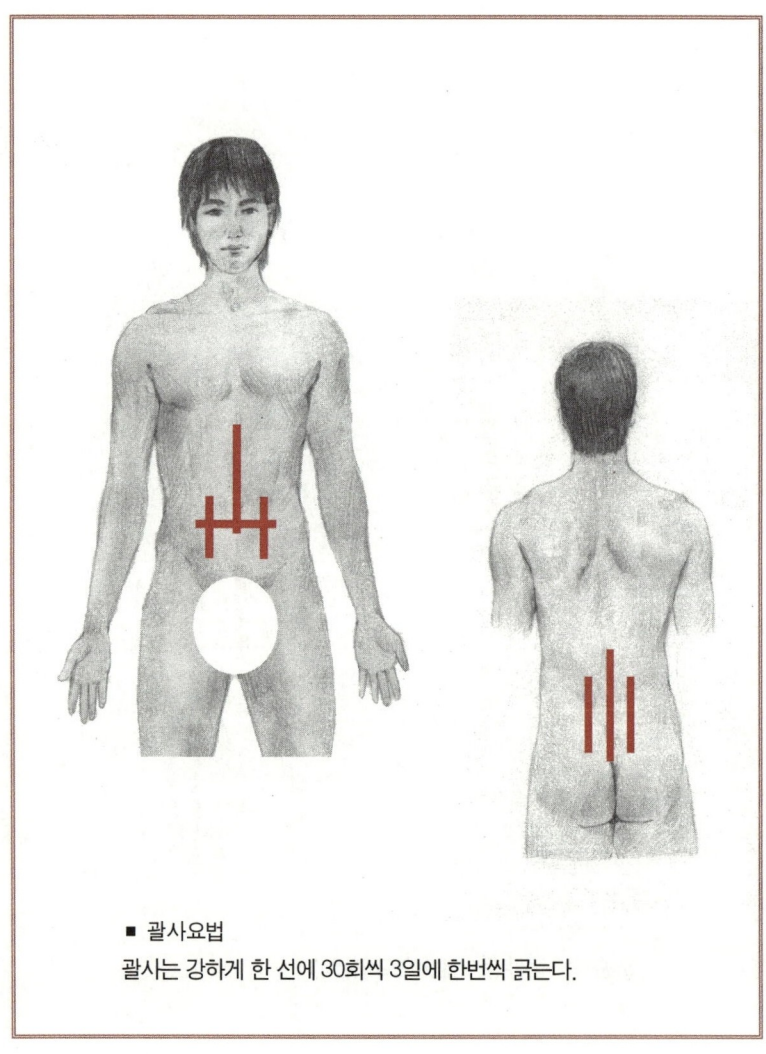

- 괄사요법

괄사는 강하게 한 선에 30회씩 3일에 한번씩 긁는다.

205. 가슴이 뛰고 눈이 노란색이 될 경우

여러 가지 원인이 있지만 여기서는 심포경이 약하거나 이상이 있을 경우에만 이 요법을 사용한다.

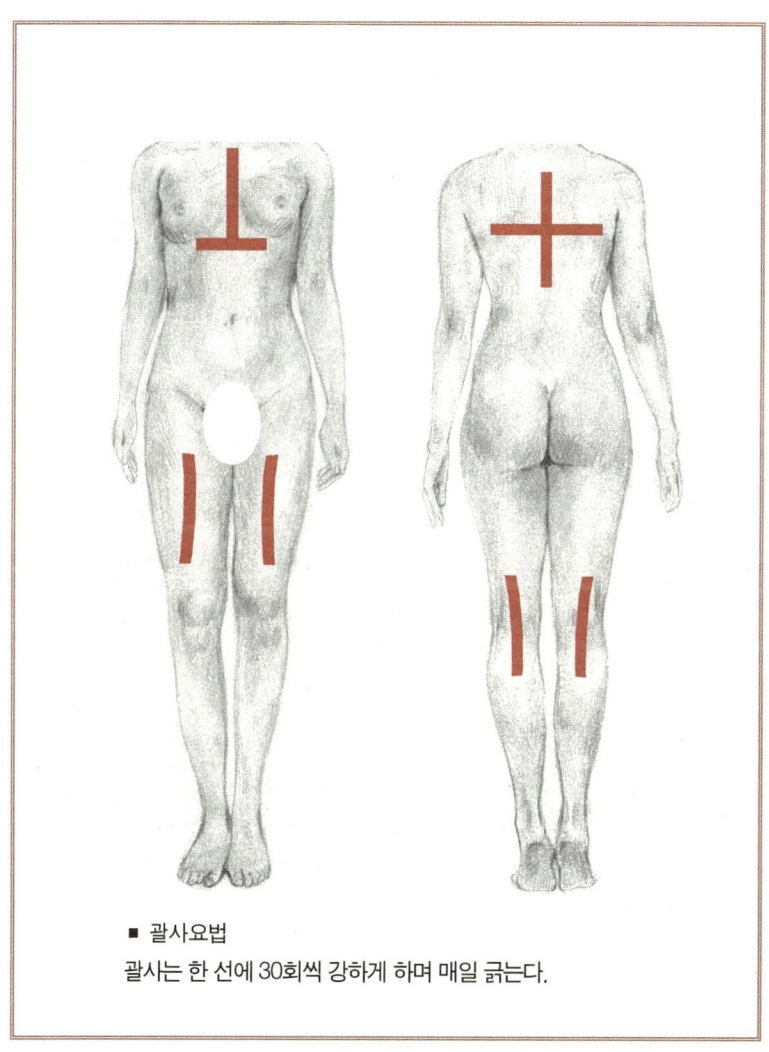

■ 괄사요법
괄사는 한 선에 30회씩 강하게 하며 매일 긁는다.

206. 가슴과 옆구리가 당길 경우

여러 가지 방법을 써 보아도 낫지 않을 경우에 족탕법은 2일에 한번이 좋으며 물 온도는 42도, 시간은 25분이 좋다.

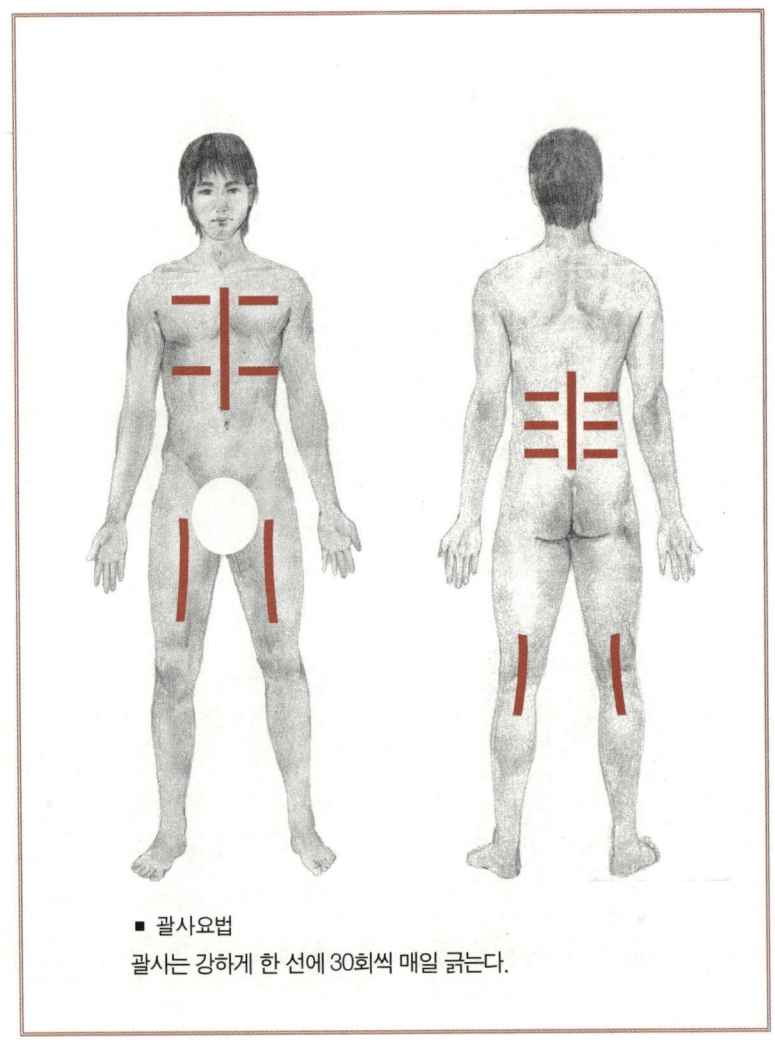

■ 괄사요법
괄사는 강하게 한 선에 30회씩 매일 긁는다.

207. 입이 마르고 가슴이 답답할 경우

이러한 증상은 대개 호흡 곤란이나 폐의 경락이 간간이 막혀 일어나는 수가 있다.

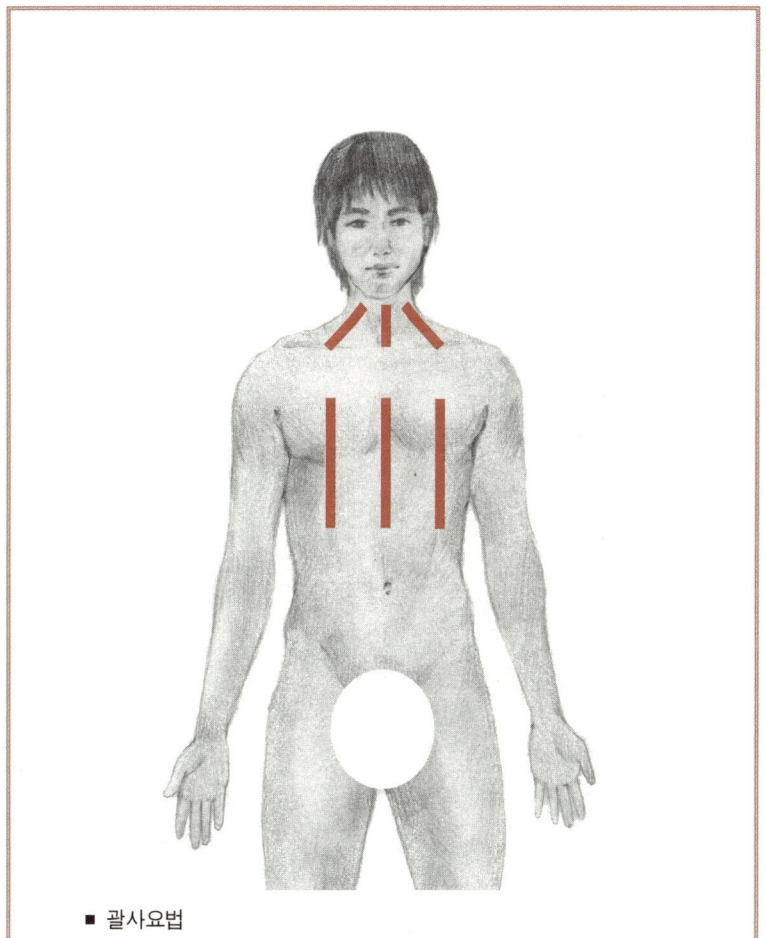

■ 괄사요법
괄사는 목에는 약하게 다른 부위에는 강하게 한 선에 20회씩 매일 긁는다.

208. 가슴이 뛰고 숨이 찰 경우

고혈압이나 저혈압 또는 심장에 이상이 없는데도 이러한 증상이 나타날 때는 괄사 요법이 큰 효과가 있다.

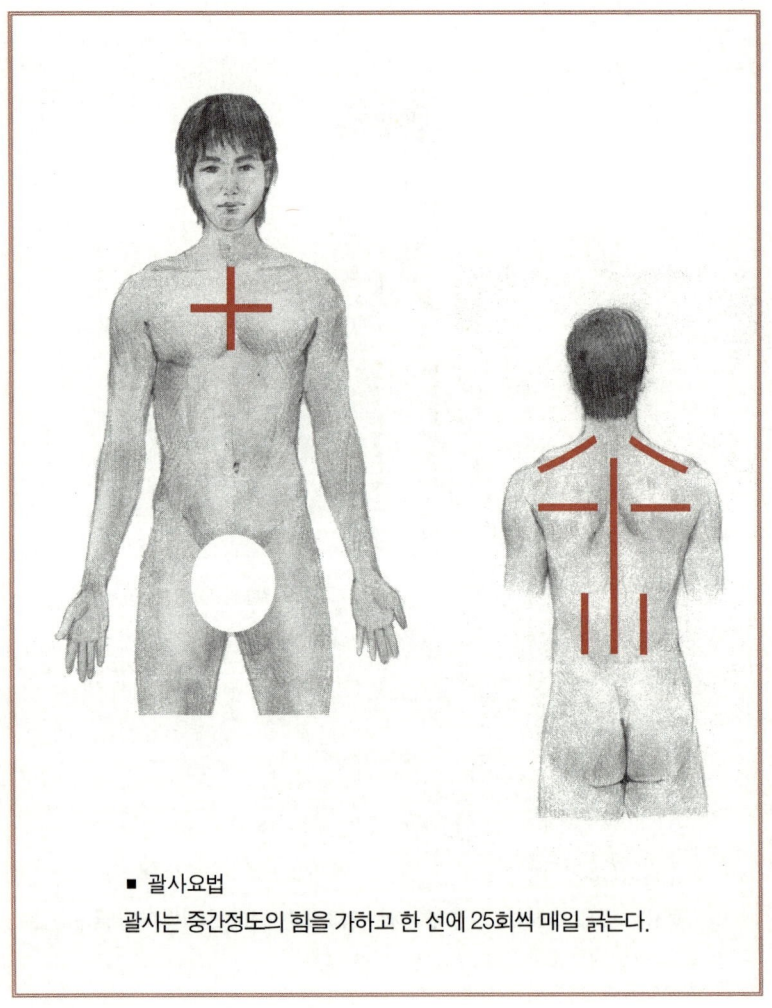

■ 괄사요법
괄사는 중간정도의 힘을 가하고 한 선에 25회씩 매일 긁는다.

209. 손바닥이 뜨거울 경우

손바닥이 덥다는 느낌이 들거나 열이 나는 경우이다. 그렇다고 어떤 다른 이상이 있는 것도 아닌데 자기 스스로 느끼는 현상이다. 이런 경우에 괄사요법과 족탕법을 함께 사용하면 더욱 효과적이다.

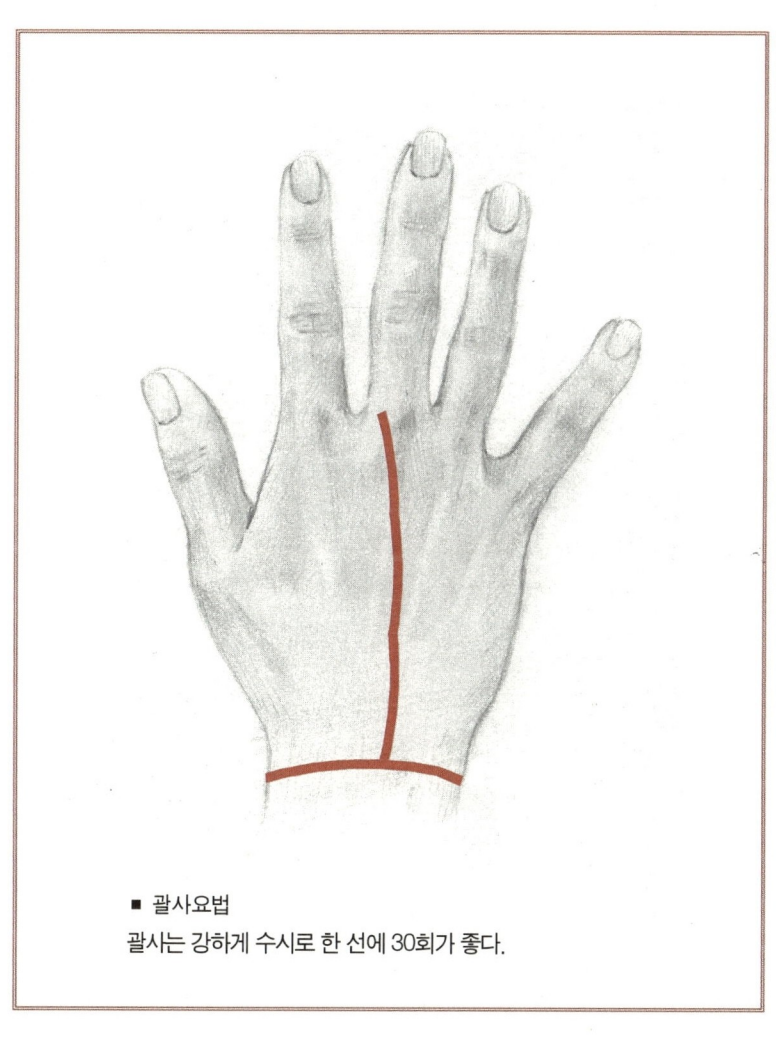

■ 괄사요법
괄사는 강하게 수시로 한 선에 30회가 좋다.

210. 이마와 눈 언저리가 아플 경우

시간적으로나 주기적으로 통증이 나타나면서 큰 통증을 호소할 때 괄사요법을 사용한다.

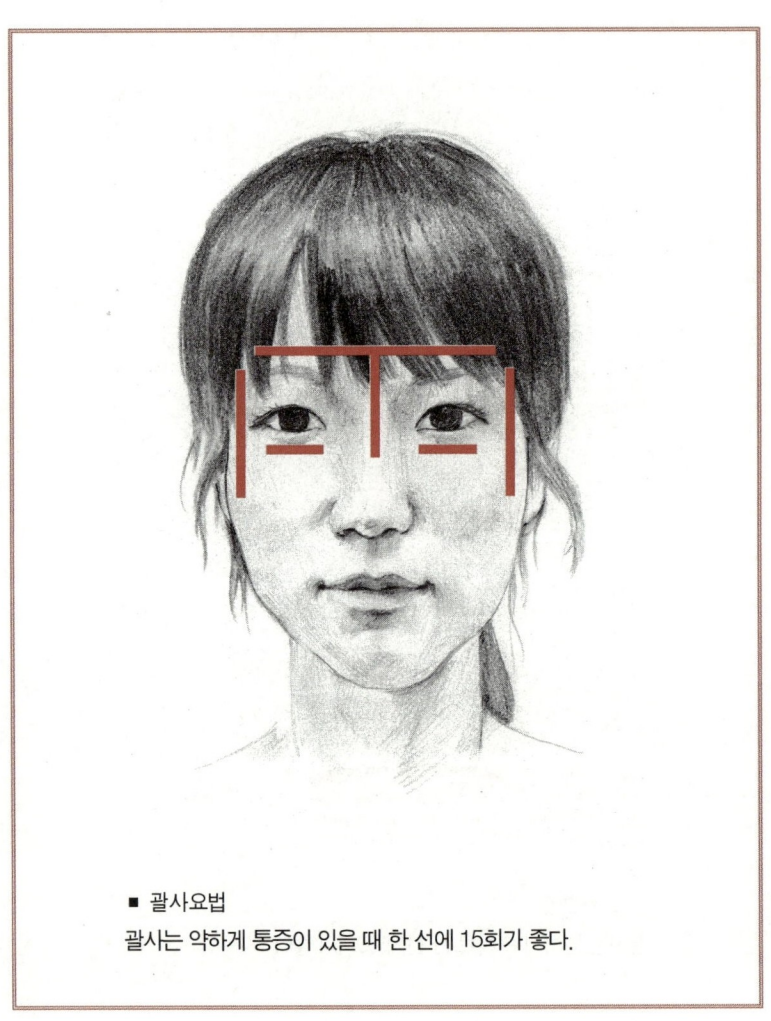

- 괄사요법
괄사는 약하게 통증이 있을 때 한 선에 15회가 좋다.

211. 명치 밑이나 위 언저리가 묵직할 경우

평소에 시간에 구애받지 않고 약간 신경만 써도 이 부위가 묵직하거나 약간의 통증을 호소하는 경우가 있다.

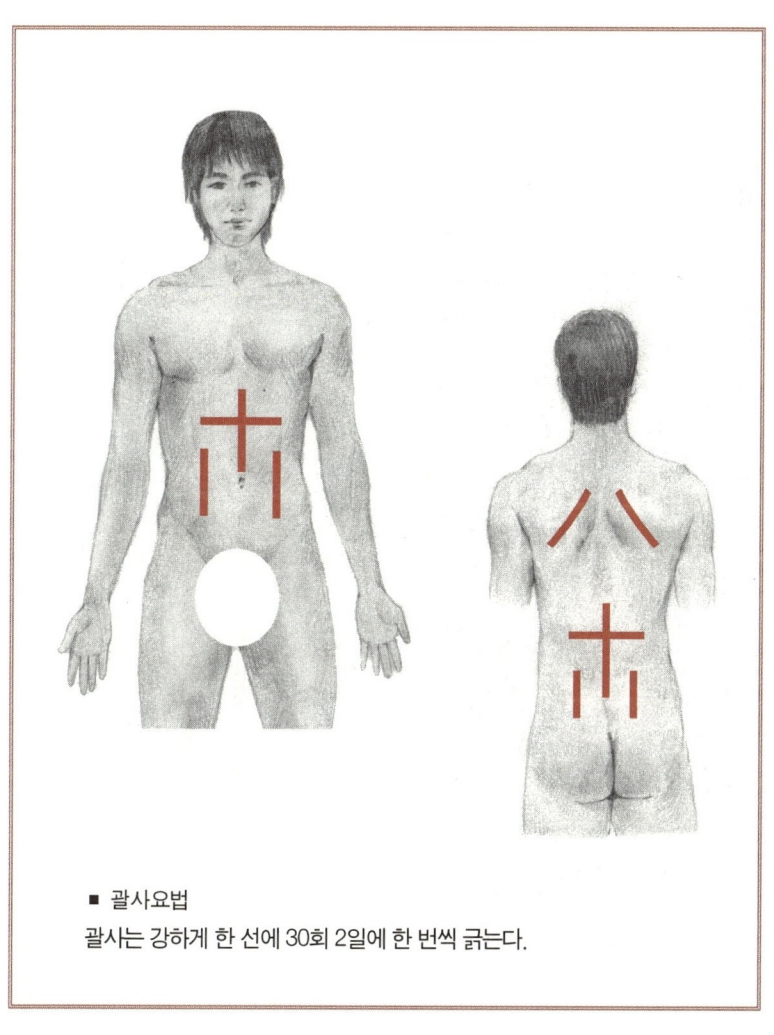

■ 괄사요법
괄사는 강하게 한 선에 30회 2일에 한 번씩 긁는다.

212. 다리가 냉해지면서 뻣뻣해지는 경우

먼저 잠자기 전에 족탕법을 30분 정도 시행하고 이 때 물의 온도는 43도가 적당하다.

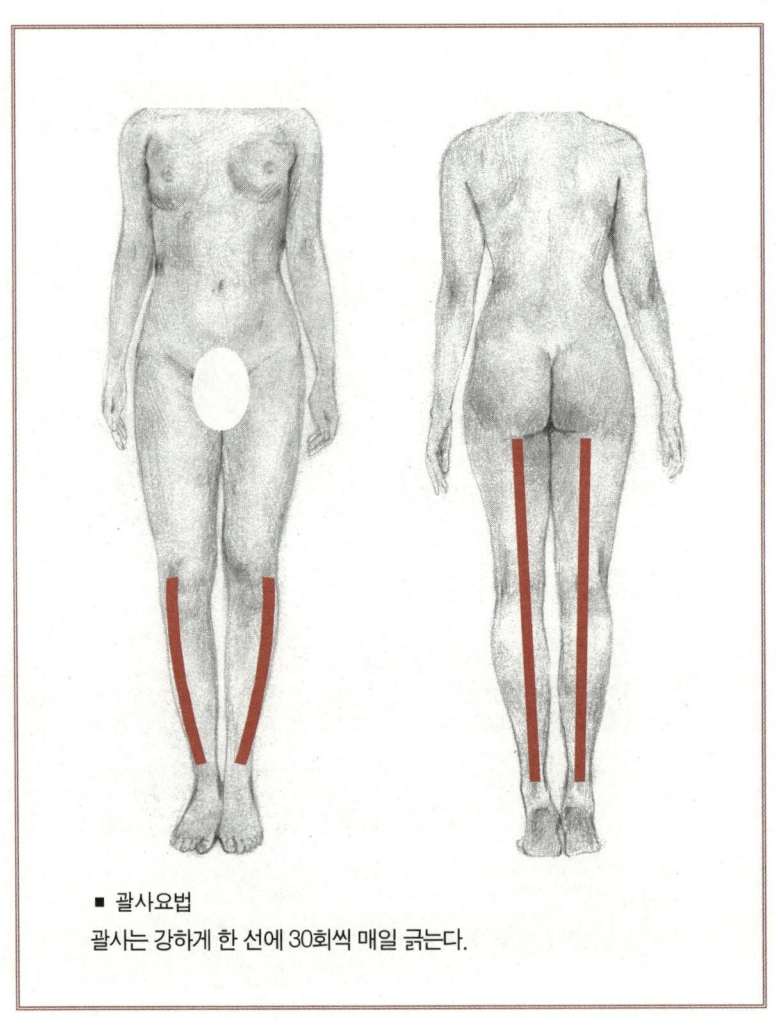

■ 괄사요법
괄사는 강하게 한 선에 30회씩 매일 긁는다.